临床医学专业"十三五"规划教材/多媒体融合创新教材

供临床医学类、护理学类、相关医学技术类等专业使用

医学伦理学与卫生法规

YIXUE LUNLIXUE YU WEISHENGFAGUI

主编 ⊙ 杨金运

郑州大学出版社

图书在版编目(CIP)数据

医学伦理学与卫生法规/杨金运主编. —郑州:郑州大学出版社,2018.7

ISBN 978-7-5645-5500-9

Ⅰ.①医… Ⅱ.①杨… Ⅲ.①医学伦理学-高等学校-教材 ②卫生法-中国-高等学校-教材 Ⅳ.①R-052②D922.16

中国版本图书馆 CIP 数据核字 (2018) 第 108924 号

郑州大学出版社出版发行
郑州市大学路 40 号　　　　　　　　　邮政编码:450052
出版人:张功员　　　　　　　　　　　发行电话:0371-66966070
全国新华书店经销
郑州市诚丰印刷有限公司印制
开本:850 mm×1 168 mm　1/16
印张:20
字数:483 千字
版次:2018 年 7 月第 1 版　　　　　　印次:2018 年 7 月第 1 次印刷

书号:ISBN 978-7-5645-5500-9　　　　定价:43.00 元

本书如有印装质量问题,由本社负责调换

作者名单

主　编　杨金运
副主编　石保山　何义霞　吴孔菊
　　　　　刘一凡
编　委（按姓氏笔画排序）
　　　　　石保山　田　雨　刘一凡
　　　　　李建效　杨金运　吴孔菊
　　　　　何义霞　余进军　娄丽娜

临床医学专业"十三五"规划教材/多媒体融合创新教材

建设单位

（以单位名称首字拼音排序）

安徽医学高等专科学校	漯河医学高等专科学校
安徽中医药高等专科学校	南阳医学高等专科学校
安阳职业技术学院	平顶山学院
达州职业技术学院	濮阳医学高等专科学校
汉中职业技术学院	商丘医学高等专科学校
河南大学	三门峡职业技术学院
河南护理职业学院	山东医学高等专科学校
河南医学高等专科学校	邵阳学院
河南科技大学	襄阳职业技术学院
湖南医药学院	新乡医学院
黄河科技学院	新乡医学院三全学院
嘉应学院	信阳职业技术学院
金华职业技术学院	邢台医学高等专科学校
开封大学	永州职业技术学院
临汾职业技术学院	郑州澍青医学高等专科学校
洛阳职业技术学院	郑州大学

前 言

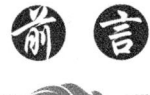

根据《国家中长期教育改革和发展规划纲要(2010—2020年)》和《医药卫生中长期人才发展规划(2011—2020年)》的文件,以及教育部、国家卫生健康委员会关于实施临床医学教育综合改革的意见,努力优化人才培养结构,坚持以需求为导向,将医德教育贯穿于医学教育的全过程,全面提高医学生的职业素质,培养大批能适应社会需要、德才兼备的专业队伍,更好地服务于社会,提高全民族的健康水平。医生这一职业关系到人的生、老、病、死,医德水平的高低、医务人员修养的好坏直接影响着人民群众的身心健康和社会的幸福和谐。为了严格执行医疗卫生行业标准,规范执业医师思想和行为,特别是为了适应规范执业医师和执业护士资格考试的需要,按照教材编委会的要求,我们承担了《医学伦理学与卫生法规》教材的编写任务。

《医学伦理学与卫生法规》内容包括医学伦理学和卫生法规两部分。医学伦理学主要介绍临床诊治、各专业科室、医技科室和护理、药物应用等的伦理关系、基本原则、处理方法。卫生法规主要介绍了卫生法规的体系,重点是医师、护士、医疗事故、公共卫生、职业病、药品、食品、精神卫生、中药等有关法律,详述其在医护活动中的具体应用。突出介绍了党的"十九大"之后,新时代医学伦理学与卫生法规的新理论、新成果,"病有所医""老有所养"等对医学事业和医学伦理学发展提出了更高的要求。在教材内容选择上,坚持精确、必需、实用的原则,既保持基础理论的系统性和完整性,又突出重点知识的关键性,为学生后续发展需要奠定基础。本教材的编写,广泛采纳和借鉴了全国高等院校同类教材的丰富经验,既突出学科的基本理论,又认真吸收国内外有关医学伦理学研究的最新成果,把一些新知识、新观点融入教材之中,力求做到知识性、创新性和实用性。同时,为了体现技能型人才培养、医德行为能力和法律素质的养成教育的要求,我们密切结合医学职业教育的特点,针对专科学生的文化水平和知识层次,在每一章后面安排了问题分析与能力提升、思考题,便于学生学习和理解所学理论知识。

在编写过程中,为了保持医学伦理学学科内容的完整性和教材的实用性,我们增加了一些必要的内容,各校在使用本教材时可根据授课对象和学时,在教学内容上可有所侧重或取舍,有选择性地进行讲授。

  本教材在编写过程中,得到了郑州大学出版社的关心和支持,调研中也得到了兄弟院校和本校老师的大力支持,书中参考并引用了国内本、专科教材内容和专家学者的研究成果,在此谨致以衷心的感谢!同时感谢编写人员所付出的辛勤劳动!由于医学伦理学与卫生法规的诸多问题和理论尚在探讨和研究中,加上我们编写本书的时间仓促,编者水平有限,教材中难免有不妥和错误之处,恳请专家、学者、同行及学生们提出宝贵意见。

编者
2018 年 1 月

目 录

第一章 医学伦理学的形成和发展 ... 1
第一节 伦理学与医学伦理学 ... 1
一、道德 ... 2
二、职业道德 ... 4
三、伦理学 ... 5
四、医学伦理学 ... 6
第二节 医学伦理学的研究对象、内容与任务 ... 8
一、医学伦理学的研究对象 ... 8
二、医学伦理学的内容 ... 9
三、医学伦理学的任务 ... 9
第三节 学习医学伦理学的意义和方法 ... 10
第四节 中国医学伦理学的历史发展 ... 11
第五节 中国医学伦理的优良传统 ... 15
第六节 国外医学伦理学的发展概况 ... 17

第二章 医学伦理学的基本理论 ... 22
第一节 医学伦理学的基本观点 ... 23
一、生命神圣观 ... 23
二、生命质量观 ... 24
三、生命价值观 ... 26
第二节 医德本位论 ... 28
一、医学人本论 ... 28
二、医学功利论 ... 29
三、医学公正论 ... 31
第三节 医德关系论 ... 32
一、医学义务论 ... 32
二、医学美德论 ... 32
三、患者权利论 ... 33

第三章 医学伦理学的基本原则、规范与范畴 ... 35
第一节 医学伦理学的基本原则 ... 36

第二节　医学伦理学的基本规范 ·· 39
　　一、医学伦理学规范含义及其作用 ································ 39
　　二、医学伦理学基本规范的内容 ···································· 41
第三节　医学伦理学基本范畴 ·· 42
　　一、医学伦理学范畴的内涵 ·· 42
　　二、医学伦理学基本范畴的内容 ···································· 42
　　三、医学伦理学范畴的意义 ·· 45

第四章　医学伦理关系 ·· 46
第一节　医患关系 ··· 46
　　一、医患关系概述 ··· 46
　　二、医患关系的基本模式 ··· 48
　　三、影响医患关系的主要因素 ······································ 48
　　四、医患关系的伦理要求 ··· 50
第二节　医际关系 ··· 51
　　一、医际关系概述 ··· 51
　　二、医际关系的主要内容和特点 ··································· 52
　　三、影响医际关系的主要因素 ······································ 53
　　四、医际关系的伦理要求 ··· 54

第五章　临床诊治伦理 ·· 57
第一节　临床诊疗伦理 ··· 58
第二节　临床治疗伦理 ··· 60
第三节　若干专业科室特殊诊疗伦理 ··································· 63

第六章　医技科室伦理 ·· 70
第一节　医技伦理 ··· 71
　　一、医技和医学影像技术工作的特点 ···························· 71
　　二、医技工作的伦理意义 ··· 72
　　三、医学影像技术工作的伦理要求 ······························· 73
　　四、医学检验工作的特点和伦理要求 ···························· 74
第二节　公共卫生伦理 ··· 75
　　一、公共卫生伦理学含义和伦理原则 ···························· 75
　　二、公共卫生的伦理要求 ··· 76
第三节　药剂工作伦理 ··· 78
　　一、药剂工作的概述 ·· 78
　　二、药剂工作的伦理意义 ··· 79
　　三、药剂工作的伦理要求 ··· 79

第七章　护理伦理 ·· 81
第一节　常规护理伦理 ··· 82
　　一、基础护理和整体护理的伦理 ··································· 82
　　二、社区卫生保健和家庭病床护理的伦理 ····················· 84

三、门诊、急诊与特殊护理的伦理 …………………………………………… 85
　　四、手术与危重患者护理的伦理 …………………………………………… 89
　第二节　若干特殊专科护理伦理 …………………………………………………… 90
　　一、儿科的护理伦理 ………………………………………………………… 90
　　二、妇产科的护理伦理 ……………………………………………………… 91
　　三、老年患者的护理伦理 …………………………………………………… 92

第八章　医学新技术研究伦理 …………………………………………………………… 94
　第一节　医学科研伦理 ……………………………………………………………… 95
　　一、医学科研伦理的含义 …………………………………………………… 95
　　二、医学科研伦理的要求 …………………………………………………… 96
　　三、涉及人的生物医学研究伦理 …………………………………………… 97
　　四、动物实验伦理 …………………………………………………………… 100
　第二节　医学新技术发展伦理 ……………………………………………………… 102
　　一、人类辅助生殖技术的伦理要求 ………………………………………… 102
　　二、人体器官移植的伦理要求 ……………………………………………… 105
　　三、人类胚胎干细胞与生殖性克隆的伦理要求 …………………………… 107
　　四、基因诊断和治疗的伦理要求 …………………………………………… 109
　第三节　临终关怀与死亡伦理 ……………………………………………………… 111
　　一、临终关怀伦理要求 ……………………………………………………… 111
　　二、安乐死伦理要求 ………………………………………………………… 113
　　三、死亡伦理 ………………………………………………………………… 115

第九章　医学伦理评价和监督 …………………………………………………………… 119
　第一节　医学伦理评价的内涵、作用和意义 ……………………………………… 119
　第二节　医学伦理评价的标准、依据和方式 ……………………………………… 121
　　一、医学伦理评价的标准 …………………………………………………… 121
　　二、医学伦理评价的依据 …………………………………………………… 122
　　三、医学伦理评价的方式 …………………………………………………… 123
　第三节　医学伦理评价的实施 ……………………………………………………… 123
　　一、医德的定性评价 ………………………………………………………… 123
　　二、医德的定量评价 ………………………………………………………… 124
　第四节　医学伦理监督 ……………………………………………………………… 125
　　一、医学伦理监督的含义和作用 …………………………………………… 125
　　二、医学伦理监督的方式 …………………………………………………… 126
　　三、医学伦理监督的原则和方法 …………………………………………… 127

第十章　医德教育与修养 ………………………………………………………………… 129
　第一节　医德教育 …………………………………………………………………… 130
　　一、医德教育的含义和意义 ………………………………………………… 130
　　二、医德教育的过程和特点 ………………………………………………… 130
　　三、医德教育的原则和方法 ………………………………………………… 132
　第二节　医德修养 …………………………………………………………………… 133

一、医德修养的含义和意义 ……………………………………………… 133
　　二、医德修养的内容、境界和理想 ……………………………………… 133
　　三、医德修养的途径和方法 ……………………………………………… 135

第十一章　卫生法基础 …………………………………………………………… 139
第一节　卫生法概述 ………………………………………………………… 140
　　一、卫生法的概念和基本特征 …………………………………………… 140
　　二、卫生法的调整对象 …………………………………………………… 141
　　三、卫生法的基本原则 …………………………………………………… 141
　　四、卫生法的渊源 ………………………………………………………… 142
第二节　卫生法律关系 ……………………………………………………… 143
　　一、卫生法律关系的概念 ………………………………………………… 143
　　二、卫生法律关系的构成要素 …………………………………………… 144
　　三、卫生法律关系的产生、变更和消灭 ………………………………… 145
第三节　卫生法律责任 ……………………………………………………… 146
　　一、卫生法律责任的概念和特征 ………………………………………… 146
　　二、卫生法律责任的种类 ………………………………………………… 146
第四节　学习卫生法的意义和方法 ………………………………………… 147
　　一、学习卫生法的意义 …………………………………………………… 147
　　二、学习卫生法的方法 …………………………………………………… 147

第十二章　医疗机构管理法律制度 ……………………………………………… 149
第一节　医疗机构管理法律制度概述 ……………………………………… 150
第二节　医疗机构的设置审批制度 ………………………………………… 151
　　一、医疗机构规划制度 …………………………………………………… 151
　　二、申请设置医疗机构的条件 …………………………………………… 152
　　三、医疗机构审批制度 …………………………………………………… 152
第三节　医疗机构的登记和执业 …………………………………………… 153
　　一、医疗机构的执业登记 ………………………………………………… 153
　　二、开展医疗活动的条件与要求 ………………………………………… 154
　　三、开展医疗活动的规则 ………………………………………………… 154
　　四、医疗机构的监督 ……………………………………………………… 155
　　五、法律责任 ……………………………………………………………… 156

第十三章　执业医师法律制度 …………………………………………………… 158
第一节　执业医师管理法律制度概述 ……………………………………… 159
　　一、执业医师法的概念 …………………………………………………… 159
　　二、执业医师法的调整对象 ……………………………………………… 159
　　三、执业医师工作的管理 ………………………………………………… 160
第二节　医师资格考试和医师执业注册 …………………………………… 161
　　一、医师资格考试的概念和种类 ………………………………………… 161
　　二、医师资格考试的条件 ………………………………………………… 161
　　三、医师执业注册 ………………………………………………………… 162

第三节　医师执业的权利、义务和规则 ……………………………………… 163
第十四章　护士执业法律制度 ……………………………………………………… 167
　第一节　护士执业法律概述 ……………………………………………………… 167
　　一、护士的概念 ………………………………………………………………… 167
　　二、护士管理立法 ……………………………………………………………… 168
　第二节　护士执业考试和注册 …………………………………………………… 169
　　一、护士执业考试 ……………………………………………………………… 169
　　二、护士执业注册 ……………………………………………………………… 169
　　三、护士守则 …………………………………………………………………… 171
　第三节　权利和义务 ……………………………………………………………… 172
　　一、护士执业权利与义务 ……………………………………………………… 172
　　二、患者的权利与义务 ………………………………………………………… 173
　　三、医疗卫生机构在护士执业中的职责 ……………………………………… 178
　第四节　医疗护理风险和法律责任 ……………………………………………… 179
　　一、医疗护理质量缺陷的法律风险 …………………………………………… 179
　　二、常见护理质量缺陷的法律纠纷 …………………………………………… 181
　　三、护理风险的防范与控制 …………………………………………………… 184
　　四、法律责任 …………………………………………………………………… 186
第十五章　医疗事故处理法律制度 ………………………………………………… 188
　第一节　医疗事故处理法律制度概述 …………………………………………… 189
　第二节　医疗事故的预防与处置 ………………………………………………… 191
　第三节　医疗事故的技术鉴定 …………………………………………………… 193
　　一、医疗事故技术鉴定的启动方式 …………………………………………… 193
　　二、鉴定专家组成 ……………………………………………………………… 193
　　三、鉴定原则和依据 …………………………………………………………… 194
　　四、鉴定程序和要求 …………………………………………………………… 195
　　五、不属于医疗事故的情形 …………………………………………………… 196
　第四节　医疗事故的行政处理与监督 …………………………………………… 196
　第五节　医疗事故的赔偿 ………………………………………………………… 198
　第六节　法律责任 ………………………………………………………………… 200
第十六章　侵权责任法 ……………………………………………………………… 203
　第一节　概述 ……………………………………………………………………… 203
　　一、《侵权责任法》的概念和适用 ……………………………………………… 204
　　二、侵权责任的构成和侵权责任方式 ………………………………………… 204
　　三、侵权责任情形 ……………………………………………………………… 205
　　四、责任抗辩 …………………………………………………………………… 206
　　五、损害赔偿 …………………………………………………………………… 207
　第二节　医疗损害责任 …………………………………………………………… 208
　　一、医疗损害责任的概念和适用 ……………………………………………… 208
　　二、医疗损害责任的构成要件和举证责任 …………………………………… 209

三、医疗损害鉴定和有过错推定 …………………………………… 209
　　四、医疗损害责任的赔偿 …………………………………………… 210
　　五、与医疗损害责任相关的法律要求 ……………………………… 212

第十七章　疾病防治相关法律制度 …………………………………… 214
第一节　传染病防治法律制度 ………………………………………… 214
　　一、传染病防治法律制度概述 ……………………………………… 214
　　二、传染病预防和控制 ……………………………………………… 215
　　三、传染病的报告和救治 …………………………………………… 217
　　四、传染病的防治保障与监督管理 ………………………………… 217
　　五、法律责任 ………………………………………………………… 218
第二节　突发公共卫生事件应急处理法律制度 ……………………… 220
　　一、突发公共卫生事件概述 ………………………………………… 220
　　二、预防与应急处理制度 …………………………………………… 220
　　三、法律责任 ………………………………………………………… 221
第三节　职业病防治法律制度 ………………………………………… 222
　　一、职业病防治法律制度概述 ……………………………………… 222
　　二、职业病防治和管理制度 ………………………………………… 222
　　三、职业病防治保障与防治监督 …………………………………… 224

第十八章　血液与血液制品管理法律制度 …………………………… 226
第一节　血液与血液制品管理法律制度概述 ………………………… 227
　　一、献血法的概念 …………………………………………………… 227
　　二、献血法的宗旨 …………………………………………………… 227
　　三、无偿献血的法律规定 …………………………………………… 228
第二节　采血、供血和临床用血的管理 ……………………………… 229
　　一、采血与供血的管理 ……………………………………………… 229
　　二、临床用血的管理 ………………………………………………… 230
　　三、临床输血技术规范 ……………………………………………… 230
第三节　血液制品的管理 ……………………………………………… 231
　　一、血液制品的概念 ………………………………………………… 232
　　二、原料血浆的管理 ………………………………………………… 232
　　三、血液制品生产经营的管理 ……………………………………… 233
第四节　法律责任 ……………………………………………………… 234

第十九章　母婴保健与人体器官移植的法律制度 …………………… 237
第一节　计划生育法律制度 …………………………………………… 238
　　一、计划生育法律制度概述 ………………………………………… 238
　　二、人口与计划生育法律制度 ……………………………………… 238
第二节　母婴保健法律制度 …………………………………………… 240
　　一、母婴保健法律制度概述 ………………………………………… 240
　　二、婚前与孕产期保健 ……………………………………………… 241
　　三、母婴保健医学技术鉴定 ………………………………………… 242

四、行政管理与监督 ………………………………………………………… 242
　　五、法律责任 …………………………………………………………………… 243
第三节　人体器官移植法律制度 …………………………………………………… 244
　　一、人体器官移植法律制度概述 …………………………………………… 244
　　二、人体器官捐献和移植的法律规定 ……………………………………… 244
　　三、法律责任 …………………………………………………………………… 246

第二十章　药品与食品管理法律制度 ………………………………………………… 248
第一节　药品管理法律制度概述 …………………………………………………… 249
　　一、药品的概念、分类及特点 ……………………………………………… 249
　　二、《药品管理法》的适用范围 ……………………………………………… 250
　　三、《药品管理法》的基本原则 ……………………………………………… 250
第二节　药品生产和经营的法律规定 ……………………………………………… 251
　　一、药品生产和经营企业的管理 …………………………………………… 251
　　二、医疗机构药事管理 ……………………………………………………… 252
　　三、药品价格与广告管理的法律规定 ……………………………………… 253
　　四、药品监督管理 …………………………………………………………… 255
第三节　药品管理的法律规定 ……………………………………………………… 256
　　一、药品标准和注册 ………………………………………………………… 256
　　二、药品管理与药品储备 …………………………………………………… 256
　　三、药品审评和不良反应报告 ……………………………………………… 258
　　四、中药品种保护 …………………………………………………………… 259
　　五、法律责任 …………………………………………………………………… 259
第四节　医疗器械管理监督法律制度 ……………………………………………… 260
　　一、医疗器械管理法律制度概述 …………………………………………… 260
　　二、医疗器械生产、经营和使用 …………………………………………… 261
　　三、医疗器械管理和监督 …………………………………………………… 261
第五节　食品安全法律制度 ………………………………………………………… 263
　　一、食品安全法律制度概述 ………………………………………………… 263
　　二、食品安全生产和管理的法律规定 ……………………………………… 265
　　三、法律责任 …………………………………………………………………… 268

第二十一章　精神卫生法律制度 ……………………………………………………… 270
第一节　精神卫生法律制度概述 …………………………………………………… 271
第二节　精神障碍的预防、诊断与治疗 …………………………………………… 273
　　一、精神障碍的预防与诊断 ………………………………………………… 273
　　二、精神障碍的治疗与鉴定 ………………………………………………… 275
　　三、精神障碍患者的心理治疗 ……………………………………………… 276
　　四、精神障碍患者违法行为的处理 ………………………………………… 276
第三节　精神障碍的康复与保障措施 ……………………………………………… 276
第四节　法律责任 …………………………………………………………………… 277

第二十二章 中医药法律制度 …… 280
第一节 中医药法律制度概述 …… 281
　　一、中医药立法 …… 281
　　二、中医药发展的指导思想和原则 …… 282
　　三、中医药发展的保障 …… 282
第二节 中医医疗机构管理的法律规定 …… 283
　　一、中医医疗机构的设置审批 …… 284
　　二、中医医疗机构的管理 …… 285
　　三、中医药教育、科研及文化传承 …… 288
　　四、中西医结合的相关法规 …… 291
第三节 中药管理法律规定 …… 292
　　一、中药的概念 …… 292
　　二、中药材管理规定 …… 293
　　三、中药饮片与制剂管理规定 …… 295
　　四、野生药材资源保护管理 …… 298
第四节 法律责任 …… 299

参考文献 …… 301

第一章 医学伦理学的形成和发展

学习目标

◆ 说出　伦理学、医学伦理学的基本概念；道德构成要素及特征。
◆ 阐述　医学伦理学发展史；医学伦理学含义及道德含义。
◆ 分析　当代医学伦理学研究范畴、起源及类型；学习医学伦理学的意义和方法。

案例选读

医相无二

张仲景（150—219 年）是我国东汉著名的医学家，世界医史伟人。他批判那些"但竞逐荣势，企踵权豪，孜孜汲汲，惟名利是务"的势利之徒。在他眼中，"医相无二"，医国与活人一样重要。张仲景勤求古训，博采众方，他所著的《伤寒杂病论》开启了祖国医学辨证论治的先河，他创立了"坐堂行医"模式，影响深远，被后人称为"医圣"。

【探析】①张仲景的思想对祖国医学的发展有着深远的影响，至今仍是医生学习的榜样。②医生除了具备精湛的医术外，还要有高尚的医德医风，要同时具有仁心仁术。

医学与伦理密不可分，伦理是医学产生和发展的必要条件。医学需要伦理支持和调控才能健康和可持续发展。学习医学伦理学能够使医务工作者树立正确的医德观，有利于医务工作者的自身完善及培养德才兼备的医学人才，提高理疗、教学、科研及管理的质量，促进医学科学的发展。

第一节　伦理学与医学伦理学

伦理学是研究道德现象及其本质和规律的一门学科。医德是整个医学伦理学说体系的核心概念。学习医学伦理学能够科学地认识医德现象，把握医德本质，能够运用伦理学原理和主要准则解决医学实践中人与人之间、医学与社会之间和医学与社会其他部门之间的关系。

一、道德

(一) 道德的含义

道德是根植于社会经济关系之中的一种社会意识形态,是一定社会经济关系的反映。道德是人们在社会实践中形成并由经济基础决定的,用善恶评价标准去评价,依靠社会舆论、传统习俗和内心信念来调整人与人、人与社会之间相互关系的行为规范的总和。它包括道德意识、道德规范和道德实践三部分。一定的社会经济生产方式会产生一定的道德要求,而具体的社会生活存在也决定着人们的道德意识和道德实践。人们通过社会舆论、风俗习惯、榜样感化和思想教育等途径形成内心的善恶观念、情感信念、品德修养,并转化为道德理念,制约和引导人们的行为,从而调节社会关系,实现道德的社会职能。

(二) 道德的起源

在我国古代文化典籍中,先有"德"而后有"道",即先探讨"德"而后探讨"道",这符合事物认识发展规律。"德"是目标,有了目标与方向,寻找"道路",来实现目标。"德"原意通"得",人们认识道理并践履之,使其成为人的必然要求之所"得",即为"德",它是一种内在要求和内心体验;"道"原意为道路,引申为必然性法则、方法及人们必须遵循的社会行为规则、规范和事物运动变化的规律等,主要指外在的客观要求。"道""德"二字连为一词,始于《荀子》《礼记》等古典文献。《荀子·劝学》中说:"故学至乎礼而止矣,夫是之谓道德之极。"《礼记·曲礼》中也指出:"道德仁义,非礼不成。"由此可见中国古代已经赋予道德较为确切的含义。在西方古代文化史上,"道德"源于拉丁文"mores",表示风尚、习俗之意,后演化为"内在本意""规律""本质"含义。道德一词在古代即包含有规律、行为品质和善恶评价之意。

道德作为伦理学的一个范畴,其起源在伦理学思想史上有过多种学派和观点的争议,比较有代表性的观点有神启论、天赋论、人的自然本性论等。马克思主义伦理学认为,道德作为一种社会现象,属于社会上层建筑和社会意识形态的范畴,必须而且只能从人类的社会关系和社会生活本身去探讨道德的起源。以劳动为核心的人类活动为道德的起源创造了前提,社会关系的形成和发展是道德赖以产生的客观条件,个人与他人、个人与整体、个人与社会的相互关联构成社会最基本的道德关系。意识和自我意识的形成是道德产生的主观条件。道德从不自觉的意识发展为自觉的意识,是一个质的飞跃。

(三) 道德的本质、特征和类型

1. 道德的本质　道德的本质是指道德区别于其他社会现象的本质属性。不同的理论和学派对道德本质的解释是不同的。宗教伦理学家认为道德是上帝的意志创造的;客观唯心主义认为道德是某种神秘的"理念""天理""绝对观念"的体现;主观唯心主义认为道德是人所固有的"情感""良知"的产物。这些观点背离了社会实践和经济基础,都是错误的和片面的。只有马克思主义伦理学第一次科学地揭示了道德的本质。马克思主义认为,道德是一种特殊的社会意识形态,属于上层建筑,由经济基础决定,是一定社会经济关系的反映,这是道德的一般本质。道德的特殊本质则是指道德的特殊调节规范形式和实践精神。作为一种特殊的调节规范,道德不同于政治规范、法律规范,没有也不使用强制性手段为自己开辟道路;道德也不同于科学和艺术等精神,而是一种以指导行为为目的,以形成人们正确的行为方式为内容的精神,因此它是一种实践精神。

2. 道德的特征

（1）阶级性　道德是由一定的经济基础决定的,并为一定的经济基础服务,在阶级社会具有明显的阶级性。

（2）稳定性　道德与其他上层建筑,如政治、法律、艺术、宗教、哲学等相比,有更大的独立性和稳定性。

（3）规范性　道德作为反映社会意识存在的形式,它对人们具有约束力的规范、公约和守则,以善恶、美丑、是非、荣辱、好坏等观念来评价、判断和指导人们的行动。

（4）社会性　道德贯穿于人类社会的各个社会形态,与人类社会共存亡。

（5）层次性　任何一个历史阶段,道德都表现为一个多层次的结构。在各个不同的道德体系中,总有一个最基本的道德原则,在它的支配下形成不同层次的道德规范。

3. 道德的类型　根据不同的道德形态和历史特点,道德可分为原始社会道德、奴隶社会道德、封建社会道德、资本主义社会道德和共产主义社会道德五个历史类型。

(四)道德的功能

1. 认识功能　道德引导人们认识自己对家庭、他人、社会、国家应负的责任和应尽的义务,引导人们正确认识社会生活的规律和原则,从而正确选择自己的行为和道路。道德的认识功能主要是通过道德意识和道德判断来实现的,其目标是提高道德生活的自觉性。道德的认识功能不仅提供了关于现实社会关系状况的知识,而且显示现实社会的生命力和历史趋势,预测或预见社会向前发展的远景。

2. 调节功能　道德的调节功能是指道德通过道德评价等方式来指导和纠正人们的行为和实践活动,来协调人们之间关系的功效与作用。这是道德最突出也是最重要的社会功能。道德评价是道德调节的主要形式,社会舆论、传统习惯和人们的内心信念是道德调节所赖以发挥作用的力量。道德调节推动了人们的行为从现有到应有的转化,它本身就是对人们行为的一种价值导向,具有导向功能。要实现道德的调节功能,不仅需要指导社会整体活动,更重要的是要指导个人行为。

3. 教育功能　道德通过道德评价等方式,造成社会舆论,形成社会风尚,树立道德榜样,塑造理想人格,以培养人们的道德观念、道德境界、道德行为和道德品质。一定的道德规范体系已经深入到社会舆论之中,形成一种社会风气,就会对人们的道德行为和品质产生巨大影响。"近朱者赤,近墨者黑""蓬生麻中,不扶自直"就是这个道理。道德评价、道德榜样、道德理想等都是道德教育的方式,它告诉人们什么是善、什么是恶,并帮助人们树立正确的义务观、荣誉观、正义观和幸福观等,使受教育者成为道德纯洁、理想高尚的人。

二、职业道德

(一)职业道德的含义和特征

1. **职业道德的含义** 职业道德是同人们的职业活动紧密联系的符合职业特点所要求的道德准则、道德情操与道德品质的总和。职业道德既体现了一定社会或阶级在道德行为上的多样性和具体性,又是一定社会或阶级的道德规范在特定活动限度内的职业化。

2. **职业道德的特征**

(1)行业性和共同性 不同的职业有不同的职业道德要求,如"教书育人"是对教师的职业道德要求;"救死扶伤"是对医务人员的职业道德要求。但从社会整体来看,无论从事哪种职业,都是社会活动的有机组成部分,社会对各行各业又有共同的职业道德要求,如爱岗敬业、精益求精、公正廉洁等。社会主义职业道德规范是爱岗敬业、诚实守信、办事公道、服务群众、奉献社会。

(2)稳定性和连续性 世代相袭的职业传统会形成比较稳定的职业心理和职业习惯。每一种职业的社会责任和义务,职业服务的对象、手段、方式等在不同时代大体是相同或相似的,每一种职业的从业者总会从上代人那里汲取合理的职业道德观念,以确保职业活动的顺利进行,这就决定了职业道德的内容要保持一定的稳定性和连续性。

(3)多样性和实用性 各种职业从本职要求出发,适应本职业的具体条件和人们的接受能力,采取简明实用的形式,通过规章制度、工作守则、生活公约甚至漫画标语等灵活多样、简洁易懂的形式帮助人们养成良好的道德习惯。有些职业道德规范同时又是行政管理制度或技术操作规范的要求,其操作性和适用性更强。

(二)职业道德的形成和发展

职业道德的形成和发展一般经历三个时期:

1. **他律时期** 这一时期以职业义务为核心,是职业道德形成的初级阶段。主要通过对从业者进行道德宣传、教育,使其认识到自己的责任,明确应该做什么,从而恪守自己的职责。

2. **自律时期** 这一时期是职业道德的发展提高阶段,以职业良心为核心。自律时期从业者对职业责任有一定的自觉意识,有较强烈的道德责任感,能依据一定的道德原则、规范,自觉进行自己的职业行为,将外在的义务逐渐内化为内在品质。

3. **价值目标形成时期** 这是职业道德发展的成熟阶段。职业义务和职业良心融会贯通,形成崇高的职业价值目标。这一时期从业者的职业行为升华为道德行为,实现了外在义务与内在良心的完美结合。

(三)医学道德

1. **医学道德的含义** 医学道德简称医德,是职业道德的一种,是医护人员在医疗、保健等医疗卫生服务的职业活动中应遵循的道德规范和应具备的道德品质。自从有了医学,就产生了医学道德,在长期的医疗卫生服务活动中,医德的内容不断丰富,在整个社会道德体系中,有着重要的地位。

2. 医学道德的特点

(1) 实践性　医学道德形成于长期的医学实践活动中,它的发展和完善与医学职业活动本身紧密结合,不可分割。医德的各种原则、规范体系是对医学实践活动的具体要求和反映。医德教育、医德修养的内容、形式、目的既源于医学实践需要又归于医学实践需要。因此,实践性是医学道德最基本、最重要的特点。

(2) 继承性　作为人类同疾病做斗争的工具,医学在长期的临床实践中,逐步积累了大量的医德精华,并伴随着稳定的医学职业承传下来,为后世医家所遵循和继承。如治病救人、关心患者的疾苦、尊重患者的人格、实行医学人道主义等从古至今都是医学道德的宗旨和要求。因此,继承传统医学道德精髓、完善当今医学道德体系是医学道德思想发展的显著特点。

(3) 全人类性　预防疾病、增进健康是人类共同的愿望。数千年来,医学承担着人类同疾病做斗争的重要职责,它的任何知识技能、成果都是为全人类的健康服务的。医学事业是全社会的事业,医学技术本身是没有阶级性的,医学服务不能因政治立场、经济地位、国籍民族、宗教信仰的不同而不同。任何时候、任何医务人员都应把人的生命放在第一位。救死扶伤、实行人道主义是全世界医务工作者共同遵守的基本道德原则。

3. 医德的实质和要求　医德问题不仅是服务态度问题,而且体现了每个医务人员从思想意识、态度作风到技术实施方方面面的综合素质。现代医学、心理学、行为科学等研究表明,心理精神治疗对于促进和加速患者恢复健康有重要作用,特别是对于心理疾病、精神疾病、疑难杂症、慢性病患者尤为重要。因此,医学道德不仅是治疗疾病本身的需要,也是正确处理医疗人际关系的准则。我们治的是病,而待的是人,这就要求我们医务工作人员必须具备特殊的道德风尚和职业道德,要求把我们的思想、意识、情感融入医疗技术中去。

2014年6月,中国医师协会正式发布了《中国医师道德准则》。

三、伦理学

(一) 伦理学及其类型

伦理学又叫道德学、道德哲学,是关于道德的科学,是通过对人类道德生活进行系统思考和研究从而揭示道德的产生、发展、本质和规律的科学,是现代哲学的分支学科。它可分为理论伦理学、描述伦理学、规范伦理学、比较伦理学、实践伦理学、应用伦理学。

伦理学思想早在奴隶社会就已经出现。古希腊著名的哲学家苏格拉底曾阐述过当时社会流行的道德规范,提出了"美德即知识"的著名论断。他的再传弟子亚里士多德在雅典学院系统地讲授过关于道德研究的学科。亚里士多德因此被称为"伦理学之父"。亚里士多德的儿子尼各马可将其讲义加以整理,写成《尼各马可伦理学》,西方伦理学自此形成,此书成为西方最早的伦理学著作。

在中国,尧舜禹时期就有了伦理思想的萌芽。春秋时期,儒家学派的创始人孔子开始讲授伦理学,其思想理论编汇成《论语》一书,这是世界最早的伦理学著作。此后,伦理思想经诸子百家争鸣立著,各成体系。

马克思主义伦理学在批判地吸收了历史上各个流派伦理学的优秀成果的基础上,以辩证唯物主义和历史唯物主义原理与方法来研究人类社会的道德生活,揭示出道德的本质和发展规律。

(二)伦理学的基本问题

伦理学要解决的问题很多,但其中最基本的问题是道德和利益的关系问题。这个问题包括两个方面:一方面是经济利益和道德的关系问题,即经济关系决定道德还是道德决定经济关系,以及道德对经济关系有无反作用的问题。这个方面决定着如何解决道德的根源、道德的本质、道德的社会作用和发展规律的问题。另一方面是个人利益和社会整体利益的关系问题,即个人利益服从社会整体利益还是社会整体利益服从个人利益的问题。如何回答这个方面的问题,决定着各种道德体系的原则和规范,也决定着各种道德活动的标准、方向和方法。伦理学的基本问题都是围绕着这个基本问题的两方面展开的,同时也是在解决这个基本问题的过程中发展的。

四、医学伦理学

医学伦理学是伦理学的一个分支,是哲学、社会科学和自然科学的交叉学科,运用伦理学的理论、方法研究医学领域中人与人、人与社会、人与自然关系的道德问题的一门学问。

(一)医学伦理学的内涵和本质

医学伦理学是研究医学领域中的医学道德现象和医学道德关系的科学。它运用一般伦理学的原则解决医疗卫生实践和医学科学发展中人们相互之间、医学团体和社会之间的关系。它是关于医学道德的学说和理论体系。

(二)医学伦理学的产生和发展

1. 产生 医学伦理学是一门新兴学科,至今不过200多年的历史。1803年,英国著名医生、哲学家托马斯·帕茨瓦尔(1740—1804年)出版了《医学伦理学》一书,首次提出医学伦理学的概念。在我国,医学伦理学的研究虽几经曲折,但其发展始终没有停止。特别是自20世纪80年代以来,医学伦理学的研究和教学活动在我国兴起,全国各医学院相继恢复和开设此课程,并逐渐形成一支稳定的教学科研队伍。中华医学会伦理学会于1988年10月在西安成立,同年,《中国医学伦理学》杂志问世。医学伦理学开始进入一个发展较快的时期。

2. 发展 医学伦理学属于应用伦理学,是一般伦理学理论在医疗卫生实践中的具体运用。从医学道德历史发展来看,医学伦理学可以分为以下三个阶段:

(1)医德学 医德学是医学伦理学的初级阶段,又称传统医学伦理学。我国古代和西方中世纪以前的医学伦理学都属于医德学。医德学是以个体医务活动为主体、以医患关系为重点,包括范围广泛的职业戒条,反映了医生的美德和义务要求,内容常见于医学和其他学科的著作中,还没有形成完整的理论体系,因此尚不能称为一门学科。但是,它所形成的优良医德传统被后世所继承,并为近代医学伦理学的诞生和发展奠定了基础。如中国古代医生的济世救人和仁爱为怀的行医准则、廉洁正直和不为名利的道德品质、普同一等和尊重同道的待人态度、认真求实和精勤不倦的医疗作风等;再如古希腊的希波克拉底不仅使希腊医学摆脱了宗教迷信的束缚,走上了科学道路,而且提出了医生应具备的美德,《希波克拉底誓言》成为西方医学道德的规范,其中提出的不伤害原则、为患者利益原则和保密原则至今仍有其现实意义。

(2) 近、现代医学伦理学　近、现代医学伦理学的形成是以托马斯·帕茨瓦尔的《医学伦理学》出版为标志的。随着社会的进步和医学科技的发展,医学逐步突破了个体劳动的范围,发展成为一种集体活动和社会性事业。它研究的医患关系已经不仅仅局限于医生和患者之间,而是以医生为主体的人群和以患者为中心的人群之间的关系,同时还研究医学和整个社会的关系。因此,近、现代医学伦理学除了美德和义务的理论与内容以外,还增加了公益论。

(3) 生命伦理学　生命伦理学是20世纪60年代首先在美国随后在欧洲产生和发展起来的一门新学科,所研究的内容由医疗事业扩大到整个卫生保健领域,由维护人的生命扩大到人类生命之外的生命,医学伦理学进入了一个新阶段。其主要内容包括:医疗卫生事业中的伦理问题,如医患关系的道德;生物医学和行为研究,如人体实验;行为控制中的道德问题;广泛的社会问题,如人口控制的道德问题;人类生命以外的动物、植物的生命问题,如动物实验中的道德问题等。可见,生命伦理学比近、现代医学伦理学的研究范围更广。

(三) 医学伦理学的特征

1. 阶级性和全人类性相统一　医学伦理学是在特定时代为一定阶级服务的医学道德,它的一系列原则和规范也是被一定社会的人们所认可和提倡的。医学道德就是占统治地位的意识形态在医学职业活动中的具体表现,它必然受到一定的社会道德规范的影响,不可避免地打上阶级的烙印。每个阶级社会的医学道德首先是为统治阶级服务的,然而医学事业的社会性和医学科技本身的无阶级性决定了医学伦理学还具有全人类性。古今中外一切医学道德都提倡为患者服务,医学人道主义贯穿于一切社会的医疗活动中,形成了适用于一切社会的公共医学道德准则。

2. 时代性和继承性相统一　医学伦理学的内容、概念、原则、规范及医德评价、医德修养、医德教育也是随着时代变迁而不断变化的。如传统医学伦理学的生命神圣论在向生命价值论、社会公益论转变,个体生命的生物学意义不断为人类整体的社会学意义所取代,这些医学道德观念的变化表现出鲜明的时代性。但医学伦理学作为人类认识过程的一门科学,其发展带有相对的稳定性,即表现为历史继承性。对传统医学道德观念的扬弃和对新的伦理观念的认可,构成医学伦理学发展的重要环节。一部医学伦理学的发展史就是继承前代优秀医德精华,并发展到一个崭新阶段的过程,这一过程体现了时代性和继承性的高度统一。

3. 个体性和群体性相统一　在医疗过程中,医务人员通过对单个患者进行诊断和治疗,体现出自己的医疗技术和道德境界;同时患者又通过对每一个医务人员的道德评价来认识医学道德的社会整体水平。在古代,由于医务活动基本上处于个体劳动的范围,使得医务人员和患者之间的道德关系非常清晰。随着科学的发展和医学活动的社会化,医务活动分科越来越细,一些复杂的和大范围的医务活动常常需要若干人、若干科室乃至社会其他部门的通力合作才能完成。医学实践的社会化突出了医学活动的群体性。

第二节 医学伦理学的研究对象、内容与任务

每一门学科都有自己特定的研究对象和内容,这是由科学研究的各个领域里的矛盾特殊性决定的。医学伦理学把医德作为自己的研究对象,并以马克思主义伦理学的基本原则为指导,正确揭示医德的产生、发展、变化规律及本质特点,分析描述各种医德现象在医学领域中的具体表现,从而确定自己的研究对象和内容。

一、医学伦理学的研究对象

医学伦理学以医学领域中的医德现象和医德关系为自己的研究对象。

(一)医德现象

1. **医德现象的含义** 医德现象是指医学领域中人们道德关系的具体体现,包括医德的意识现象、活动现象和规范现象。

2. **医德现象的内容**

(1)医德意识现象 是指在医德活动中形成并影响医德活动的各种具有善恶价值的思想、观点和理论体系,如医德理想、医德情感、医德理论观点、医德规范体系等。

(2)医德活动现象 是指在医德意识支配下围绕善恶所进行的、可以用善恶标准进行评价的医学团体和医务人员个体行为的实际表现,如医德教育、医德修养、医德评价等。

(3)医德规范现象 是指在一定社会条件下评价和指导医务人员的行为准则,如医德要求、医德规范、医德誓词等。

(二)医德关系

1. **医德关系的含义** 医德是调整医务人员与患者、医务人员之间以及与社会之间关系的行为准则。它是一种职业道德,是一般社会道德在医疗卫生领域中的特殊表现。

2. **医德关系的内容** 主要包括下列四层关系:

(1)医患关系 医患关系是指在医疗活动中,以医务人员为主体的服务方和以患者为主体的被服务方之间的关系,这是医疗人际关系中最重要的人际关系。这种关系是否协调、密切、和谐,将直接关系到医护质量和患方的利益与安危,影响医院的秩序和社会的和谐。

(2)医际关系 医际关系是指医务人员之间的关系,包括医生与医生、医生与护士、护士与护士,以及他们与行政管理人员、后勤人员之间的关系。正确处理和协调好这些关系是完成整个医疗救护任务的重要前提和保证,因此,医学伦理学必须研究医护之间如何配合与协调、行政后勤人员如何全力支持医疗一线人员、医际之间如何处理竞争与合作的关系等一系列问题。

(3)医疗卫生事业与社会之间的关系 医疗卫生工作关系到人的生老病死,涉及千家万户的悲欢离合,更影响社会的稳定和发展,它与整个社会有着广泛而深刻的联系。研究和处理好医疗卫生实践中的技术问题和社会问题、医疗卫生部门的经济效益

和社会效益的复杂关系等问题,是目前医学伦理学的一个重要课题。

(4)医学科研活动中的伦理关系　医学科研活动的开展,无论对疾病的预防、诊断,还是各项医疗措施的完善和提高,都具有积极意义。医学科研活动的进行也直接关系和影响人的身心健康,因此,医学科研活动也为广大医务工作者提出许多道德问题,如:怎样对待人体实验;在器官移植过程中如何对待患者意见等,这些问题,既有一般科研的道德问题,又有医学科研活动中的特殊道德问题,都需要广大医务工作者和医学伦理学研究者进行认真而严肃的探讨。

3.医德关系的范围　医学伦理学需要研究的医德关系范围非常广泛,包括医疗人际道德关系、临床诊疗道德关系、护理道德关系、医技道德关系、医学科研道德关系、生命医学道德关系、死亡医学道德关系、预防医学道德关系、卫生管理医学道德关系等,这些领域中道德问题的研究和解决,是医学伦理学需要探讨的重要内容。

二、医学伦理学的内容

1.医学伦理学的基本理论　医学伦理学的基本理论是整个医学伦理学的基础,主要阐明医德的本质、发展规律及社会作用,揭示医德的阶级性和继承性的特点,批判地继承医德的历史遗产;论证社会主义医德的合理性和先进性,树立和发扬社会主义医德风尚;研究医德与生物-心理-社会医学模式的关系,以及医学伦理学与其他相关学科的关系。

2.医学伦理学的规范体系　医学伦理学的规范体系由基本原则、基本规范、基本范畴三部分构成。主要阐明医务人员对患者、社会及医务人员之间应承担的道德责任,指出医务人员在行医过程中应遵循的医德基本原则、规范,以及处理各种人际关系应遵循的具体准则,从而阐明社会主义医德形成和发展的规律。研究和揭示医德原则和规范在不同领域和不同学科中的特殊表现和要求。研究和阐述医学伦理学的基本范畴,如情感、良心、义务等。

3.医学伦理学的教育、评价和修养　医学伦理学的教育评价和修养主要是指阐述医学道德评价的标准,研究医务人员在医疗卫生实践中进行医德教育的经验,指出进行医德教育和医德品质形成的正确途径和方法。

三、医学伦理学的任务

医学伦理学的基本任务是运用马克思主义伦理学的基本原理研究医德现象、行为、活动,以及医德关系、观念、情感、规范等,揭示医德的历史发展及其规律,批判地继承以往医德思想的成果,建立新的医德体系,以此来调整医学活动中的各种关系,并最终实现培养具有高尚医德的医务工作者的根本目的。

1.研究医德现象,阐述医德关系　医德现象是医德关系的外在表现。医学伦理学主要研究医学与社会、医疗、卫生事业和社会其他行业、医务人员和社会其他成员的关系及个人、集体、社会整体利益的矛盾,并根据这些矛盾性质和特点,揭示医学道德产生的原因、医学道德的本质特点及社会作用,总结医学道德发展的规律,正确阐述医德关系,从而确立社会主义医德的基本原则和规范,确立医德评价标准、途径和方法,推动医学科学及社会文明的进步。

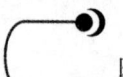

2. 发展医德基本理论，构建医德规范体系　医学伦理学作为医学领域的道德哲学，其生命力植根于医学科学和社会、政治、经济关系中，它必然随着医学、社会、政治和经济的不断发展而变化，因而研究医德理论是医学伦理学的核心任务。

医德理论作为医学伦理学的基本理论，包括生命论、人道论、美德论、公益论、义务论等，这些理论直接影响着建立什么样的医疗模式、确立什么样的医德关系。随着社会主义市场经济体制的确立，社会道德领域发生了巨大的变化，同时也给医疗领域带来了纷繁复杂的道德问题。另一方面，医学科学的发展也推动着医德理论进一步发展，如试管婴儿、优生优育、克隆技术等必然要求用生命伦理的观念加以道德解释和评价。因此，研究医德理论的任务尤显迫切。

3. 树立正确医德观念，加强医德修养教育　医学伦理学研究的一个首要任务就是要在全行业树立高尚的医德观念。正确的医德观念能够使医务人员对医德义务真诚信服并产生强烈的责任感，从而恰当地评价自己或他人的道德行为，恰当地选择或控制自己的道德行为。通过学校学习、单位培训、社会舆论等多种形式和途径，坚持不懈地对医务人员进行医德教育，不仅要使其懂得善恶、是非、荣辱等观念，懂得社会主义医德原则和规范，而且使之转化为自己内在的道德品质，在医疗实践中进行自我约束和调控。因此，加强医德教育是培养医务人员道德品质的重要途径，也是医学伦理学义不容辞的责任。

4. 指导医学实践，为符合道德的医德行为辩护　医学伦理学作为一门应用伦理学，力图通过对所有的医学实践领域和实践环节的伦理道德问题进行探讨，揭示医疗实践活动中诸多问题的本质、特点。它应反映社会对医学的需要，为医学的发展导向，为符合道德的医德行为辩护。医学科研或临床实践问题的解决可以多途径、多方位，但不论用什么方式或途径达到目的，都应该得到伦理学的辩护或论证。

第三节　学习医学伦理学的意义和方法

（一）学习医学伦理学的意义

1. 是学习医学及其相关专业的必修基础课　医学伦理学是学习医学及其相关专业基础必修课程，在医学教育中承担重要角色。架构起实践医学与临床医学教育的桥梁，是医学学习和人文社会科学学习的联系和纽带。医学伦理学作为医学人文学科的核心，它是生命科学变革时代的航标。

2. 有助于医学人才的健康成长　对于医务工作者而言，学习医学伦理学可以帮助他们树立正确的职业价值观，增强职业道德责任感。对于医学生而言，医学伦理学能够使其成为有理想、有追求、有担当的一代新人，帮助其学会理学原则与方法去分析、评价与解决医患纠纷中伦理难题，同时学会认识和处理由于高新生命科学技术的应用引发的有关生存与死亡、健康文化与社会等伦理问题。

3. 促进医疗服务质量与医护管理水平的提高　学习和研究医学伦理学，使医务人员以更加优质的服务做好各项工作，促进患者康复，增进人类健康。激励医务人员刻苦钻研，提高业务水平，使医学服务的质量不断提高。使医护管理人员自觉遵循医护规律，依照有关政策、规定，对医疗过程中的人、财、物进行指导、组织、协调和控制，使管理工作真正地服务于患者。

(二)学习医学伦理学的方法

1. **坚持辩证唯物主义和历史唯物主义的方法**　学习医学伦理学,必须从我国社会主义初级阶段国情与医学科学的实际出发,以马克思列宁主义、毛泽东思想、邓小平理论、"三个代表"重要思想、科学发展观和习近平新时代中国特色社会主义思想为指导,才能认识社会主义医德的本质和发展规律,掌握社会主义医德的真谛。

2. **坚持理论联系实际的方法**　首先,要认真学习和研究医学伦理学的基本理论及相关学科的知识,了解和掌握医学科学知识和医学发展动态,这是学习和研究医学伦理学的重要前提。其次,要从医学职业生活的实际出发,密切联系我国医学科学实际情况、实际水平和改革状况,联系先进人物、本单位及个人的思想实际,注意调查研究医学实践中出现的新问题,并运用所掌握的医德理论进行解释,加深认识,逐步改变不良的医德观念,推动医学科学的发展和医学道德的进步。

3. **坚持批判与继承的方法**　在学习和研究传统医学道德时,必须坚持批判与继承的方法,从社会主义医疗实践的需要和广大人民群众的健康利益出发,运用马克思主义的立场、观点和方法,对中外医学伦理学的历史遗产和现代成果进行全面的清理,取其精华,弃其糟粕,把积极健康的因素吸收到社会主义医学伦理学体系中来,形成社会主义的医学道德风尚。

4. **坚持归纳与演绎的方法**　对于大量的医德现象,只有进行科学的归纳,才能去粗取精、去伪存真,概括出一般原理和规范;只有从医德的基本原理和要求出发,才能认识、分析、总结、评价复杂的医德现象。因此,学习和研究医学伦理学应坚持归纳与演绎相结合的方法,进行科学的分析和综合,以便正确认识医德现象的本质和医德关系的规律性。

医学伦理学是伴随着人类的医疗实践活动而产生的,并随着人类医疗实践而不断地进步和完善。中国是世界上有着悠久历史的文明古国,在漫长的医疗实践活动中,我国劳动人民不仅积累了丰富的医疗经验,而且还建立了比较完善的医德规范,对于弘扬中华文化和促进医德思想发展都做出了重要贡献。国外在医学实践中也积累了丰富的医学伦理思想,对今天医学事业的发展同样发挥重要的促进作用。

第四节　中国医学伦理学的历史发展

我国医学历来十分重视医德的优良传统。所谓"医之道,必先正己,然后正物",其中蕴含着非常丰富的医德哲理。我国历代名医用自己的崇高医德言传身教、垂范后世,在医学史上产生十分深远影响。

(一)中国古代的医学伦理思想

中国古代医学伦理思想的发展历程可以分为四个时期:

1. **萌芽时期**　大约从原始社会晚期开始到奴隶社会中期,包括传说中的五帝和夏朝是我国医德的萌芽时期。在许多古代的医典中,有大量的关于医德的礼仪传说和记载。我国很早就形成了"制九针""以疗民疾""以拯夭亡"等丰富的医德思想,那时候人们都认识到医学的目的是为了治病救人。

2. 形成时期　从奴隶社会末期至西汉，包括春秋战国时期，是我国医德形成时期。战国时候的《黄帝内经》是我国第一部医学理论专著。《黄帝内经》提出"天覆地载，万物悉备，莫贵于人""人之情莫不恶死而乐生"等朴素的对生命尊重的医德观念，提出用巫术治病是不道德的行为的医学伦理思想。《黄帝内经》在"疏五过论""征四失论"和"师传篇"等文中对医德做了专门的阐述。如"征四失论"指出，医生之"所以不十全者，精神不专，志意不理，外内相失，故时疑殆"，说的是医疗事故或差错的产生，除了与技术水平的高低有关之外，还决定于"精神不专，志意不理"的工作态度和思想作风，其实质就是医德问题。《素问·金匮真言论》对学徒挑选和医学知识的传授提出了非常严格的要求，如"非其人勿教，非其真勿授"，不是适合学医的对象是绝对不能教的，医学知识的传授必须准确无误。《黄帝内经》要求医生在诊治疾病的时候要全面观察，态度认真负责，"凡治病必察其下，适其脉，观其志意与其病也"。《黄帝内经》中对西汉以前的医德实践进行总结，对后世医德继承发展产生了深远影响。

3. 发展时期　医德的发展时期是封建社会中早期，也就是东汉至隋唐。东汉名医张仲景，著有《伤寒杂病论》一书，其序言就是一篇价值很高、内容丰富的医德文献。指出治病应该不分贫富贵贱，"上以疗君亲之疾，下以救贫贱之厄，中以保身长全"，"应勤求古训，博采众方"，要具有"精究方术"与"爱人知人"的精神，反对"孜孜汲汲，唯名利是务"之士。强调与临床实践紧密结合，继承发扬前人的医学成就以推动医学的发展。其学说经历了一千多年的临床反复锤炼和验证，到今天仍保持着强大的生命力。

隋、唐时期名医辈出，药王孙思邈堪称我国传统医德的集大成者，他以"人命至重，有贵千金，一方济之，德逾于此"的深刻含义为其著作《千金要方》命名。开卷序论的《大医精诚》和《大医习业》主张医家必须具备"精"和"诚"的精神。"精"就是要具有精湛的医术，"诚"就是指医生应具备高尚的医德，明确指出学医的人首先要具有仁爱的"大慈恻隐之心"，要廉洁正直，不追求名利，对患者要"普同一等""一心赴救"，认真负责，不浮夸自吹、诋毁他人等，从医生医道德品质、专业学习、对患者的态度、与同道的关系等方面对医德准则做了全面精辟的论述。《千金要方》是中国医德史上的一部光辉经典文献，其影响深远。

4. 相对完善时期　宋、元、明、清时期是医德发展的相对完善时期。宋代医学置于国子监的管辖之下，在中国教育史上首次将医学正式纳入国家官学系统之内。当时已建立的太医局及医疗慈善机构，在医疗人才的选拔和管理上十分重视医德，用法律形式规定医生的职业道德及医疗事故的处理办法："凡利用医药榨取钱财者，以匪盗论处；庸医误伤致人死者，以法绳之；主管官员不恤下属病苦者，予以惩处。"

宋代名医张杲的《医说》阐述了"医以救人为心"的思想；明代陈实功在《外科正宗》中对我国古代医德做了系统总结，概括出"医家五戒十要"，提出应戒贫富不等；为妇女看病应有侍者在旁；不可诋毁同道；不可离家远玩；对娼妓等应视为良家子女不可不尊等。清代喻昌在《医门法律》一书中丰富和完善了传统医德评价理论，确立了医德评价的客观标准："医之为道，非精不能明其理，非博不能致其约，是故前人立教，必使之先读儒书。"在宋、元、明、清时期还涌现出一大批受人尊敬、道德高尚的医学家，如被誉为"金元四大家"的李杲、刘完素、张从正、朱丹溪，明代大医药家李时珍等人，因他们不图名利、精求方术、作风正派、无私献身的崇高精神成为后人学习的医德楷模。

(二) 中国近代医学伦理思想

1. 中西医汇通派的医德思想　1840年鸦片战争之后,西医连同西方文化一同涌入中国,使我国传统医学面临极大的冲击和影响,并逐渐形成不同派别:一派主张全盘西化,一派认为西医不适合中国国情主张尊古,另一派主张融合中西医之所长。

1926年,由中华医学会制定的《医学伦理学法典》刊登在《中国医学》杂志上,此法典规定:医生的职责应是人道主义,而不是谋取经济利益。这表明中国近代医学伦理思想开始逐步与国际上的近代医学伦理思想接轨。

1932年,上海出版了由宋国宾主编的《医业伦理学》,这是我国编著的第一部比较系统的医学伦理学专著。宋国宾(1893—1956年)是我国现代著名的医学教育家和医学伦理学的先驱,曾经留学巴黎,获取博士学位,回国之后担任复旦大学医学教授。他在书中指出:"医业伦理学一言以蔽之曰仁义而已矣。博爱之谓仁,行而宜之谓义。"对"医师与患者的关系""医师与同道关系""医师与社会的关系"做了全面而系统的阐述。《医业伦理学》的出版,表明中国已由传统医德学进入现代医学伦理学阶段。

2. 新民主主义革命时期的医德思想　新民主主义革命时期,在中国共产党的领导下,新的医德思想既继承我国古代医家的优良传统,发扬救死扶伤的革命人道主义精神,又把爱国主义和国际主义相结合,建立同志式的新型医患关系,使中国医学道德跨入一个新的历史时期。

红色政权建立后建立了中央红色医院,成立了中央红色护士学校、红色医务学校,在军队和地方建立了医疗卫生机构。医务人员本着对人民卫生事业的无比忠诚,克服艰难险阻,胜利完成了救护伤病员繁重的任务,对于敌军伤兵也给予革命人道主义待遇。

抗日战争时期,有一大批包括加拿大、印度、英国、德国、美国等国家的医务人员如白求恩、柯棣华、哈里森等,发扬国际主义精神,在中国革命根据地或战争前线忘我工作,为中国人民的抗战事业和解放事业做出了卓越贡献。

1941年毛泽东在给延安大学医学院的题词中对民主革命时期的医德做了精辟的概括:"救死扶伤,实行革命的人道主义。"多年来这句话作为医德的一面旗帜,激励着一代又一代医务工作者舍己为人,无私奉献,谱写了一曲曲壮丽的篇章。

(三) 社会主义医学伦理思想

新中国成立以后,医学伦理学的发展经历了一段曲折的历史。新中国成立之初,全心全意为人民服务的医学伦理思想和医学伦理原则,在更加广泛的范围内得到体现和发展。1949年《共同纲领》第四十八条规定了"提倡国民体育,推广医药卫生事业,并注意保护母亲、婴儿和儿童的健康"的任务,成为建国纲领中的一项重要内容。1952年,党中央提出了卫生工作"面向工农兵,预防为主,团结中西医,与群众运动相结合"的四大方针。1954年《中华人民共和国宪法》就明确规定了保护人民群众健康的权利,确立劳动者有权享受休息、休养、治疗和福利设施的权利。从1950年起人民政府组织力量,防治对人民健康危害最大的疾病,在控制传染病如霍乱、鼠疫、性病、血吸虫病,普查普治常见病、多发病、地方病等方面取得了丰硕的成绩。1965年,毛泽东进一步提出"把医疗卫生工作的重点放到农村去"的号召,农村医疗卫生队伍迅速扩大,涌现出千百万亦农亦医的医疗保健人员。医疗卫生队伍活跃在基层,有力地保障广大人民的身体健康。在这一时期,医疗卫生战线涌现出了很多救死扶伤、具有高尚医德的楷模。如我国现代妇产科学的主要开拓者林巧稚(1901—1983年),为我国妇女和儿童的卫生保健事业奉献60多个春秋,亲手迎接了5万多个新生命的到来,把一生奉献给了中国妇产科事业。

"文化大革命"时期,虽然我们绝大多数医务人员忠于职守,对人民群众的健康负责,勤奋工作,保持着高尚的医德情操,但是受"文化大革命"极"左"思想和极端行为的干扰,行之有效的医院规章制度被废除,医护分工被取消,医疗质量受到严重影响,差错事故屡有发生,医疗纠纷不断,使社会主义医学人道主义精神受到严重的影响。

党的十一届三中全会以来,党在指导思想上拨乱反正过程中,医学伦理学开始在中国复兴。高等医学院校医学伦理学课程走上了讲台。1981年9月由人民卫生出版社出版了新中国成立后第一本医学伦理教材——《医德学概论》。中国的生命伦理学也在此时起步,邱仁宗是引领中国进入生命伦理学的科学家。

随着改革开放不断推进,医学伦理学的研究也日益得到卫生行政部门的重视。1981年6月,在上海举行了第一届全国医学伦理道德学术讨论会,向全国医药院校倡议开设医学伦理学课程,同时确定了"防病治病、救死扶伤、实行社会主义人道主义,全心全意为人民身心健康服务"的医德原则。同年10月,原卫生部颁布了《中华人民共和国医院工作人员守则和医德规范》。此后,中华医学伦理学全国性的学术研讨会不断召开,交流研讨的内容也由医德的一般理论、临床医疗逐步扩大到预防、科研、管理等几乎所有的医学领域。

1988年10月,全国第五次医学伦理学讨论会暨中华医学会伦理学会成立大会在西安召开,这次会议标志着中国医学伦理学的理论队伍已经形成,医学伦理学研究走向正规。同年,在西安医科大学创办了《中国医学伦理学》杂志,成为我国第一本医学伦理学研究专刊。1988年原卫生部颁布了《医务人员医德规范及其实施办法》,对医务工作者提出了七条医德规范。1997年全国卫生工作会议提出了"发扬白求恩精神,树立救死扶伤、忠于职守、爱岗敬业、满腔热情、开拓进取、精益求精、乐于奉献、文明行医的行医风尚"医德规范。1999年5月1日《中华人民共和国执业医师法》正式实施,从立法目的、医师素质、执业规则、考核和培训、法律责任等多方面对医学伦理问题加以立法,这标志着我国的卫生事业已步入法制轨道。

2000年8月,卫生部成立了"医学伦理学专家委员会",就重要的医学伦理问题向原卫生部提出咨询建议作为决策基础。原卫生部科技部还就辅助生殖、胚胎细胞研究等发布了伦理规范和指导原则。

2005年11月,中国医生协会正式加入推行《医师宣言》的活动,并发表了推行《新世纪的医师职业精神——医师宣言》的倡议书。

2012年原卫生部发出通知,在全国卫生系统深入开展以"服务好、质量好、医德好、群众满意"为主要的"三好一满意"活动,接着又在全国开展了"医疗卫生职业精神"的大讨论。这些改革和探索,将会促进我国医学伦理学的建设与发展。

2012年6月26日,原卫生部、国家市场监督管理总局、国家中医药管理局联合印发的《医疗机构从业人员行为规范》,规范医疗机构从业人员行为。

2017年2月国家卫健委、国家中医药管理局联合印发《关于加强卫生计生系统行风建设的意见》，提出要建立卫生计生系统征信体系。

第五节　中国医学伦理的优良传统

在漫长的医疗活动中，我国不仅积累了丰富的医疗经验，而且建立和发展了比较完善的医德规范，对于弘扬和促进医德思想的发展做出了重要的贡献。

（一）我国传统医德的特点

我国传统医德经历了三种不同社会形态的转变，在几千年的医疗实践中得到不断丰富和发展，形成了以下特点：

1. 深受儒家思想影响　儒家思想的核心是"仁"，提倡"仁者爱人""博施于民而能济众"。其最高理想是济世天下。提倡谦虚仁和，重义轻利。这些思想在医德方面都有鲜明的体现。传统医德认为医术是解除人类痛苦的仁术，"医乃仁术"是造福人类的善行，没有贫富贵贱之分，一视同仁，注重气节，淡泊名利，谦虚互尊等，这些医德规范都带有儒家思想的痕迹。明代医家徐春甫认为："儒与医学岂可分哉。"陈实功也提出："先知儒理而后方知医理。"

2. 医德与医术并重　孙思邈在《大医精诚》中强调了为医必备"精""诚"二字。"精"是指专业素养，要有渊博的知识和精湛的医疗技术。认为医术是"至精至微"的学问，医生必须博览群书，集医学之理，虚心学习，精益求精。"诚"是指高尚的道德修养，只有品德高尚的医家才是大医。孙思邈倡导的德术并重的医德理念对我国医学的发展具有深远的影响。

3. 医德规范与医德实践相结合　医德是在医疗实践的过程中逐渐产生、发展的，它渗透在医疗实践始终，指导约束医疗实践活动。我国传统医德思想是无数伟大医家穷其毕生精力、身体力行、不断发扬光大的结果。如华佗、张仲景、孙思邈等人淡泊名利、刻苦钻研、精勤不倦，其高尚的医德融入日常医疗活动中，汇成了我国优良传统医德，在中国思想文化发展历史上闪烁着灿烂的光辉。

（二）我国传统医德的优良传统

我国医典浩如烟海，在历代医疗实践中形成优良的医德传统，内容丰富，大致可概括为以下几个方面：

1. 仁爱救人、赤诚济世的事业准则　古称医术为仁术，意即是一门"救人生命""活人性命"的科学技术。《黄帝内经》要求医学是"精光之道……非其人勿教，非其真勿授"，魏晋杨泉的《物理论·论医》有"夫医者，非仁爱之士不可托也；非聪明理达不可任也；非廉洁淳良不可信也"。明代龚廷贤在《万病回春》一书中说："医德，古称仙道，原为活人。"我国医学认为医家首先必须对人、对生命具有高度的仁爱精神，人命之贵，失而不能复得；仁爱之医，救人性命功德无量。无数医家言传身教，忠实履行仁爱救人的医德准则，为后世医家树立了榜样。

2. 不分贵贱、一视同仁的行医宗旨　不分贵贱、一视同仁是仁爱救人的基本医德规范在实践中的具体体现，在等级森严、功名利禄至上的封建社会尤其难能可贵。孙思邈要求医者"若有疾厄来求救者,不得问其贵贱贫富,长幼妍媸,怨亲善友,华夷愚智,普同一等,皆如至亲之想"。在那个时代,作为医学人道主义的主要内容,这一规范超越了时代,至今成为永恒的美德。

3. 清廉正点、淡泊名利的道德品质　我国医学认为,一个负有"救人""活命"责任的医生,在行医中必须具有清廉的道德、正直的品格,做到廉洁奉公、尊重同道、一视同仁、杜绝名利、不图钱财。三国名医董奉,医术精湛,品行高尚,专为贫民治病,不取报酬,留下了"杏林春暖"的千古佳话。唐代孙思邈名扬天下,多次拒绝朝廷封官授爵,提出医生要"无欲无求""不得恃己所长,专心经略财物,但作救苦之心"的克己名言。

4. 博极医源、精勤不倦的治学精神　要实现"仁爱救人"的济世愿望,必须有高超的医术。徐春甫的《古今医统》说:"医本活人,学之不精,反为夭折。"我国流行的"三折肱而成良医",说明要成为一位技术高超的良医,必须经过刻苦学习和锻炼。"医之为道,非精不能明其理,非博不能至其约。……学者必须博极医源,精勤不倦,不得道听途说,而言医道已了,深自误哉。"我国历代名医无不是以德才兼备、仁爱救人、刻苦钻研、医术精湛而流芳于世的,如扁鹊、张仲景、叶天士、李时珍等。

5. 认真负责、一丝不苟的服务态度　我国医学认为,医生系着患者的安危,凡看病施治,必严肃认真,一丝不苟,切忌粗心大意,敷衍塞责。"临病如临敌""用药如用兵",告诫医生要谨慎问病,仔细观察,多方思考,认真处方,以敏锐洞察病症、慎思明辨见长。颇有口碑、广为流传的"一针救二命"的故事,就是详察形候、慎思明辨的典范。

6. 不畏权贵、忠于医业的献身精神　我国历史上许多名医不贪权势,爱憎分明,为了"救人"而弃官从医,如民间所说:"不为良相,便为良医。"如汉代名医华佗,淡泊名利,行走民间,为百姓治病,因拒绝做曹操的侍医而被害;唐代医学家孙思邈,对朝廷屡次请他出来封官授爵坚决拒绝,而对求治的患者从未拒绝,表现出了贫贱不能移、富贵不能淫、威武不能屈的高风亮节。

7. 不断总结、勇于创新的开拓精神　中医理论在春秋战国时代汇集成《黄帝内经》,其中阴阳、五行、脏象、经络、治则及养生防病等重要理论俱已初步建立。汉代张仲景在前人的基础上,总结创新著成《伤寒杂病论》《金匮要略》,系统总结了热病和杂病的辨证论治规律,创立了辨证论治的典范,被奉为"医圣""方剂鼻祖"。

金、元时期,医家探索新疗法,提出新理论,涌现出了成就卓著的刘完素、张从正、李杲、朱丹溪等医学家,被称为"金元四大家",分别创立了寒凉、攻邪、补土、养阴等派别的施治疗法和基本理论。

明代后期至清代,吴有可、叶天士、吴鞠通等医家,对传染病的传染源、传播途径、发病特点、转归、救治方法进行探索,在医学史上首次提出了"疫气""疠气"致病的观点,并首创"疫气"自"口鼻而入"并可以"逆传心包"的理论,形成了新一代医学理论温病学派,解除了大量患者的病痛。

清代名医王清任冲破封建礼教约束,利用"坟场弃尸""义冢中破腹露脏之儿",留心40年,深入解剖学禁区,其著作《医林改错》在解剖学、中医气血理论、活血化瘀理论方面独树一帜,至今在中医学术上仍然光辉灿烂。

8. 稳重端庄、宽厚温雅的人格魅力　对行医者的人格品行,古代医家有过较为全面的论述。孙思邈提出:"又到病家,纵绮罗满目,勿左右顾盼;丝竹凑耳,无得似有所娱,珍馐迭荐,食如无味;……不得多语调笑,谈谑喧哗,道说是非……"清代张石顽说:"学术固思精进,言行亦当注重,才能得患者之信仰。"要求"凡为医之道,必先正己,然后正物"。医生应"性存温雅,志必谦恭,动须礼节,举乃和柔"等。这些要求体现了传统医德内在美与外在美的统一。

9. 同行互尊、谦和谨慎的为人风格　这一规范是对医生之间相互关系的道德要求。战国名医扁鹊医技高超,多次挽救濒死患者,当他听到人们议论他能起死回生时,就谦虚地说:"越人非能生死人也,此自当生者,越人能使之起耳。"明代医家陈实功在其所著《外科正宗》中对如何处理同行之间的关系做了精辟的论述:"乡井同道之士,不可生轻侮傲慢之心,切要谦和谨慎,年尊者恭敬之,有学者师事之,骄傲者逊让之,不及者荐拔之。"语重心长,启迪后世,堪为医务工作者的座右铭。

(三)我国传统医德的局限性

我国传统医德形成于奴隶社会,发展于封建社会,由于受到当时阶级社会思想意识、价值观念的影响,不可避免地打上了时代烙印,具有历史局限性。

1. 受封建宗法等级制度的影响　我国传统医德受"三从四德""三纲五常"等封建道德观念的影响,使妇女在看病时受到一些清规戒律的限制。封建统治阶级的"忠""孝""仁""义""礼"等伦理观念对医德也带来消极影响。如"身体发肤,受之父母,不敢毁伤",把尸体解剖视为不孝、不仁、不义的行为而被禁止,严重阻碍了我国尸体解剖研究的进展。再如《礼记·曲礼》中记载"君有疾饮药,臣先尝之,亲有疾饮药,子先尝之"等都是封建的"君、臣、父、子"的宗法等级观念的表现。

2. 部分医德内容带有封建迷信色彩　孙思邈曾说"人行阳德,人自报之;人行阴德,鬼神报之。人行阳恶,人自报之;人行阴恶,鬼神害之",这反映了封建迷信的因果报应思想。再如"夫欲求子者,当先知夫妻本命,五行相生,及与德合,……若其本命五行相克,及与形杀冲破,……则求子不可得",这些观点虽有劝善惩恶的善良愿望,但却束缚了人们的思想。

3. 传统医德存在着某些不科学的成分　孙思邈在《千金要方》中提出的八忌,即"一忌见死尸,二忌见斩血,三忌见产乳,四忌见产畜,五忌见孝丧哭泣,六忌抱小儿,七忌共女人床,八忌与杂人论法",不利于科学地认识疾病、开展科学实验,给医学的发展造成很大的阻力。

第六节　国外医学伦理学的发展概况

国外医学伦理学的演变和发展经历了三个阶段的发展,即文艺复兴以前包括古代中世纪传统医学为特点的传统医学伦理学,文艺复兴以后至20世纪60年代以实验医学为特点的近代医学伦理学,以及20世纪60年代至今以新技术在医学领域的应用为特点的生命伦理学。

(一)国外古代医学伦理思想

1. 古希腊医学伦理　古希腊是西方医学的发源地。著名哲学家、医学家希波克拉底(前460—前377年)提出了"体液学说"和"整体功能说",将医学从巫术中分离出来,把古希腊元素论思想应用到医学领域,以机体的生理、病理过程作为统一的整体来认识,被称为西方"医学之父",他同时也是西方医德的奠基人。《希波克拉底誓言》是一部经典的医德文献,书中提出的"不伤害原则,为患者利益原则,保密原则"成为医德传统的核心。为当今西方医学伦理学提出奠定了基础。

2. 古罗马医学伦理 古罗马医德规范多见于法典或法令。如公元前450年颁布的"十二铜表法"记载:"禁止将死者埋葬于市之外壁以内"和"孕妇死时应取出腹中之活婴"等;160年安东尼奥所颁布的法令中列有关于救治贫民的条文;533年制定的查士丁尼帝王法典劝告医生力戒侍奉富贵者之阿谀谄媚,应对救治贫民视为乐事等。

3. 印度医学伦理 印度是世界文明的发源地之一,很早就有医学的发展对于医学道德也有深刻精辟的论述,被称为内科鼻祖的阇罗迦(Caraka)在《阇罗迦集》中对医生的言语行为、仪表作风有明确的规定,指出"医生治病既不为己,亦不为任何利欲,纯为谋人幸福,所以医业高于一切;凡以治病谋利者,有如专注于沙砾,而忽略金子之人"。有外科鼻祖之称的名医妙闻在《妙闻集》中提出"医生四德":"正确的知识,广博的经验,聪明的知觉和对患者同情"。《妙闻集》还对医德提出具体要求,比如医生在救治患者时要竭尽全力,甚至不惜牺牲自己的生命;医生有好的仪表、习惯和作风;知识丰富;外科治疗要密切配合等。可见古印度医家倡导高尚的医德并有较详细的道德要求。

4. 阿拉伯医学伦理 阿拉伯医学从6~13世纪出现和发展并传承和发展了古希腊以来的医学伦理道德。医学家迈蒙尼提斯(Maimonides,1135—1204年)在医德方面颇有建树,他的著作《迈蒙尼提斯祷文》是医学道德史上重要文献之一。祷文中说:"启我爱医术,复爱世间人,愿绝名利心,尽力医病人,无分爱与憎,不问富与贫,凡诸疾病者,一视如同仁。"体现出平等救助患者、普济众生的医学道德思想。是可与西方的《希波克拉底誓言》相媲美的重要医德经典。

(二)国外近代医学伦理思想

文艺复兴以后,人道主义思潮风起云涌,自由、平等、博爱的思想已经渗透到医学领域,医学伦理思想发展到一个新的历史时期。随着医院的大批涌现,集体行医成医疗活动的主体模式。医学伦理由过去的个人修养发展成为医疗组织整体应遵循的道德规范。医学人道主义成为医学道德的核心内容。

17世纪,英国医生哈维(1578—1657年)用实验方法发现了血液循环,近代医学在生物科学的基础上发展起来。医学的发展和医疗卫生事业的社会化,使医务人员医德行为准则从个体走向群体,内容不断充实。

18世纪,德国柏林大学教授医生胡佛兰德(1762—1836年)在《医德十二箴》提出了救死扶伤、治病救人医德思想,他还提出了查房、会诊和处理患者与经治医生关系等道德问题,对看病的各个环节提出明确的要求,他的医德思想在西方医学界广为流传,为后世医家所赞同。

1791年英国医生帕茨瓦尔为曼彻斯特医院起草了《医院及医务人员行动守则》,1803年他出版了世界上第一部《医学伦理学》专著,使医学伦理学作为一门独立的学科首先产生于英国。

1847年,美国医学会成立,以英国的《医院及医务人员行动守则》为基础,制定了医德教育标准和医德守则。1864年8月,世界医学会在日内瓦召开会议,签订了《日内瓦国际红十字会公约》。

(三)现代医学伦理思想

随着医学的日益社会化、国际化,一些国际性医学组织的纷纷建立,一系列国际医德规范和法律文献不断产生。针对第二次世界大战时期纳粹医生对战俘进行的强制性、不人道的医学试验的罪行,1946年制定了《纽伦堡法典》——关于人体实验的基本原则:"一是必须有利于社会,二是应该符合伦理道德和法律观点。"

此后,世界医学大会在探讨医师道德行为和准则方面取得了一系列重要成果。1948年颁布了《医学伦理学日内瓦协议法》;1949年通过《世界医学会国际医德守则》;1953年国际护士会制定了《护士伦理学国际法》;1964年通过了《赫尔辛基宣言》,制定了关于指导人体实验研究的重要原则;1968年通过了《悉尼宣言》,确定了死亡的道德责任和器官移植的道德原则;1972年通过了《齿科医学伦理的国际原则》;1975年通过了《东京宣言》,规定《关于对拘留犯和囚犯给予折磨、虐待、非人道的对待惩罚时,医师的行为准则》。1977年通过了关于精神病医生道德原则的《夏威夷宣言》;1981年通过了《患者权利宣言》;2000年世界生命伦理学大会通过了《生命伦理学宣言》,以上这些文件都从不同侧面对医务人员提出了国际性的医学道德原则。

(四)生命伦理学

现代生物技术取得的发展,尤其是在基因工程、生育控制、器官移植与死亡标准、克隆技术等领域取得的进步,对人们传统的医学道德观念产生巨大的冲击,在生命科学发展应用过程中遇到了前所未有的道德难题,这需要医学伦理学做出解答,它预示着医学伦理学进入了生命伦理学阶段。

生命伦理学是对人的生命和健康的行为及实践中的道德问题进行综合研究的一门应用伦理学。"生命伦理学"一词首先由伦塞勒·波特(VanRensselaer Potter)在他1970年出版的著作《生命伦理学——通往未来的桥梁》一书中第一次使用。生命伦理学不仅具有生命论、人道论、美德论、义务论的内涵,而且具有社会公益论的思想,它实现了人的生命神圣论、生命质量论和生命价值论三者的统一。

1. 生命伦理学兴起的主要过程 20世纪60年代以来,美国的生物医学技术发展非常迅速,在医学实践中人们因遇到许多技术问题而激发起对伦理难题的思考。

(1)权利运动和生育控制 1948年兴起女权运动,节育及生育控制是这次运动的一个重要问题。在20世纪60年代,流产已成为争论的中心。1973年的罗伊案促使法院决定妇女在怀孕的前3个月有自主权。

(2)稀有卫生资源的分配 这是由20世纪60年代器官移植、肾透析等问题引起的。最早开始于西雅图的人工肾中心,由于只有3台透析机,为谁治疗便成为伦理难题。当时成立了由非医务界人员和医务人员组成的委员会,采用社会标准进行选择,这在社会上引起强烈反响。

(3)人体实验问题 1965—1971年纽约医院发生的用肝炎疫苗注射到弱智儿童身上进行肝炎研究之事,1966年犹太慢性病医院在未得到患者知情同意的情况下将癌的活细胞注射到老年人身上,这些事件引发出对人体实验的伦理讨论。

(4)器官移植与新的死亡标准 人们在医疗高技术引发的降低人的生命质量的许多事实面前,开始讨论以前一直禁忌的死亡、濒死及安乐死问题。在由生命的维持技术和移植技术等引起的问题的压力下,哈佛大学医学院于1968年提出了脑死亡标准。1976年加利福尼亚州首先通过了自然死亡法案。

另外,飞速发展的生物科技、优生学的复兴及精神病学的道德问题都是促使生命伦理学产生的重要因素。

2.生命伦理学的研究内容　生命伦理学研究的主要内容是医学伦理学难题,它不仅存在于科研、临床及医药领域,而且存在于医疗卫生决策领域,可归纳为生命控制、死亡控制、行为控制、人体实验及医疗卫生资源的分配等。

生命控制包括避孕、流产、人工授精、体外受精、无性繁殖等;遗传和优生方面包括产前诊断、性别选择、遗传咨询、基因疗法、DNA重组、优生及器官移植等。

死亡控制包括脑死亡及心肺死亡标准;安乐死(主动和被动)和有缺陷新生儿的处理等。

行为控制是指对精神病患者的行为控制,包括药物控制(抗抑郁药、抗焦虑药和镇静药)、器械控制(用机械或物理学方法控制)和手术控制(精神外科)。

医疗卫生资源的分配,包括宏观分配和微观分配两种形式,另外,卫生政策及法规等方面的内容也可归于此范围之内。

(五)西方医学道德的优良传统和局限性

1.西方医学道德的优良传统

(1)奉行人道主义精神,为病家谋利益　人道主义是西方文化的基本精神实质,其核心是以人为中心,维护人的尊严与权力。从《希波克拉底誓言》到胡佛兰德的《医德十二箴》都体现了人道主义,为病家服务的医学宗旨。希波克拉底指出"我愿尽我的所能及判断力及所为为病家谋幸福"。在12世纪的《迈蒙尼提斯祷文》中也提出,"愿绝名利心,服务一念诚"。

(2)倡导审慎的言谈举止　希波克拉底强调当医生进入病房时要衣着整洁、态度冷静,对患者要关心,在困难面前要保持冷静。医生如果缺乏经验,不能明辨病情的时候,应该与其他医生一起会诊弄清病情。参与会诊的医生不应做尖刻的争辩,也不应彼此嘲笑。

(3)奉行严谨诚实的医疗态度　希波克拉底认为正确的医疗知识要经历一个发展的过程,医生需要投身于医疗实践,不应当研究似是而非的理论,而应该致力于同理性相联系的医疗实践,认为武断和空谈对医生和患者都是欺骗性的、有害的。中世纪时期,在牧师的手册及天主教的有关道德神学的著作中规定,如医生因疏忽大意而伤害了患者是有罪的;没有与医学发展和技术保持并进是不道德的;遇到疑难未咨询同行也是不道德的。这些都反映了西方医德学对医生态度的严谨性、诚实性的要求。

2.西方医学伦理学的局限性

(1)受宗教影响大　由于基督教在西方国家居统治地位,因此当时的医学伦理道德从形式到内容都渗透着宗教意识。

(2)有阶级局限性　建立在私有制基础上的医学道德原则,在思想体系上由于剥削阶级的伦理道德。在金钱万能的资本主义社会,医疗事业也不免受着金钱的影响和支配。

(3)有一定的虚伪性　资产阶级医务人员往往有以貌取人的行动,掩盖其唯利是图的本意的,也有披着人道主义的外衣,掩盖其丑恶行径的。在欧洲中世纪,医德败坏比比皆是。现代帝国主义甚至把医学科学用于战争和杀人,制造细菌武器,杀害成千上万无辜者等。

问题分析与能力提升

董奉是东汉末、三国时期的名医。他一生行医济世,救死扶伤,不收钱财,只求患重病者康复后在山上栽杏树5株,病情轻微者康复后栽杏树1株。数年之后,山上杏树郁郁葱葱,蔚然成林。杏子熟时,董奉在树下建一草仓储藏杏子。需要杏子的人,可自行用谷子交换。董奉再将所得之谷赈济贫民,供给行旅。董奉不求名利、乐善好施的高尚医德被人们传为佳话,千古流传。人们把他同当时的华佗、张仲景并称为"建安三神医"。后世以"杏林春暖""誉满杏林"称誉医德高尚、医术高超的医家。

问题:请结合材料谈谈"杏林春暖"的典故对你的启发是什么?

提示:

(1)本案例中名医董奉的高尚医德体现了我国传统医学的最高宗旨,即"仁爱救人、赤诚济世",它是贯穿于中国古代医生行医过程中的一条主线。

(2)"医者仁心"是我国医学伦理的核心内容。

(3)这个故事流传至今,表明医生既是一种崇高的职业又受到人们的尊敬和爱戴,这正是今天我们学习医学伦理学的重要意义所在。

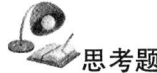
思考题

1. 医学伦理学的基本问题是什么?
2. 中外医德思想发展经历了哪几个阶段?其主要内容是什么?
3. 简述医学伦理学诞生和发展的主要标志。
4. 生命伦理学诞生的历史条件是什么?

(南阳医学高等专科学校 杨金运 何义霞)

第二章 医学伦理学的基本理论

学习目标

◆ 说出　生命神圣观的含义及产生历史条件；生命质量观的意义和内容；医学人本论的核心内容。

◆ 阐述　医学公正论的核心内容；医德义务论基本观点及意义。

◆ 分析　生命神圣观的意义及历史局限性；医学美德论的核心内涵。

案例选读

艰难地选择

患者张某，男48岁。因车祸严重受伤住院。车祸发生时，患者目睹妻子、儿子当场死亡，小女(14岁)受轻伤，心情十分沉痛。因患者本人多处骨折、高位截瘫，近日又有肾功能衰竭，患者几次询问医生有无好转希望，如无希望则要求医生给大量麻醉剂帮助其结束生命。此时，医生应如何处理？

【探析】面临这种情况，医生应从两个方面进行医学伦理学分析和选择：①从生命质量观分析，患者状况没有救治成功的希望，即便采取最大努力也只能维持低质量的生命而又不能减轻他的心理痛苦，因此不予积极抢救，比较符合患者的愿望，而用麻醉剂使其安乐死应持十分慎重的态度。②由于患者有一女儿需要抚养，从人道主义原则出发，只要有一线希望，理应得到医疗上的关怀与帮助。故而医生应根据临床具体情况做出选择。

　　作为人文学科的主干学科，医学伦理学有其构成学科体系的基本理论。医学伦理学的基本理论主要包括人的生命论、医德本位论和医患关系论。人的生命论是指关于医学实践中人的生命尤其是患者的生命地位、价值等理论思考。其理论形态是生命神圣观、质量观和价值观。医德本位论及医患关系主要指医学人本论、医学功利论、医学公正论、医学义务论和医学美德论。

第一节 医学伦理学的基本观点

生命神圣观、生命质量观和生命价值观是强调人的生命价值至高无上、人的生命神圣不可侵犯的一种伦理观点,是医学伦理学的基本观点。在任何情况下都要尊重人的生命,尽量挽救人的生命。这些观点与医学职业相伴产生,并在推动医学、医学伦理思想及其学说发展的过程中起到了极其关键的作用,为其他基本理论的形成和发展奠定了思想基础。

一、生命神圣观

(一)生命神圣观的含义

生命神圣观是人类社会发展到一定阶段,特别是生产力发展到一定水平,人类自身生存及发展的基本需要得到满足和自身价值得到实现后的产物。我国古人曾说过"人命至重,有贵千金""身体发肤,受之父母,不敢毁伤,孝之始也"。《黄帝内经》指出:"天覆地载,万物悉备,莫贵于人。"孙思邈认为"人命至重,有贵千金"。古希腊的毕达哥拉斯主张"生命是神圣的,我们不能结束自己和别人的生命"。而历代基督教和天主教也主张"谁杀死自己就是对上帝的犯罪"。因此,不论杀死自己还是谋杀,一律都是犯罪。从西方的"人是万物的尺度"到中国的"人是万物之灵",莫不强调生命之神圣,认为生命神圣而不可侵犯,在任何情况下保存、延长人的生命都是善的,都是道德的。这种尊重人的生命价值的观念,在中世纪末人文复兴运动中掀起的反对封建暴君及宗教黑暗统治后,得到进一步强化和发展,并最终成为医学伦理学的重要观点。

(二)生命神圣观产生的历史条件

1. 生命神圣观是医学活动本身的内在要求　古今中外,生命神圣观都受到推崇。古人对医生的定义是"使人生"。由此可见,医学都是以维护人的生命和健康,防病治病为己任的,而人的生命在天地万物中是最珍贵的。所以,在医学活动中,医学的特殊使命对医务人员提出了必须热爱和尊重生命的基本要求,凡不符合要求的,不得从事这项事业。

2. 自然科学、医学科学及文艺复兴运动推动了生命神圣观的发展　随着近代自然科学和实验医学的迅速发展,使生命的奥妙逐渐得到揭示,为维护和尊重生命奠定了科学基础。同时,伴随中世纪欧洲文艺复兴运动,在与封建主义及宗教统治的斗争中,文艺复兴人士批评了压抑人性、摧残生命等不珍视人生命的制度和行为,唤起了人们对人生价值的重视,积极倡导自由、平等、人权观念。

(三)生命神圣观的积极意义

1. 使人们珍重生命,有利于人类的生存和发展　生命神圣观出现后,医学的社会使命及宗旨从道德的角度得到进一步的强化。它强调尊重和维护生命、热爱和珍惜生命,强调促进患者的健康是医务工作者的重要责任,它提醒人们医学是最神圣的职业。

2. 促使医学科学和职业的产生并促进其发展　生命神圣观是医学科学和医学职业产生的基础。生命宝贵,所以当生命受到伤害、受到疾病折磨的时候,就需要一种学问予以研究和解决,就需要有一种职业、一部分人专门为这些受到伤害、受到疾病折磨的人们提供帮助。这门学问就是医学,这种职业就是医疗卫生职业,这些专业人员就是医务人员。生命神圣思想,激励人们探索生命的奥秘,发现诊治疾病的新方法,建立维护人类健康的完善医疗卫生制度,也大大促进了医学科学的发展和医疗技术的进步。

(四)生命神圣观的历史局限性

生命神圣观作为传统医学伦理学的思想基础,在医学伦理学发展史上起到积极的作用,特别是在医学社会化程度还很低的时候,医者关注的重点是患者个体的生命健康利益,生命神圣观是医者为医行善的道德基础。但生命神圣观包含着许多盲目的因素,随着社会进步和医学科学技术的发展,在医学的社会价值日益发展的前提下,特别是出现了生命质量和价值观后,生命神圣观的历史局限性就越来越明显,需要我们重新审视和反思。

1. 生命神圣观仅重视生命数量,而忽视生命质量　生命神圣观是建立在对个体的纯粹生物学意义的朴素情感基础上的,它提出的尊重、珍视生命的要求是一种职业的直观折射。因而往往在重视人的生命数量及生物学生命时,忽视了人的生命质量及人的社会学生命。生命神圣观最终发展到生命绝对神圣观,这种观点在人口稀少、生命数量不能适应社会发展的条件下,可以起到积极的作用,但在人口恶性膨胀的今天,对人类控制人口数量、提高人口质量,客观上设置了伦理障碍。

2. 生命神圣观是一种抽象化的生命观,缺乏辩证性　生命神圣观强调生命的价值和意义,强调对生命的尊重,这是正确的。但无论从历史上考察还是从现实生活中都不难发现,人的生命并不是绝对神圣不可侵犯的,它具有较大的模糊性和矛盾性,实际上缺乏对生命的辩证分析。首先,它影响人类卫生资源的合理分配。事实上并非一切状态的生命都是神圣的,生命神圣与否应当取决于生命的价值与生命的质量。我们不能在缺医少药的情况下,却又不惜一切代价地维持无价值的濒死生命,浪费有限的卫生资源。其次,它只重视个体生命意义而忽视了人类的整体利益。

3. 生命神圣论在现实中导致大量医学伦理难题　随着医学科学的进步,医学科研的许多手段和成就,如能否实施生育控制措施;能否停止对患者的抢救,实行安乐死;能否对生命进行研究,进行人体实验;能否摘取人体器官进行移植;能否进行干细胞研究等,这一系列问题解决,必须克服生命神圣论的局限,医学才能快速发展。

我们不能就此完全否认生命的神圣性。就全社会和全人类来说,人的生命之所以神圣是由其内在的价值决定的,它为社会生产、文化的继承和发展所必需。当然,就某一个人或某一集团而言,其生命是否神圣、是否至高无上,必须做具体的分析。对生命神圣性的评价是有阶级性、历史性的,如果一个人对社会无补,或者反而有害,那是虽生犹死,这种生命并不神圣。如果一个人造福社会、服务人群,这种生命就是神圣的。

二、生命质量观

(一)生命质量观的含义

从医学伦理学的角度讲,我们可以把生命(人的生命)定义为:人的生命是一种自觉的合乎理性的存在,是生物学生存与社会学生存的统一体。

生物生命学是人的生命的基础和载体,没有生物学生命就没有人的生命存在。而人的社会学生命是人的生命的本质特征,不具备或永远不会具备社会学生命的人的生命,是不完整意义上的生命,是没有将人与其他动物生命区分开来的生命,因而是不具备人的生命的完整价值的人。

所谓生命质量观,是指根据人的自然素质的优劣,而采取不同对待的生命伦理观。它是一种强调人的生命存在状态的生命观,是在生命神圣观的基础上对生命伦理内涵的进一步发展。它是现代生命伦理学的核心观点,也是现代医学伦理学和生命伦理学的主要理念。

生命质量,主要是指人的生命的自然质量,是指某一种生命就生物学生命的意义上讲是否具备作为人的基本要素。从医学角度讲,生命质量主要是就个体的躯体性、心理性及认知能力等方面而言的,对生命的质量应从体能和智能两方面加以判断和评价。所以,生命质量的种类可以划分为三个层次:

1. 主要质量　主要质量是指个体生命的身体或智力状态。根据这一标准,生命质量观认为,诸如严重的先天心脏畸形和无脑儿,其主要质量已经很低。因此,没有必要进行生命维持。

2. 根本质量　根本质量是与他人在社会和道德上相互作用的生命意义和目的。根据这一标准,生命质量观认为,诸如极度痛苦的晚期癌症患者、不可逆的昏迷患者已经失去了与他人在社会和道德上的关系,失去了生命的意义和目的,因此,没有必要进行生命维持。

3. 操作质量　操作质量是利用智商或诊断学的标准来测定智力和生理状况。根据这一标准,佛赖特彻尔提出智商高于140的人是生命质量的天才,智商70以下者属于心理缺陷,智商30以下者是智力缺陷较为严重的人,而智商20以下的就不算是人。

以上三类生命质量标准之间是相互依存的关系,都具有规范性,从积极方面来看生命质量与痛苦和意识丧失程度成正比,处于极度痛苦或意识完全丧失状态的人,其生命质量就低得接近于零。生命质量观主张对生命质量极其低下或没有生命质量的人,医学不必再履行抢救的义务,这样做也是符合医学伦理学要求的,要提高生命的自然素质和完善程度,采取的具体措施就是优生优育。

(二)生命质量观产生的历史条件

人类有关生命质量的思想由来已久,生命质量观产生的历史条件包括以下两个方面:一是医学科技的进步。生命质量观是20世纪50年代随着人类遗传学、分子生物医学、遗传基因理论等新学科的发展而逐渐产生的,尤其是现代医学生物技术的发展,使人类能够有效地、道德地干预人类生命过程,特别是辅助生殖技术、器官移植技术、生育控制技术、基因治疗等对改善人的生命质量起着重大作用。它的提出标志着人类生命观走向成熟,走向更加理智化,成为改善人类生命及生存条件的伦理依据。二是强烈的社会需求。随着社会现代化的发展,不少因素成为制约人类发展的不利因素,其中最突出的是人口问题、资源问题及环境问题等,而矛盾的焦点是人口问题。如果不控制人口的数量,提高人口的质量,人类自身的发展和生存将会遭到严重威胁。传统的生命神圣观显然已不能完全适用于当代社会,人类生命观的变革不可避免。基于上述原因,生命质量观的出现,是一种历史的必然。

(三) 生命质量观的意义

1. 使医学生命观更加深刻与合理 生命质量观的问世,标志着人类的生命观和伦理理念有了历史性的转变。它是人类要求改善自身素质,以求自身完美和更大发展的反映,是人类自我意识的新突破,它比生命神圣观在视野上更加开阔,在情感上更加理智,在思维上更加辩证。使人类对生命的态度和对待医学行为的价值判断进入一个新的阶段,由繁殖和维系生存的低层次过渡到提高生命质量的高层次的生命观。

2. 使医学伦理学研究方法和理论基础更加进步与科学 生命质量观的确立,使医学伦理学的研究方法和理论基础发生了重大变革。传统医学伦理学理论主要建立在生命神圣观及道义论基础上,在理论上容易局限于医者的道德品质、职责,而且易导致只顾道德律令不管行为的现象,易造成只对个体负责而不顾及群体及社会要求的状况,是僵化和片面的。生命质量观则将传统医学伦理学由单纯强调维护生命的伦理格局,拓展到注意生命质量的伦理新格局,把个体生命利益与群体及人类的生命利益联系起来,把动机与后果联系起来,把珍惜生命与尊重生命质量联系起来,从而使医学伦理学和生命伦理学体系更加科学和完善。从这个意义上讲,生命质量观是医学伦理学与生命伦理学体系科学化、现代化的重要理论标志。

3. 为认识和处理当代医学道德难题奠定了理论基础 生命质量观为解决当代医学道德难题提供了理论武器,这表现在多方面而且是多向和富有成效的。在现代医疗中,生育辅助技术、基因治疗、器官移植术等的展开,出现了尖锐的道德冲突,这是过去的生命神圣观及道义论所解决不了的。使用并依据生命质量及价值观,我们就能为医学新技术的推广和运用提供道德辩护,对一些医学道德难题做出比较明确的道德结论,从而不仅为医生给患者采取不同的医疗决策提供了理论支持,如避孕、节育、绝育、遗传咨询等,更为社会制定一系列相关法律政策提供了理论依据。

(四) 生命质量观的局限性

生命质量观是从人的自然素质谈论人的生命存在的价值,绝对的生命质量观显然违背了人人平等的原则。一般来说生命质量和生命价值是统一的,但二者也有矛盾。在现实生活中,有的人生命质量很高,而存在的价值很小,甚至是负价值;有的人生命质量很低,但却有较大的存在价值,甚至超乎寻常。因此,正确评价一个人的生命现象,除了看生命质量,还要看生命价值。

三、生命价值观

(一) 生命价值观概述

1. 生命价值观 所谓生命价值观是指根据生命对自身和他人、社会的效用如何,而采取不同对待的生命伦理观。生命价值观形成于20世纪70年代,是对生命质量论的进一步发展。每个生命都有自己的存在价值,为什么人的生命是有价值的?一部分人认为,人的生命的价值来源于人类生命的神圣性。孔子说:"天地之性,人为贵。"宗教论者提出,人是上帝按照自己的形象创造的。而另一部分人则认为,人的生命的价值在于它是一切幸福的前提。马克思主义认为,人的生命的价值在于它本身能创造新的价值。人本身既是价值主体,又是价值客体。作为价值主体,它可以通过自身的实践活动改造世界,创造出物质和精神财富。作为客体,它本身又是被改造者,通过不断的改造而得到日益自我完善和提高,从而具有更大的价值。

2. 生命价值的种类

(1)根据生命价值主体的不同,生命价值分为内在价值和外在价值。内在价值就是生命具有的对自身具有效用的属性,是生命具有的对自身的效用;外在价值就是生命具有的对他人、社会具有效用的属性,是生命具有的对他人、社会的效用。

(2)根据生命价值是否已经显现,生命价值分为现实的生命价值(现实价值)和潜在的生命价值(潜在价值)。现实价值指已经显现出生命对自身、他人和社会具有效用;潜在价值指生命目前尚未显现、将来才能显现出对自身、他人和社会的效用。

(3)根据生命价值的性质,生命价值分为正生命价值、负生命价值和零生命价值。正生命价值是指生命有利于自身、他人和社会的效用的实现,即对自身、他人和社会有积极效用;负生命价值是指生命有害于自身、他人和社会的效用的实现,即对自身、他人和社会有消极效用;零生命价值(无生命价值)是指生命无利无害于自身、他人和社会的效用的实现,即对自身、他人和社会既没有积极效用又没有消极效用。

3. 生命价值量的确定 生命价值量即要求根据生命对自身和他人、社会的效用如何,采取不同对待。可见,确定生命价值量是极其重要的。

从人的社会学生命角度,判定某一个体生命对他人及社会的意义。生命个体必须是在社会生活中扮演一定角色,具有主体意识,并能为他人和社会做出贡献,才是有价值的生命。判断人的生命价值的大小主要依据两个方面:一是生命本身的质量,二是这个生命对他人及社会的意义。前者决定生命的生物学价值,后者决定生命的社会学价值。由此可见,生命质量是生命价值的基础和前提。

从医学伦理学的角度上讲,生命质量观除应依据人的生命质量加以判断外,还应从人类整体利益出发,对人类的生命个体实施有效的道德控制,是一种现代生命观的理念。生命价值观就是主张个人以其对他人和社会的作用及意义的大小为标准,确定其生命的社会意义,以保证人类和谐生存与发展的生命观及理念。

(二)生命价值观的积极意义

1. 生命价值观完善了人类对于生命的医学伦理学理论 生命价值观是在生命神圣观的基础上对生命伦理的又一层开拓,因为它从只注意生命的至高无上、无视生命质量的优劣高低发展到探讨生命存活的价值和意义。这为全面认识人的生命存在意义提供了科学依据。

2. 生命价值观具有重大的现实意义 它可以为医护人员解决医学伦理难题提供正确的价值判断。例如为我国的人口政策提供了伦理依据;为人类的生育控制措施提供了伦理依据;为人类停止对不可救治患者的抢救提供伦理辩护;为对生命进行研究提供了伦理依据;为摘取人体器官进行移植提供了伦理依据。它让我们懂得,借助医学技术及设备延长一个无价值的生命,增加了社会不必要的负担,是不道德的。

生命价值观主张以生命的价值来衡量生命存在的意义,强调生命对他人、对社会、对人类的贡献。与生命神圣观及生命质量观不同,它关注的主体不是患者个体的生命,而是患者个体的生命对他人和社会的意义。但是,我们也不能把生命价值强调到不适当的地步,不能绝对化。因为:第一,并不是没有价值或价值不大的生命都应该被否定。不能仅从其所能够履行的职责去评价,还应看到它在历史上、社会中所发挥的精神激励价值。第二,对于生命的价值评价,人们并不是一致的,生命的价值随着时间和条件而变化。在一些人看来或某种历史条件下是有价值的,在另一些人看来或另一种历史条件下可能没有价值。第三,生命的价值可以随着人们对自我认识的不断深化而增加。这一切,要求社会在采取一个无论以何种严重方式威胁传统的个人生命尊严的步骤时,应以最大的审慎和熟虑来进行。

第二节 医德本位论

一、医学人本论

(一)医学人本论的含义

医学人本论是指以人为本的理论在医学领域中的具体体现,是关于在医学利益关系中以患者为本,即回答为什么应该将人的生命健康放在第一位,为什么要关心同情患者,尊重患者的权利和人格的医学伦理学理论。从广义上说,医学人本与医学人道论相近,侧重于人道主义原则。从狭义上说,医学人本论是注重患者的生命健康权,是所有医学价值中的最高追求,强调患者的生命及健康利益在判断医学行为善恶本体地位的价值理论,而不包括医学人道原则的具体内容。医学人本论是对人道主义中关于人的价值的继承和发展。

由于后西方现代主义对人道主义的颠覆,我国对人道主义概念的通常使用仅限于道德规范的范畴。在进入21世纪以后,我国确立了"以人为本"的理论,医学人本论就从传统的医学人道主义中独立出来,成为我国当前构建医学伦理体系的基本理论之一。

(二)医学人本论的发展历史

医学人本论起源于医疗实践。医学本身就是一个以人为本的人道事业。古今中外医家所倡导的医德,都渗透着以人为本的精神。医学人本思想主要经历了三个阶段:古代朴素的医学人本观,近代医学人道论和现代医学人本论三个阶段。

1. **古代朴素的医学人本观** 是医生道德生活感悟和经验的结晶,其中渗透着朴素的医德情感和个人美德。古代朴素的医学人本观与原始医学和经验医学相互适应。《黄帝内经》中指出"天覆地载,万物悉备,莫贵于人",并在此基础上衍生出一系列医德理念和准则。

2. **近代医学人道论** 是系统的医学人道主义,它是在医学发展由经验医学向实验医学转化、资本主义的兴起过程中逐渐发展起来的。其思想基础取代神学人性论,取代封建等级主义,用平等、博爱、自由为主要内容的资产阶级人道主义。随着医学的发展,医学人道论符合当时社会发展的需要,其理论地位和价值日益显现,逐渐成为医学伦理学最基本的理论基础。

3. **现代医学人本论** 主要是指19世纪末20世纪初,随着医学高度技术化、社会化发展而逐渐走向成熟的人本论。其思想理论基础是人的主体性理论。医学人本论的主要观点有:医学是人学,医学为了人类服务;强调人性化的医学服务,反对利用医学残害人类、伤害人性;强调尽可能满足与人的全面发展密切相关的健康需求。

(三)医学人本论的核心内容

1. **以患者为本** 以患者为本的思想既是医学人本论的主题,也是医学人本论的核心和实质,主要有:以患者的生命为本,不允许将患者的其他权利和权益置于患者的生命权力之上;以患者的健康为本,不能为了医学发展和医者的私利给患者的健康造成不可逆的伤害;以患者的整体为本,在诊疗过程中应该考虑活生生的患者。

尽管当前医学追求多样价值,但是患者的健康才是第一位的。在社会改革的转型期,在价值追求多元化的后现代,强调医学人本论就是坚持以患者为本。只有这样才能消除医学异化现象及其弊端。

2. **以医务人员为本** 以医务人员为本是医学人本论的重要内容,是医院管理的核心。医务人员是医学服务的主体,是医德建设的主人。在医院管理中,医务人员既是医院管理者,也是管理的主人。医院管理的根本途径是依靠医务人员,直接目的是充分调动医务人员的积极性和创造性,从而在服务患者的实践中实现自身的职业价值。以医务人员为本主要内容有:以医务人员提高职业综合素质为本,以提升医务人员整体服务质量为本,以医务人员实现正当权益为本。

以患者为本与以医务人员为本两者是主次关系,互为目的手段关系,而非单向的目的与手段,这是医学人本论的基本原理。在现代医学关系网络中,患者与医务人员都是构成这个网络的主体,任何一方都不能排除在外,但是有主次之分。在医患关系整体中,患者的生命、健康必然是第一位的。在医患关系中,患者首先是目的,但患者作为目的并不是说医务人员就是或者应当将自己当成单纯手段。事实上,患者在求医问诊的过程中是十分尊重医务人员的,而不是单纯将医务人员充当手段,在服务患者时,医务人员也将自己的正当目的融入患者的诊治过程中并力求达到治疗目的。

二、医学功利论

功利主义也译为功用主义、效益主义和效用主义等,产生于18世纪中期之后的英国。功利主义思想就其本身来说是社会哲学和社会理论,其中的伦理思想是核心。如果从功利主义伦理思想的角度看,功利主义是一种强调把行为的功利后果和对他人、对社会的普遍功用作为对人的行为道德价值判断和评价根据的伦理学体系。

(一)功利论

功利论即功利主义,就是根据行为是否以相关者的最大利益为直接目的而确定道德规范的后果论。功利主义的著名原则是"最大多数人的最大幸福"。功利主义认为确定的道德规范必须直接有利于实现最大多数人的最大幸福。其主要代表是边沁和密尔。功利主义可分为行为功利论和规则功利论,又可分为一元功利论和多元功利论。行为功利论将效用原则直接应用于特定条件下的特定行为,把行为的价值是否带来有效用的后果作为判定人的行为在伦理上正误的标准。规则功利论认为判定行为的对错要看其是否符合规则,由规则或规范判定人的行为道德与否。

边沁和密尔认为效用就是指快乐(幸福)或痛苦(不幸),所以,他们的功利论是一元价值(功利)的,或被称为快乐功利主义。但许多人认为将效用归结为快乐或痛苦,是不完善的,效用还应该包括友谊、爱情、献身、健康等,这种观点被称为多元价值论或多元功利主义。

1. 医德功利论的内涵　医德功利是指医务人员在进行医德选择时以功效和利益为道德标准的一种伦理学说。强调医疗行为的效用原则和为大多数人做最大的善事的理论。即医疗活动不仅要满足患者和社会上多数人的需要，同时还要兼顾到医务人员和医院的功利，并尽量使几方面达到统一。

2. 医德功利论产生的历史背景　随着社会经济、文化的发展，特别是医学科学的进步，医务人员在进行医德选择时，首先遇到的是效用、人们的利益，包括对社会、对人类的利益问题，面对现实问题，传统的医学道德观念陷入困境，面临着非常严峻的挑战。

（二）公益论

公益论就是根据行为是否以社会公共利益为直接目的而确定道德规范的后果论。公益的思想古代已经产生，其中以亚里士多德的论述较为明确，他提出"公正"的概念，并把公正分为广义和狭义两种，广义的公正是依据全体社会成员的利益，使行为符合社会公认的道德标准；狭义的公正主要是调节个人利益间的关系。1973年，在美国召开了"保护健康和变化中的价值"的学术讨论会，在会上加利福尼亚大学医学院的约翰逊教授、乔治城大学人类生殖和生物伦理研究所所长赫尼格斯提出了公益理论。随着人类的不断社会化，不同群体、国家乃至整个世界有着共同的、长远的利益，尤其是当今世界人们共同面临的环境污染、资源短缺、人口猛增、贫富差距等一系列现实问题，使人们的公益意识空前强烈。

1. 医学公益论的内涵　从医学的角度看，公益论是强调以社会公众利益为原则，是社会公益与个人健康利益相统一的医学伦理理论。公益论强调医疗卫生领域内体现公平对待、均衡、效益等原则。公益论认为确定的道德规范必须直接有利于人类的共同利益。

2. 公益论产生的历史背景　公益论和公正论是20世纪以来，现代医学及医患关系发生深刻变化在医学伦理理论上表现出的必然结果，其产生的历史原因如下：

首先，是医学社会化趋势的必然结果。20世纪以来，随着医学的社会化，医疗实践形成了庞大的社会体系，医学的服务对象也由个体扩展到社会及人。医德关系也从单纯的医患关系、医际关系扩展到包括医务人员在内的医疗部门与社会的关系。医患关系由过去的个别医生面对单个患者，转变为许多医务人员（不仅仅医生）面对许多服务对象（不仅仅是患者本人），医学界面对着服务对象及其他"相关者"的利益调节问题，同样需要考虑相关者的利益，需要功利主义（功利论）的指导。例如，当代生命伦理学提出"公正原则"，就是要求在救治患者的时候，考虑相关者——其他患者是否更需要救治。而对这些变化，单纯的道义论已显得无能为力。特别是在调整与协调社会整体利益和长远利益的关系时，如何选择正确的行为，这是传统医学伦理不能回答的。

其次，是为了解决现代医疗道德冲突的必然结果。生命质量与价值观的产生并与道义论相互补充，为解决现代医疗道德冲突提供了理论武器，但它不是万能的。在医学日趋社会化、医学社会价值越来越大、涉及群体及社会利益越来越深刻时，公益及公正问题就突出来了，而这类矛盾是生命质量与价值论无法解决的。而且，就是在医学活动中，生命质量及价值的精神贯彻和实施，也需要解决社会公益与个人利益，以及两者与社会公正的关系问题；卫生决策、卫生资源的宏观及微观分配、临床价值与预防价值的平衡、人类当前利益与长远利益的平衡都凸现出来,这些问题都需要新的理论来解决,公益及公正论的出现是必然的。在医学伦理学的基础理论中,公益论主张从社会和人类利益出发,公正合理地分配卫生资源和解决医疗实践中出现的各种利益矛盾。它要求医务人员对患者的责任与对社会、人类、后代的责任统一起来,并且在制定卫生发展战略、卫生政策时要符合公正原则。公益论克服了义务论的某些不足,使医务人员的责任扩大到社会及未来领域,加重了社会责任,使人人都得以享受医疗卫生保健,便于解决现代医学发展中的伦理难题。

三、医学公正论

(一)公正论

公正论又称正义论,是指以自由主义修正功利论但并没有完全超出功利论的伦理学理论。公正论也被称为新自由主义。自从20世纪后半期产生以后,公正论曾经一度取代功利论的地位,在欧美国家产生重要影响。最典型的公正论者是美国思想家罗尔斯。

(二)医学公正论

1. **医学公正论的概念** 医学公正论是指强调健康公益,主张合理地兼顾医疗卫生领域中的多元主体的健康利益、坚持医疗卫生资源分配的正义性、坚持医疗卫生服务公平性的医学伦理学理论。

医学公正论是现代医学及医患关系发生深刻变化在医学伦理学上的必然反映。20世纪中期以来,医学越来越社会化。同时,现代医疗的道德冲突也越来越多,尤其是社会健康公益与个人医疗利益间的矛盾所涉及的卫生政策如何体现公平优先并兼顾效率,医疗卫生资源的分配如何布局,临床价值与预防价值如何平衡,当前的健康利益与长远的健康利益如何兼顾都凸显出来。面对这些问题,医学人本论、功利论等理论都不能完全回答,有的甚至完全不能回答。

2. **医学公正论的主要内容** 医学公正论强调医学事业的公益性、强调医学服务的公平性、强调社会公正与人际公正的统一性,以下简述前两种。

(1) 医学公正论强调医学事业的公正性 医学事业是社会性的公正、公益事业。医学事业公益性主要表现在:首先,追求多元健康利益的合理兼顾,社会整体的健康利益并不是水火不相容的关系,建立在这个基础上的医学公益性就体现了社会公正与人际关系的统一。其次,强调公平与效率的合理统一,即社会效益与经济效益的辩证统一。医疗卫生服务效果的好坏、大小,是通过医疗服务的社会效益和经济效益体现出来的,也就是说公平是必须建立在效益优先、兼顾效率或经济效益的基础之上。第三,强调健康利益实现的全局理念,公正的伦理关系有医患之间交往的公正扩展到群体之间、代与代之间、人类与其生存的生态之间的全面公正。

(2) 医学公正论强调医疗服务的公平性 医疗卫生服务的公平性是医学公正论的重要内容。所谓公平性就是平等性、均衡性、正义性。医疗卫生服务公平性肯定人人平等享有健康权利,避免歧视;个人健康权利与义务相匹配。医疗卫生服务的公平性既不等于平均主义,也不意味着医疗卫生资源无偿享用,即使是基本的医疗保健,也应当承担一定的义务,包括医疗保健费用支付义务。

3. **医学公正论伦理简析** 医学公正论是当代医疗卫生事业发展尤其是医学服务

高度社会化的产物,是现代医学伦理学基本理论之一,其重要价值日益凸显,特别是卫生政策伦理、医疗卫生资源分配伦理、医院管理伦理等领域中的地位越来越重要。但是,医学公正的实现十分复杂,需要一个不懈努力的过程,因此医学公正论借鉴和运用一般公正思想只是开始。今后还需要将医疗保健服务置于首要位置上,在深入推进医疗体制改革中不断走向完善。

第三节　医德关系论

一、医学义务论

义务论又称道义论,它是关于义务、责任和应当的理论。具体研究的是准则或规范,即社会和人们根据哪些标准判断行为者某个行为及行为者的道德责任。其代表人物是德国古典哲学家康德。医学伦理学中的义务论是指医务人员在医疗过程中应该遵循何种道德责任,具体指医务人员应该做什么或不应该做什么,以及如何做才是符合道德的,即研究医务人员应该遵守怎样的医德规范,以保证其行为为合乎道德。

1. 义务论的分类　义务论分为规则义务论和行为义务论。规则义务论是根据道德规则来判定其行为是否符合道德要求,确定应该做什么、不该做什么,这些原则与规范的指引作用远比过去的经验重要。规则义务可分为一元规则义务论和多元规则义务论,前者主张用一种道德原则判定行为的价值,后者主张用多种道德原则判定行为的价值。行为义务论是指人依靠直觉、感受、良心和宗教戒律直接判断其行为是否符合道德要求,知道应该做什么、不应该做什么。

2. 医学义务论　医学义务论的核心内容是医德义务,把握医德义务是把握医学义务论的关键。医德义务是医学界的职业道德责任,医德义务的责任主体是整个医学界,基本的责任主体是医务人员;责任客体是服务对象,基本的责任客体是患者。现今的医德义务主要是救死扶伤、防病治病、维护健康、提高生命质量。

3. 医德义务与医学法律义务的区别　医德义务与医学法律义务相比,有以下区别:首先,医德义务依靠非强制力来维系。医学法律义务依靠国家机器作为后盾,是一种强制义务,医德义务依靠医学界乃至整个社会的舆论、传统习惯、内心信念等非强制力量维系。其次,医德义务的履行不以获取权利为前提。法律上规定的行为主体的义务总是与权利对应的,但作为医学道德行为主体本身在承担、履行医学道德义务时,为了完善自身医学美德,不以获取道德权利为前提,往往是以或多或少的自我牺牲为前提。最后,医德义务涉及的范围广泛。医学法律义务涉及的仅仅是在医学领域中具有重大效用的行为,它是对医学界的最低限度的要求;而医德义务涉及的是医学领域中所有具有效用的行为,涉及的范围比医学法律义务的范围广泛。

二、医学美德论

美德通常指人的道德品质,它是指高尚的思想、品质、情操与人的语言、行为的统一,即内在美与外在美的高度统一。美德论又称德性论或品德论。其代表人物是古希腊柏拉图和亚里士多德。它以品德、美德和行为者为中心,主要研究做人应具备的品格和品德。也就是研究什么是道德上的完人及如何成为道德上的完人的理论。医学美德即医德品质,是医务人员在长期的医德行为中形成和表现出来的稳定的心理状态。

(一)医学美德论的含义

医学伦理学中的美德论又称医学德性论,它是以医学品德、医学美德和医务人员为中心,研究和探讨医务人员应该是一个什么样的人,医务人员应该具有什么样的品德或品格。医务人员的道德品质的形成,是从医学道德认识开始的,经过医德情感、医德意志,最后树立医德信念,形成医德行为习惯。

(二)医学美德的内容

弗罗伦斯·南丁格尔认为,医疗活动的目的是为了解除患者的痛苦,增进人们的健康,使人们生活更加幸福美好。这是一项崇高的职业,因而它要求从事医疗职业的人员应该具有高尚的美德。古往今来,在长期的医疗实践中,医务人员逐渐形成了许多高尚的品质并世代相传。这些品质主要包括医务人员的道德认知、道德情感、道德信念和道德行为诸要素。具体内容有以下方面:

1. 仁慈　仁慈就是仁爱慈善,它是医务人员的人格特征,最能体现医学人道主义思想和道德要求。

2. 真挚　真挚就是医务人员具有的坚持真理、忠诚医学科学,诚心实意对待患者的品德。

3. 严谨　严谨就是医务人员具有的对待医学和医术严肃谨慎的品德。

4. 公正　公正就是公平、正直,要求医务人员要公平合理地协调医学伦理关系的品德。

5. 节操　节操就是医务人员扬善抑恶、坚定遵循医学道德规范的品德。

此外还有端庄、理智、有耐心、讲良心、负责任和尊重同事等,这些品质都是做一个合格医务人员所必须具备的。医务人员具备这些美德,就会与人为善,对患者充满爱心,时刻为患者着想,全心全意为患者服务,减少差错事故的发生。

(三)医学美德的养成

黑格尔说"一个人做了这样或那样一件合乎伦理的事,还不能说他就是有德的;只有当这种行为方式成为他性格中的固定要素时,他才可以说是有德的"。医学美德是医务人员在长期遵守医学道德规范的行为中,形成和表现出来的心理自我。在医学道德规范的指导和制约下,对医务人员进行医学道德教育,让他们养成良好的医学美德。在医学美德养成中,医学道德教育是外因,而医学道德修养是内因,外因是条件,内因是根据。在医学美德的养成中起决定作用的是医务人员的医学道德修养。只有医务人员加强自身医学道德修养,树立医学道德信念,才能形成医学道德行为并塑造完美的人格。

三、患者权利论

(一)患者权利论

患者权利论是指在医患关系中患者有权要求医方珍视自己的生命价值及其质量、

同情关心自己、尊重自己的人格、维护自己的利益的医学伦理学理论。

患者权利是指患者应该享有的权益。在《中华人民共和国宪法》中明确规定:"中华人民共和国公民在年老、疾病或者丧失劳动能力的情况下,有从国家和社会获得物质帮助的权利。"《中华人民共和国民法通则》也规定了"公民享有生命健康权"等。这是在法律中对部分患者权利的明确规定。在患者的很多权利中还有一部分是道德权利,例如拒绝治疗的权利、享有人性化服务的权利等。这一部分权利缺乏足够的法律保护,但却应该得到伦理学的辩护和保障。

(二)我国的患者权利论主要内容

患者权利论认为,明确的患者权利是医者合理性和医患关系和谐的基础。患者享有的权利是患者权利论的核心内容。国内医学伦理学界将患者的基本权利归纳为:①生命权;②健康权;③平等的医疗保健权;④知情同意权;⑤疾病认知权;⑥保守个人诊疗秘密和隐私权;⑦免除一定的社会责任和义务权;⑧监督医疗过程权;⑨医疗诉讼权;⑩医疗索赔权。

患者权利论还认为,患者相应义务是患者权利的合理实现的必要保障。在我国,患者主要义务可以归纳为:①保持和恢复健康的义务;②积极配合诊疗的义务;③遵守医院规章制度的义务;④支付医疗费用的义务;⑤指出医学科研的义务;⑥支持临床医学教学的义务。

患者权利的合理实现需要医患双方尤其是医务人员处理好自己与对方的权利及义务。医患双方都有自己的权利和义务,二者是统一的。

医学伦理学的基本理论是整个医学伦理学体系中的核心和灵魂,是解决现实医德问题和矛盾的依据和源泉。但是,任何理论都不是万能的,医学伦理学的基本理论是一个逐步完善的体系和发展过程。所以,运用这些理论时,既要综合思考,又要分清主次。

问题分析与能力提升

患者张某,女30岁。曾因患妄想型精神分裂症入院治疗,一年前出院回家。患者现在已怀孕7周,其母亲和丈夫担心怀孕和分娩对她的精神状态有不良的影响,于是都劝她到医院做流产手术,但她坚决要求继续妊娠。

问题:根据以上材料分析医护工作者该怎样选择?

提示:

针对这种情况,医护工作者应该综合考虑医学人本论和医学功利论,劝告患者做遗传咨询以便进行正确的决策。

思考题

1. 医学伦理学有哪些主要观点和理论?
2. 简述生命质量和生命价值的标准和意义。
3. 简述美德论在医学伦理学中的意义。

(南阳医学高等专科学校 杨金运 何义霞)

第三章 医学伦理学的基本原则、规范与范畴

学习目标

◆ 说出 医学伦理学范畴与医学伦理学原则和规范之间的关系。
◆ 阐述 医学伦理学的基本原则；我国医学伦理学的基本规范。
◆ 分析 医德权利与医德义务之间的关系；从业过程中如何建立规范意识；医学伦理学范畴的意义。

案例选读

拒签与抢救

一对农村夫妇抱着白喉病患儿来医院求治，患儿因出现呼吸困难，医生决定马上做气管切开，但患儿父母坚决不同意。这时患儿呼吸急促，面部发绀，生命垂危。医生反复解释劝导，患儿父母拒绝在手术同意书上签字。急诊医生看到患儿病情危急，毅然将患儿抱到手术室，患儿父母不顾一切追到手术室。在这关键时刻，急诊医生以特有的权威劝服了患儿父母，并实施手术。患儿得救，患儿父母给医生下跪致谢。请对此案例请进行医学伦理分析。

【探析】

(1) 在患者的自主权和生命权发生冲突时，医生应坚持有利生命的原则，尊重患者生命是首要选择。

(2) 此案涉及针对待监护人选择权问题医生有四种选择：①听从监护人的意见以免引来麻烦；②向监护人讲明利害关系最后由其选择；③从患儿生命利益出发替监护人做主；④对患儿生命负责，在关键时刻采取行动。

(3) 此案涉及患者自主权、监护人选择权及医生医疗干涉权，要慎重对待。

原则和规范源自医学伦理学诸多基础理论，如价值论、义务论、美德论等。从精神到思想，从思想到理论，由理论导出原则，由原则制定规则或具体准则，它体现了医学的基本精神及其价值取向。

第一节　医学伦理学的基本原则

医学伦理学的基本原则是指医学道德的最一般的原则,是构建医学道德规范的第一层次,是最根本、最一般的道德规范,是调节各种医德关系中都必须遵循的根本准则和最高要求,它贯穿于医学伦理准则体系的始终,统领着医学伦理学的一切规范和范畴。

(一)医学伦理学基本原则的含义

医学伦理学的基本原则是指在医疗实践中调整医务人员与患者、医务人员之间,以及医务人员与社会之间关系的行为准则。它是衡量医务人员品行的基本道德标准,为医务人员确立医德观念、指导医德行为、进行医德评价和加强医德修养指明了方向。

(二)欧美医学伦理学的基本原则

20世纪80年代,欧美生命伦理四原则"自主原则、不伤害原则、行善原则、公正原则",传入我国以后把它修改为"尊重原则、不伤害原则、有利原则、公正原则"。

1. 尊重原则　尊重就是尊崇敬畏的意思。尊重原则有广义与狭义的理解。狭义的尊重原则是指尊重患者的人格尊严、尊重患者的生命和生命价值;广义的尊重原则除尊重患者的人格外还包括尊重患者的自主权利。

(1)尊重患者的人格　人格权是法律赋予公民的最基本权利之一,是人与生俱来的权利。人格权包括生命权、健康权、身体权、遗体权、姓名权、肖像权、名誉权、隐私权、人身自由权等。因此,医务人员要尊重患者独立而平等的人格尊严,不做损害患者人格尊严的事,当然患者及其家属也要尊重医务人员。同时,尊重原则也是现代生物-心理-社会医学模式的必然要求和体现。

(2)尊重患者的自主权　尊重患者的自主权利是尊重原则的核心。患者在接受诊疗过程中有权利获得关于疾病的病因、病情、危害程度、治疗措施等情况,医务人员有责任向患者提供这些信息,患者在知情的前提下,有权利对医务人员拟采取的治疗方案自主做出同意或拒绝。医务人员尊重患者的自主权的同时并不意味着放弃自己的道德责任。当患者及其家属错误地行使自主权,所做的决定明显危害患者的生命时,或者家属的代理决定明显违背患者的意愿时,医务人员有责任劝导其做出最佳选择,甚至有权行使限制、抵制、纠正等医疗干预权;当患者(或家属)的自主选择与他人或社会利益发生冲突时,医生既要履行对他人、社会的责任,又要使患者的损失降低到最低限度;当患者昏迷,病情十分危急,需要立即抢救,来不及获取患者家属的知情同意,医方做主才是合理的、必需的;婴幼儿、严重精神病和智力低下等丧失或缺乏自主选择能力的患者,其自主权由其家属或监护人代理行使。

保护患者的隐私,不仅是医学伦理要求,而且有明确的法律规定。我国《执业医师法》第二十二条第三款规定:关心、爱护、尊重患者,保护患者的隐私;第三十七条第九款规定:泄露患者隐私,造成严重后果的,依法追究法律责任。《侵权责任法》第六十二条规定:医疗机构及其医务人员应当对患者的隐私保密。泄露患者隐私或者未经患者同意公开其病历资料,造成患者损害的,应当承担侵权责任。

2. 不伤害原则　不伤害原则是指在医务人员的整个医疗行为中,无论动机还是效果,均应避免对患者造成伤害。不伤害原则是底线原则,是对医务人员的最基本要求。然而,不伤害不是绝对的。在医疗实践活动中,医疗伤害是客观存在的。很多检查和治疗,即使符合适应证,也会给患者带来生理上或心理上的伤害。如肿瘤的化疗,虽能抑制肿瘤,但对造血和免疫系统也会产生不良影响,药物治疗时的毒副作用,诊断、检查中的疼痛,手术中的创伤等。

不伤害原则的真正意义不是要消除任何医疗伤害,而是针对那些怀有主观恶意或不负责任、应该预见而没预见、能控制却放任伤害发生的行为而提出的,如对患者的呼叫或提问置之不理,歧视或侮辱患者及其家属,强迫患者接受某项检查或治疗措施,施行不必要的检查或治疗,医务人员的玩忽职守,不适当地限制患者的自由,拒绝对某些患者提供医疗照护活动,拖拉或拒绝对急诊患者的抢救等。因此不伤害原则的真正意义在于培养医务人员对患者高度负责、保护患者健康和生命的医学伦理理念和作风,正确对待医疗伤害现象,在实践中努力使患者免受不应有的医疗伤害,包括身体上、精神上的伤害和经济上的损失。

伤害的种类,一般可以划分为四种。①有意伤害与无意伤害:有意伤害是指医护人员或主观恶意伤害患者,或不负责导致应该采取的医护措施而没有采取,或出于增加收入等狭隘目的为患者滥施诊疗手段等所直接造成的故意伤害;无意伤害是指在进行正常的诊疗活动中对患者造成的间接伤害,如手术带来的创伤。②可知伤害与不可知伤害:可知伤害是指医护人员在采取医护措施之前就可以通过预测而预先知晓也应该知晓的对患者的伤害。与此相反,虽经医护人员预测但难以预料的对患者的伤害是不可知伤害,主要指意外伤害,例如麻醉意外。③可控伤害与不可控伤害:可控伤害是指即经过医护人员努力可以控制的伤害;不可控伤害则是指超出医护人员控制能力的伤害。④责任伤害与非责任伤害:责任伤害是指由于医护人员的责任问题所导致的对患者的伤害,如有意伤害、可知可控却未加预测与控制的伤害;非责任伤害是指并非由医护人员的责任心不强所导致的对患者的伤害,如无意伤害、可知而不可控伤害、意外伤害等。当然发生责任伤害是一定要追究医护人员的道德责任甚至法律责任的,对非责任伤害则应该允许其存在。因此,不伤害原则主要是针对责任伤害而言的。

不伤害原则对医务人员的要求:一是重视患者的利益,培养为患者健康和利益着想的动机和意向,坚决杜绝有意伤害和责任伤害;二是尽力提供最佳诊疗、护理手段,防范无意但却可知的伤害,把不可避免但可控的伤害控制在最低限度;三是对有危险或有伤害的医护措施进行评价,选择利益大于危险或伤害的措施。如一位足部有严重溃疡的糖尿病患者,经治疗病情没有减轻,有发生败血症的危险,为保住患者生命需要截肢。主观上看,对患者将造成很大的伤害,客观上却挽救了患者生命,是符合有利原则的,"两害相权取其轻"。在此类情况下所产生的伤害,是伦理和法律允许的,也是人们能接受的。

3. 有利原则　有利原则在西方也称行善原则,是指医务人员在医疗实践活动中把有利于患者健康放在第一位并切实为患者谋利益的伦理原则。有利就是医务人员为患者做善事,有利原则的基本精神是做好事,不做坏事;制止坏事,扬善抑恶。

有利原则有两个层次构成:一是低层次有利,它要求医务人员不对患者施加伤害,也就是无伤害原则;二是高层次有利,它要求医务人员积极为患者谋利益,追求最优化决策原则,为患者提供最优质服务。

有利原则要求医务人员:一是树立全面的利益观,既要真诚关心患者的客观利益(止疼、康复、救死扶伤、节约费用),又要关心患者的主观利益(如合理的心理学需求,正当的社会需求);二是提供最优化服务,努力使患者受益,即解除由疾病引起的疼痛和不幸,照料和治愈有病的人、照料那些不能治愈的人,避免早死、追求安详死亡,预防疾病和损伤、促进和维持健康;三是努力预防或减少难以避免的伤害;四是对利害得失全面权衡,选择受益最大、疗效最好、伤害最小、痛苦最轻、费用最少的医学决策;五是坚持公益原则,将有利于患者与有利于社会健康公益有机地统一起来。

4.公正原则 公正原则是指在医疗服务中公平、正直地对待每一位患者的伦理原则。公正原则包括形式公正和内容公正。形式公正是指对有相同医疗需要的患者给予同样的医疗对待,不同的患者则分别享受有差别的医疗待遇。内容公正是指依据个人能力、社会地位、贡献大小、个人需要等条件确定应享有的待遇。当代倡导的医学服务公正观,应该是形式公正与内容公正的有机统一。

医疗实践中公正原则体现为人际交往公正和资源分配公正。人际交往公正要求医务人员平等对待患者,一视同仁,不因国籍、种族、信仰、文化、政治、经济、教育、人格、角色、性别的不同而在医疗服务态度和质量上有差别。卫生资源是指提供卫生保健所需要的人力、物力、财力。卫生资源分配分为宏观分配和微观分配。宏观分配由国家机关负责,分配中努力做到统筹兼顾,优化配置,确保人人享有基本医疗保健,并在此基础上满足人们多层次医疗保健需求;微观分配由医生在临床诊疗过程中进行分配,主要有住院床位、手术机会及贵重、稀缺卫生资源的分配,分配时要权衡医学标准、社会价值标准、余年寿命、家庭角色、科研价值等因素,其中医学标准是首要标准。

医学伦理学的尊重原则、不伤害原则、有利原则和公正原则在规范医疗行为方面非常重要。在医疗实践活动中,有时几个原则间会出现冲突,在同一事件中可采取两种或两种以上的行为,而每种行为都有某一原则作为支撑。因此在处理具体问题时,要充分考虑每个原则存在的主次关系,以不伤害原则和尊重原则做底线,综合考虑患者利益。

(三)我国当代医学伦理学的基本原则

1981年,在上海举行的"全国第一届医德学术讨论会"首次确立了我国"社会主义医德基本原则",即"防病治病,救死扶伤,实行社会主义医学人道主义,全心全意为人民身心健康服务"。20世纪80年代中期又把它修改为"防病治病,救死扶伤,实行社会主义人道主义,全心全意为人民身心健康服务"。我国社会主义医学伦理学基本原则的确立是我国当代医学伦理学建设所取得的一个具有划时代意义的实践,它既对医务人员从业提出了明确的伦理要求,也为医疗行为提供了理论依据。

1.防病治病,救死扶伤 它是医疗实践工作的根本任务和职业特征,是医务人员最基本的职业责任。"防病治病"从宏观层面指明了医学服务必须承担完整的医德责任,防病治病体现了预防为主、防治结合的医学道德精神。"救死扶伤"是古今中外医学家达成的共识。在我国医学伦理思想中就强调"医乃仁术",就是说医生应有对患者的关怀、爱护、同情之心,这样才有好的医术。《希波克拉底誓言》中也明确指出"遵守为病家谋利益之信条"。我国当代医界的楷模吴孟超、胡佩兰、周月华及众多优秀医务人员,对什么是"救死扶伤"做出了最为精彩的诠释。

2. **实行社会主义医学人道主义** 实行社会主义医学人道主义,是处理好医学人际关系中最普遍、最现实的底线要求。社会主义医学人道主义体现了医学道德继承性和时代性的统一,它继承了传统医学人道主义的精华,又使之进一步丰富和发展,并赋予新的内涵。社会主义医学人道主义要求对人的生命加以敬畏和真爱,对人的尊严予以理解和维护,对患者的权利给予尊重和保护,对患者的身心健康投以同情和关爱。

3. **全心全意为人民身心健康服务** 它是由我国社会主义制度和卫生事业的社会主义性质所决定的,也是医德行为的根本目的和方向。人民是社会主义国家的主人,它要求每位医务人员在职业活动中,热爱人民、关心人民,把人民的健康利益放在首位,不仅满足患者的生理健康需求,还照护患者心理、社会以及环境的健康。"为人民服务"是党的根本宗旨,全心全意为人民身心健康服务也是从某个层面体现和实践着党和国家"为人民服务"的执政宗旨,它符合人民的根本利益,体现了医学伦理学的进步性和理想性,是医德最高境界,是"救死扶伤、防病治病"和"实行社会主义医学人道主义"的落脚点,也是对医务人员的最高道德要求。

第二节 医学伦理学的基本规范

医学伦理学基本规范是医德规范体系的有机构成部分,是医德规范体系之间的经纬线,在医德规范体系中位于第二层次。它是医学伦理学基本原则的具体化和现实体现,是评价医务人员行为善恶的直接标准。

一、医学伦理学规范含义及其作用

(一) 医学伦理学规范的含义及形式

规范即标准、范围、规则的意思,是约定俗成的或明文规定的规则和标准。医学伦理学规范作为医德意识和行为的具体标准,是指医务人员在医疗实践活动中应遵循的行为标准或准则,也称医德规范或医德准则。

医学伦理学规范以"哪些应该做,哪些不应该做"为表述,通常采用简明扼要,易于记忆、理解和接受的"戒律""宣言""誓言""法典""守则"等形式。如《希波克拉底誓言》《中国医学生誓言》《南丁格尔誓言》《日内瓦宣言》《国际护士伦理法典》《纽伦堡法典》《病人权利法案》《护士条例》《21世纪中国护士伦理准则草案》。

1. 中国医德准则

(1)《医疗机构从业人员行为规范》 2012年7月18日,为进一步规范医疗机构从业人员行为,原卫生部、国家市场监督管理总局和国家中医药管理局联合发布了《医疗机构从业人员行为规范》。提出医疗机构从业人员应循序的八条基本医德准则,主要内容是:①以人为本,践行宗旨;②遵纪守法,依法执业;③尊重患者,关爱生命;④优质服务,医患和谐;⑤廉洁自律,恪守医德;⑥严谨求实,精益求精;⑦爱岗敬业,团结协作;⑧乐于奉献,热心公益。与1988年《医务人员医德规范及实施办法》相比,新的医德准则突出了以人为本,敬畏生命、医患和谐,强调医疗服务的公益性和公平性、医德要求的理想性与底线性、医德实践的针对性和高效性等。

(2)《中国医学生誓词》 1991年国家教委高教司106号文件发布了《中国医学生誓词》。其内容如下：

"健康所系,性命相托。当我步入神圣医学学府的时刻,谨庄严宣誓：

我志愿献身医学,热爱祖国,忠于人民,恪守医德,尊师守纪,刻苦钻研,孜孜不倦,精益求精,全面发展。

我决心竭尽全力除人类之病痛,助健康之完美,维护医术的圣洁和荣誉,救死扶伤,不辞艰辛,执着追求,为祖国医药卫生事业的发展和人类身心健康奋斗终生。"

(3)《临床医师公约》 1996年,医学界的中国科学院和中国工程院两院院士28人联合提出了《临床医师公约》。全文共有五条："一,全心全意为人民健康服务,为我国社会主义医疗卫生事业服务;二,医术上精益求精,团结协作,保证医疗质量,努力进取创新;三,维护严肃、严格、严密的医德医风,廉洁行医,抵制一切不正之风;四,提倡敬业尊师,积极扶植后学,努力提高临床服务艺术;五,积极开展卫生科普工作,提高群众防治疾病知识和自我保健意识。"

2. 外国医德准则

(1)《希波克拉底誓言》 西医鼻祖希波克拉底是西方医德的奠基人,2 400年前的《希波克拉底誓言》是古今中外医德文献的经典,至今仍在医生中代代相传。它集中、具体地体现了古希腊名医希波克拉底的医德思想,全面提出了至今仍有现实意义的医德准则,其影响远远超出了时空的限制。其主要内容如下：①尊师敬业；②为病家谋利；③不伤害患者；④保守秘密。1948年被世界医协大会作为《日内瓦宣言》的一部分,把它作为国际医学道德准则。

(2)《日内瓦宣言》 第二次世界大战以后,医务人员面临许多医德问题,重新审议传统医德准则的任务提到日程上。1948年,世界医学会全体大会在日内瓦召开。与会者认为,希波克拉底誓言提出的总的医德精神应加以尊重,但应该依据医学发展情况加以修订。于是,会议通过了《日内瓦宣言》。这是世界医学会颁布的第一个国际性医德文件。1968年、1983年、1994年、2005年和2006年先后进行五次修订。全文如下：

"当我成为医学界的一员：

我郑重地保证自己要奉献一切为人类服务。

我将要给我的师长应有的崇敬和感激。

我将要凭我的良心和尊严从事医业。

我的病人的健康应是我最先考虑的。

我将尊重所寄托给我的秘密,即使是在病人死去之后。

我将会尽我的全部力量,维护医学的荣誉和高尚的传统。

我的同行将会是我的兄弟姐妹。

我将不容许年龄、疾病或残疾、信仰、民族、性别、国籍、政见、人种、性取向、社会地位或其他因素的考虑介于我的职责和我的病人之间。

我将会保持对人类生命的最大尊重。

我将不会用我的医学知识去违反人权和公民自由,即使受到威胁。

我郑重地做出这些承诺,自主的和以我的人格宣誓以上的约定。"

以《希波克拉底誓言》为蓝本的《日内瓦宣言》成为国际医学伦理权威文献,具有极强的规范、指导和激励作用,在全球医学界和医学伦理学界都产生重要影响。

(3)《新世纪的医师职业精神——医师宣言》 随着社会的发展,医学界面临科技飞速发展、市场化、全球化等挑战。医生发现越来越难以承担他们对患者和社会所肩负的责任。针对这种情况,2002年,美国内科理事会、美国内科医生学会——美国内科学会基金会和欧洲内科医生联盟共同发起和倡议《新世纪的医师职业精神——医师宣言》,以重申和强化医学职业精神的根本原则和价值。

该宣言明确提出了医学职业精神三项基本原则和十项职业责任。三项基本原则为:把患者利益放在首位,患者自主,社会公正。十项职业责任为:致力于提高专业水准,对患者诚实,为患者保密,和患者保持适当关系,不断提高医疗服务的质量,推动医疗服务的普及,对有限的资源进行公平分配,进行科学知识的创新,保证知识的可靠性,解决利益冲突而维护信任、承担本专业内部的责任。

中国医师协会于2005年正式签署该宣言,加入推行《医师宣言》的活动。随后,我国医学伦理学界对医学职业精神进行了系统和卓有成效的理论研究。

(二)医学伦理学规范的作用

医学伦理学基本规范的作用是医德规范体系的重要组成部分,是进行医德评价的直接尺度,是实施医院管理的重要依据,是进行医德修养的主要内容。目的在于唤醒医生内心的良知和对患者的责任。

二、医学伦理学基本规范的内容

1. 忠于职守,救死扶伤 医学是一门科学,又是一门艺术,从事医学工作就是一种无私的奉献。医疗工作的好坏,直接关系到人们的健康和安危,医务人员要清楚认识到医学职业的人道性、神圣性和社会的高期望值,以救死扶伤、实行医学人道主义、全心全意为人民健康服务为宗旨,培养职业责任感和敬业精神,恪尽职守、尽职尽责,解除患者的痛苦,维护患者的健康利益。

2. 一视同仁,平等待人 尊重患者的人格和权利,就是要求每位医务人员时刻把患者的痛苦和安危放在心上,不论患者社会地位高低、权力大小、相貌美丑、关系亲疏、经济状况优差都要一视同仁、平等对待。对患者的正当合理的要求,包括住院、会诊、转诊等都应予以尊重,在条件许可的情况下,尽其所能满足患者的需求。医务人员还应以关心、和气、体贴、谦逊的态度对待患者,不训斥、嘲笑或捉弄患者,更不欺骗患者。

3. 刻苦学习,精益求精 随着医学科学的快速发展,医学新理论、新技术、新手段不断涌现。人们对医疗服务质量的要求也在不断提高,这就需要医务人员要刻苦钻研医术,克服浮躁情绪,培养优良的学风,以满足人们对医疗服务和防病治病的需要。对医疗技术要精益求精,既是古代医学伦理的优良传统,也是现代医学伦理的重要内容和要求,没有高超、精湛的医术,就不能很好地为患者服务。医务人员应充分认识医学科学的重要性和严肃性,力求精益求精。

4. 文明礼貌,品行端庄 在与患者交往过程中,医务人员说话要和气亲切、文雅适度、谦逊可信。做到举止大方、姿势自然、热情周到;在着装、服饰上应与职业相适应,既不随意,又不刻意包装。医务人员在任何情况下都不能不负责地问答患者提出的问题,更不能模棱两可甚至是以自己主观猜测的见解向患者述说病情和治疗方案。否则,会严重影响患者对医务人员的信任,给患者心理带来不良反应,甚至会拒绝治疗或导致医疗纠纷。

5. 遵纪守法,清正廉洁　医务人员必须清正廉洁、奉公守法,这是传统医德的重要内容,也是社会主义医德的主要规范。在我国社会转型时期,医务人员要遵纪守法、不以医谋私,为民治病、不计报酬,坚持原则、敢于向不良风气做斗争,不趁患者求医心切向患者索要财物。医疗工作的神圣性决定了医务人员应自觉践行廉洁奉公的医德,维护"白衣天使"的良好形象,做一位人民可依赖的医务工作者。

6. 诚实守信,保守秘密　诚实守信是医务人员对待患者的一条重要的普遍要求。保守秘密,是一个古老的医德规范。早在2 500多年前,希波克拉底曾说过:"凡我所见所闻,无论有无业务关系,我认为应守秘密者,我愿保守秘密。"

7. 互尊互学、团结合作　医疗同行之间存在职称、技术、经验、专长的差别,有时可能会在同行间出现一些摩擦,医务人员要有宽容的境界,敢于面对竞争,寻找差距,团结协作,相互配合,这有利于医院整体效应的发挥和医学人才的成长。现代医学的发展,要求医务人员在医疗实践中互尊互学,共同维护患者利益和社会公益,同时,还要自尊、自重、自爱,尊重他人,不在背后议论他人。

第三节　医学伦理学基本范畴

医学伦理学的基本范畴是医德规范体系的有机构成部分,在医德规范体系中位于第三层次,是医德基本原则和规范发挥作用的必要前提。

一、医学伦理学范畴的内涵

医学伦理学的基本范畴又称医德范畴,它是把人们对医学伦理现象某些本质方面的认识,用概念的形式确定下来,指导和影响医务人员的道德行为,调整医务人员与他人、社会的关系,以实现医疗卫生事业发展对医学工作的道德要求。医德范畴有狭义和广义之分,广义的医德范畴是指这个学科所使用的所有基本概念。狭义的医德范畴指医德规范体系中全部的医德基本概念,本章讨论的医德范畴是指后者,它主要包括:医德权利与医德义务、医德情感与医德良心、医德审慎与医德保密、医德荣誉与医德幸福等。

二、医学伦理学基本范畴的内容

(一) 医德权利与医德义务

权利和义务是伦理学中两个基本的道德范畴。权利是指公民依法享有的权利和利益;义务即责任,是一个人应该对他人、集体和社会承担的责任和使命。

1. 医德权利　在医学领域,权利是指医学道德生活中主体所拥有的正当权利和利益。医德权利主要包括患者权利与医者权利。

患者的权利是指患者在患病就医期间所拥有的和应该享受的权益。目前,我国尚无专门的患者权利法,根据现行的《民法通则》《执业医师法》《医疗事故处理条例》等法律、法规的有关规定,患者的权利主要有:平等医疗权、知情同意权、隐私保护权、损害索赔权、医疗监督权、因病免除一定社会责任权、选择医生的权利、复印病历的权利等。患者的权利内容也是医务人员的义务所在,是医疗工作的核心。

医务人员的权利是指在医疗卫生服务过程中,医务人员得以行使的权利和应享有的利益。一般包括:医疗诊治权、设备使用权、科学研究权、继续教育权、人身安全权、经济待遇权、民主管理权等多个方面。

2.医德义务 它是指在医疗实践过程中,医务人员对患者、他人、社会所担负的道德责任及患者应负的道德责任,它是道德义务在医疗实践中的具体体现,它包括医务人员的义务和患者的义务两个方面。

(1)医务人员的义务 救死扶伤、消除病痛的义务,保护患者隐私的义务,如实告知医疗情况的义务,宣传普及医药卫生知识、健康咨询的义务,发展医学科学和技术、造福人类的义务,尊重患者、维护患者权益的义务等。

(2)患者的义务 保护健康和恢复健康的义务,如实提供病情和有关信息的义务,在医生指导下接受并积极配合医生治疗的义务,尊重医务人员及其劳动的义务,遵守医院规章制度的义务,按规定交纳医疗费用的义务,支持医学科学研究的义务,支持医学生学习的义务等。

(二)医德情感与医德良心

情感是人们在实践中对客观事物及周围人群所流露出来的内心体验,它通过喜怒哀乐等形式表达出对某种事物或行为肯定或否定的态度;良心是道德责任的自我意识,是人们在履行对他人、社会的义务过程中,对自己行为应负道德责任的自我意识。

1.医德情感 医德情感是指医务人员在医疗活动中对患者、他人、医学事业真挚热爱的情绪体验。它包括三方面内容:同情感、责任感和事业感。

同情感是最基本的道德情感,它表现为医务人员对患者的理解和同情,急患者之所急,想患者之所想,帮患者之所需。责任感弥补了同情感的不足,使医务人员把患者的利益放在首位,以减轻患者的痛苦,挽救患者的生命。事业感是同情感和责任感的升华,也是最高层次的道德情感,它表现为医务人员自觉地把本职工作与医学科学发展及人类健康联系在一起,产生崇高而神圣的情感动力,全心全意为人民身心健康服务。

2.医德良心 它是指医务人员在履行医德义务过程中所形成的一种道德意识,是其道德观念、道德情感、道德意志和道德信念的有机结合。它是医学伦理学原则、规范在个人意识中形成的稳定的信念和意志。医德良心是医务人员不可或缺的道德情感,其作用始终贯穿于医务人员的行为之中,在行为之前它起着自觉选择的作用,不允许其行为违背自己所接受的医德观念;在行为过程中起着自我监督和自我约束的作用,对符合医学伦理要求的情感、信念和行为给予支持或肯定,反之则给予制止或否定,并及时调整行为方向,避免不良行为的发生;在行为之后,起着评价作用,当行为结果合乎医学伦理要求时,良心上就会感到满足或安宁,反之良心上会感到愧疚。

总之,医德良心在医务人员的道德生活中具有重要的作用,它支配着医务人员道德意识的各个方面,贯彻于医疗行为的各个阶段,是医务人员思想和情感的主要精神支柱。

(三) 医德审慎与医德保密

1. 医德审慎 审慎,即周密思考、谨慎行事,是指人们在行为之前的周密思考与行动过程中的谨慎态度;保密即保守事物的秘密、使之不外泄。医德审慎是指医务人员在医疗行为前的周密思考,行为过程中的小心谨慎。审慎是一种道德作风,是良心的外在表现,既体现医务人员的内心信念和道德水准,又体现了医务人员对患者和社会履行义务时所表现的高度责任感和事业心。

医务人员的审慎医德,在语言方面对患者讲话要慎言、守密,多用安慰、鼓励性语言,让患者感到亲切、鼓舞和温暖,切不可用刺激性言词影响患者情绪;在诊断、治疗、检查、化验、护理等各项行为中,都必须考虑到各种可能,选择最优方案,周密细致地操作,争取最好的效果,把副作用和其他意外减少到最低限度。审慎并不意味着医务人员犹豫不决、优柔寡断,它要求医务人员在关键时刻勇于做出科学诊断,敢于承担风险。

2. 医德保密 它是指保守医疗秘密,主要是医务人员为患者保守隐私和秘密,这是医疗职业的特殊道德要求,是医务人员为患者利益承担的道德责任。它主要包括两方面内容:一是为患者保密,医务人员为患者保守个人的隐私或家庭秘密,主要有特殊的体征、身体的畸形、患病的病史、隐情及患者不愿让人知道的病情等。二是对患者保密,要求医务人员对患者隐瞒病情或与疾病相关的信息。主要是患有不良预后的疾病,如实告知会对患者不利,或受患者家属委托不让患者知道病情。医务人员履行职责、严守秘密,有利于取得患者及其家属的信任,既有利于医疗工作的顺利开展,也有利于提高医疗职业的社会信誉。

(四) 医德荣誉与医德幸福

荣誉是同良心、义务紧密联系的道德范畴,它是指人们履行了社会义务后,得到社会肯定或褒奖;幸福是同人生目的、意义及现实生活和理想联系最密切的道德范畴,它是指人们在感受外部事物带给内心的喜悦、安详、平和、满足的心理状态。

1. 医德荣誉 它是指医务人员履行自己的医德义务后,为患者的身心健康做出了贡献,而获得他人或社会的赞许或褒奖。它包括两方面内涵:一是人们和社会对医务人员高尚的行为予以肯定;二是医务人员个人对自己的肯定性评价及对社会肯定性评价的自我认同,表现为因履行道德职责受到褒奖而产生的自我欣赏。医务人员只有热爱医学事业,全心全意为人民的健康服务,才能获得人们和社会的赞扬。正确看待荣誉,不把过去的荣誉当资本,树立正确的荣誉观,把握荣誉感和虚荣心的界限,在荣誉面前首先关心集体的荣誉,把个人荣誉与集体荣誉统一起来。

2. 医德幸福 它是指医务人员在物质生活和精神生活中,由于感受或理解到职业目标和理想的实现而得到的精神上的满足。不同阶级和不同价值观的人对幸福有不同的看法,根据马斯洛的需要层次论,任何需要层次的满足都会产生某种幸福感,医务人员的幸福是把物质生活幸福与精神生活幸福统一起来,在繁忙、琐碎、平凡的医疗服务中,保持乐观的心态,把实现医疗工作的价值作为幸福和快乐;把创造幸福与享受幸福统一起来,在为人民健康服务中,患者的康复就是最大的幸福;把个人幸福与集体幸福统一起来,集体幸福是个人幸福的基础,离开集体幸福,医务人员的个人幸福是无法得到保障的。在为患者、社会的幸福做出贡献时,患者、社会的认可和褒奖会使医务人员产生强烈的幸福感受。

三、医学伦理学范畴的意义

1. **理论意义** 医学伦理学的范畴是医学伦理准则体系中的一个不可或缺的组成部分。在这个体系的三个层次中,医学伦理学的原则和规范是范畴的基础和指导者,医学伦理学的范畴是以医学伦理学的原则、规范为基础,在原则、规范指导下形成的,是医学伦理学网络体系上的纽结,既受到医学伦理学的原则和规范的制约,又是医学伦理学的原则、规范的补充和外延。原则和规范主要体现外在的社会要求,范畴主要体现内在的自我要求。没有明确的医学伦理学范畴,就无法准确表达医学道德中的原则和规范。

2. **实践意义** 医学伦理学范畴是指导医疗实践,进行医德教育和医德培养的基本内容。医学伦理学的原则和规范表达出社会对医务人员的外在、客观的道德要求,体现了道德的他律性;医学伦理学的范畴反映医务人员内在的自我要求,体现了道德的自律性,它以医务人员的心理及理智来判断、选择的。在医学伦理学理论体系中,三者是相互作用、相互渗透的。所以医学伦理学的范畴是医学伦理学的原则、规范要求从外在的他律约束转化为内在的自觉行为,对医务人员在实践中把握医德要求,开展医德教育,不断提升医德修养很有益处。

问题分析与能力提升

案例1:2017年11月21日,怀孕9个月的李某因为呼吸困难,在其丈夫肖某的陪同下赴北京某医院检查,医生检查发现孕妇及胎儿生命垂危,由于肖某多次拒绝在手术单上签字,最终孕妇及体内胎儿不治身亡。

案例2:2018年1月11日,浙江德清县某医院,产妇周某大出血,生命垂危,需要切除子宫挽救生命,但患者丈夫拒绝签字同意手术,这家医院做出与北京某医院不同的决定,由两名主治医生联合签字手术,产妇顺利产下一名男婴,母子平安。

问题:两个案例情况相似而患者的最终结局却不相同,你更赞成哪个案例中医生的做法?为什么?

提示:

案例中涉及在医疗活动中伦理准则发生冲突时该如何平衡选择、医德规范和医学法规之间的冲突。医生既要尊重患者的权利又要履行医生的职责,这既是医学伦理要求又是法律要求,案例2中医生在关键时刻采取行动是对患者生命负责的体现,这体现医学人道主义精神又体现有利原则和不伤害原则,属于最佳选择。

思考题

1. 简述医学伦理学基本原则。
2. 社会主义医德规范包括哪些内容?
3. 医务人员和患者分别有哪些权利和义务?道德权利和义务与法律权利和义务有什么区别?
4. 如何理解医学伦理学范畴中的"审慎与保密"?
5. 结合实际谈谈医务人员当前面临的主要伦理难题是什么?对此你有何看法?

(南阳医学高等专科学校 何义霞
信阳职业技术学院 娄丽娜)

第四章 医学伦理关系

学习目标

- ◆ 说出　医患关系的基本模式。
- ◆ 阐述　医患关系的道德原则；医务人员在医患关系中的伦理要求。
- ◆ 分析　影响医患关系的因素及建立良好医际关系的意义。

案例选读

温岭袭医事件

2013年10月25日，浙江温岭市某医院发生一起患者刺伤医生案件，3名医生在门诊为患者看病时被一名男子捅伤，其中耳鼻喉科主任医师王某因抢救无效死亡。2015年5月25日，浙江温岭杀医案凶犯连某被执行死刑。从该事件中可以看出良好的医患关系应建立在怎样的基础之上？

【探析】①医患矛盾、医患关系在法治的框架里执行。这种袭医暴力事件，从一开始就背离了这个基本前提，这是违法犯罪的行为。②化解医患矛盾，建立良好医患关系，对维持社会良好秩序有重要意义。

医疗人际关系是特指的在医疗卫生保健活动中人与人之间相互交往结成的人际关系。狭义的医疗人际关系包括医患关系和医际关系；广义的医疗人际关系除了医患关系以外还包括医疗活动中其他的人际关系。如医疗卫生部门与社会其他部门、医疗卫生部门与社会的关系等。明确医患关系和医际关系的伦理要求，是建立良好医疗人际关系的基础。

第一节　医患关系

一、医患关系概述

（一）医患关系的含义

医患关系是指医务人员与患者及其家属在医疗过程中产生的特定关系，是医疗人际关系中最核心、最本质的部分。医患关系有广义和狭义之分,广义的医患关系指的是以医务人员群体为一方与患者之间的医疗人际关系,狭义的医患关系指的是医者与患者之间的关系。

(二)医患关系的性质

从法律角度来看,医患关系是一种医疗契约关系。所谓医疗契约关系又称医疗合同关系,指患者与医疗机构之间设立、变更、终止民事权利与义务关系的协议。

从伦理角度来看,医患关系是信托关系。所谓信托关系指医务人员和医疗机构因为受患者的信任和委托,保障患者的健康利益不受损害,并有所促的一种关系。

现代医患关系日趋复杂,除了患者或家属与医务人员之间的关系之外,监护人、代理人的参与从而形成了医患关系的第三者;在卫生资源分配的时候,不仅要考虑患者的个体需要,还要想到其他患者的需要和社会的承受能力,甚至卫生资源的管理者或分配者也将参与意见。

(三)医患关系的特点

目标一致又相互依赖;利益满足和社会价值实现的统一性;人格尊严、权利上的平等与医学知识和能力的不对称性;医患冲突或纠纷的不可避免性。

(四)医患关系的基本内容

医患关系依据与诊疗实施有无关系可分为两个部分:医患关系的非技术方面和医患关系的技术方面。

1. 医患关系的非技术方面　非技术性关系是指求医过程中医务人员与患者的社会、心理、道德、法律等方面建立起来的人际关系,在医疗过程中对医疗效果有着无形的作用。主要表现为:

(1)道德关系　在医疗活动中,医务人员要讲职业道德,把治病救人看作为自己应尽的职责,对患者认真负责、热情周到地治疗每一个患者,既尊重患者的权利,有奉献精神,又尊重患者的人格,一切从患者的利益出发。而患者在就医过程中也应尊重、理解医务人员,自觉维护正常医疗秩序,积极地参与配合治疗。

(2)价值关系　在医疗活动中,双方为实现各自的价值而结成的人际关系。医务人员通过自己所学的医学知识和技能为患者服务,体现了医生维护人民生命和健康的社会职责,得到社会的普遍认可,从而实现自身价值;患者在获得医疗救治之后,获得痊愈康复,能重新回到工作岗位上,重新为他人和社会做贡献,实现了个人人生价值。

(3)经济关系　医务人员为患者治疗疾病,付出体力和脑力劳动,获得正当的劳动报酬,在帮助患者解除病痛过程中获得了精神上和心理上的满足。患者支付必要的医疗费用,接受必要的医疗帮助,解除病痛获得健康利益。

(4)法律关系　随着医疗法规的不断完善,医患间的法律越来越健全,在实施医疗服务和寻求医疗救治过程中,医患双方都要在法律规范内进行。当患者的权益受到伤害或损害时,患者可以拿起法律工具维护自己的合法权利;比如患者在就诊过程中必须遵守法律和法规,如果违背了同样也要承担相应的法律责任。

2. 医患关系的技术方面　医患关系的技术方面是指医者在诊断治疗过程中,采取什么样的诊疗措施及在诊疗措施执行的过程中,医务人员和患者之间的相互关系。与患者进行治疗方案讨论,诊疗实施前征求患者意见等,这些都是医患关系的技术方面,与医疗手段实施本身有关。

二、医患关系的基本模式

医患关系的模式是随着人类社会进步、医学科学事业的发展和社会制度的发展而变化的。1956年,美国学者萨斯和荷伦德,根据医生和患者的地位、主动性大小,在《内科学成就》一文中提出了医患关系的基本模式。将医患关系归纳为三种类型:主动-被动型、指导-合作型、共同参与型,这种分法现已被医学界广泛接受。

(一)主动-被动型

这一模式的特点是患者到医院就诊,请求医生给予诊疗,被动地接受治疗措施和手段,患者不能发挥积极主动作用,不能发表自己的看法,也不能对医生的责任进行有效的监督。而医生掌握诊疗技术,依据病情做出职业判断,决定采取什么样的诊疗措施给患者以诊治。

在日益强调对患者进行人文关怀的今天,主动-被动型模式已受到越来越多的批评。但这一模式非常适合急诊治疗,如患者有严重创伤、大出血或者休克昏迷时,以及对婴幼儿、麻醉下的患者、精神病患者,对于难以表述主观意见的患者也是合适的。

(二)指导-合作型

这是一种构成现代医患关系的基础模式。在这种医患关系中,患者往往能自由活动,能表达自己的病情。患者能按医生提出的诊治要求予以配合,对医生诊疗效果和不良反应可以提供准确的反馈。医生往往把患者当作一个社会人,比较注重患者对诊治的要求和意见。这种医患关系模式仍然是医生以主导者身份来指导患者,要求患者合作,所以患者的合作是以尊重和听从医生的指导为前提的被动合作。

(三)共同参与型

这是现代医患关系的一种模式。在这种关系中,医生和患者有近似相等的权利地位,医患双方共同制订诊疗方案,患者与医生积极合作参与治疗,医生也能认真听取患者的反映,采纳患者的合理意见。这种医患关系犹如社会中成年人之间的交往关系,是一种双向性关系。

共同参与型对消除医患之间的隔阂,建立相互信任的医患关系,对提高医疗服务质量非常有利。几乎所有的心理治疗、精神治疗都属于这种模式,大部分慢性患者也适用这种模型。

三、影响医患关系的主要因素

医患双方在根本利益方面是一致的:患者就医的目的是为了疾病诊治、获取健康,医生诊疗的目的是为了治病救人,让患者获得康复,二者的目标一致,双方结成良好的关系是共同的愿望。但是由于多种因素的影响,医患之间常常存在着多种矛盾。一般来说,影响医患关系的因素来自多方面:医务人员、患者、医院管理及社会等方面。

(一)医务人员方面

医患关系中最常见的问题就是医务人员的服务态度。在整个诊疗过程中一些问题的产生,很大程度上与一些医务人员不能遵守医德规范、工作规范、没有尽最大努力

帮助患者解决疾病的痛苦而引发的,主要表现在以下几个方面:

1. 医务人员的医疗观明显物化　随着传统医学模式向生物-心理-社会医学模式的转变,人们对健康的认识也发生了很大变化。"健康不仅是没有疾病或虚弱现象,而且要有完整的生理状态、心理状态和社会适应能力"。然而有些医务工作者由于受传统医学模式的影响,不重视情感、思想、意识等心理因素的影响,加之临床上广泛应用高技术手段,加速了医患关系的"物化"趋势,因而容易造成医患之间的隔阂,甚至矛盾的产生。

2. 部分医务人员的医德境界有待提升　有的医务人员日常工作总不注重医德修养,对患者语言生硬,态度不够温和,使患者及亲属精神上受到损伤;有的医务人员没有强烈责任心,遇到事情时相互推诿,病情观察时粗心大意,造成误诊、漏诊,严重的发生责任性医疗事故;还有的医务人员借职务之便收受红包,甚至索贿受贿,在患者中造成非常恶劣影响,从而导致医患之间发生纠纷。

3. 部分医务人员的心理状态欠佳　医务人员由于在道德品质、文化素养等方面表现不同,形成了不同的心理状态。没有把解除患者的痛苦当作自己义不容辞的责任。如有的医务人员对患者有绝对权威心理,诊治过程中凌驾于患者之上,对患者的一些合理要求不够重视;还有的为了研究课题的需要,只关心和研究与课题有关的疾病,较少考虑患者的痛苦和经济负担,这些做法必然对医患关系造成不利影响。

4. 社会不良风气的影响　在市场经济条件下传统的医德重义轻利的观念受到了冲击,使某些医务人员见利忘义行为,直接影响良好的医患关系建立。

(二)患者方面

从患者层面来看,影响医患关系的因素多是围绕着因为未能满足患者要求引发的,具体有以下几个方面:

1. 不遵守就医道德　有的患者缺乏就医道德修养,不尊重医生的人格和尊严,稍不如意轻则态度生硬,重则谩骂直至动手殴打,严重损伤了医生的人身权;个别患者就医行为不文明,不遵守医院规章制度,强令医生做某种检查,强令医生开假证明等。

2. 对健康的期望值过高　有些患者由于对医学知识了解不多,不懂得疾病的发生、发展与转化规律,不了解诊断的程序与手段,不知道药物的使用原则及治疗后出现的某些难以避免的不良反应或损伤,总认为有病到医院诊治,医生就得立即确诊,治疗就得立即收效。当个人要求没得到满足时,就迁怒于医生。

3. 患者的心理情绪因素　疾病破坏了人的情绪状态,极易产生恐惧、紧张、焦虑、绝望、厌恶、暴躁等不良情绪。如癌症患者会产生恐惧、绝望情绪;传染病患者常怕受到别人的冷淡;性病患者害怕受到社会的歧视等,这些因素很容易影响医患关系。

4. 对医务人员不信任　信任是人际关系和谐的基础,缺乏信任不可能有医患双方的情感交流和彼此合作,也难以建立和谐的医患关系。患者对医务人员缺乏信任与医者的年龄、资历、技术水平、知名度、医德修养水平等因素有关,也与患者的文化素质和道德水平有关。对医务人员缺乏信任常表现为拒绝医生的诊治或怀疑医生的处置是否恰当,不遵从医生的处置方案,隐瞒病史或隐私等。这些因素既不利于医疗活动的正常进行,也会使医务人员的心理和精神受到刺激,增加医患冲突的可能性的发生率。

(三)医院管理

医院管理上的缺陷主要包括医院管理工作目标出现差错,规章制度不健全,医疗关系不协调,医疗秩序不规范,医疗流程不尽合理,医疗环境难以满足需求等。医院管理方面的某些缺陷导致医患矛盾加剧,如医院强调经济效益、处方开出无原则、见利忘义、乱收费等引起患者的不满;医院的环境和条件不理想,如病房条件较差、伙食不好、服务态度差、不能接受患者意见等。

四、医患关系的伦理要求

(一)医务人员在医患关系中的伦理要求

1. 热爱医学,精益求精　医学是生命科学,医务人员医疗技术水平的高低直接关系到患者的生命。高超的医疗水平能使患者充分相信医务人员,尊重医务人员,形成良好、真诚的医患关系。因此,医务人员必须刻苦钻研技术,做到精益求精,更好地实践自己对患者的义务。只满足于现状,不求进取,将会成为医学科学的落伍者,也不会受到患者的尊重、信任和欢迎。

2. 相互尊重,一视同仁　医患关系是双向的,符合道德的合理的医患关系应该是相互尊重对方,平等合作,以不伤害任何一方的权利、人格和自尊为准则。医患关系以医务人员为主导,这就要求医务人员要尊重患者。一要尊重患者的人格,患者都有独立人格,都应受到尊重,杜绝态度"生、冷、硬"的现象。二要尊重患者平等求医的权利。不论患者社会地位的高低、权利的大小或关系的亲疏,即使罪犯,也应一视同仁。三要尊重患者的生命价值。不论患者的病情如何,医务人员一切要从患者的生命价值考虑,从患者的利益出发,尽职尽责。

3. 真诚相处,尽心尽责　医患之间要做到真诚相处,医务人员对待患者要尽心尽责。医务人员的职业是救死扶伤、治病救人,这就要求他们具有高度的责任心。包括以下几方面:一是按医学科学规律办事,对症下药;二是按规章制度办事,切实履行自己的责任;三是小心谨慎,不马虎搪塞;医务人员应办事谨慎周到,认真细致,准确无误,一丝不苟,时刻关心患者的痛苦安危,决不能因粗枝大叶而造成医疗差错或医疗事故;四是不计个人得失,一切为患者着想。急患者之所急,这是医务人员所应具备的道德要求。

4. 公正廉洁,不徇私利　公正廉洁,不徇私利是医务人员应具备的道德规范,这一规范是使广大人民群众享有平等医疗权利的保证,是医务人员全心全意为患者服务的主要体现。这一规范要求医务人员不能利用医疗手段和手上掌握的医药分配权来营私舞弊,必须正直真诚,坚持原则,不图私利,奉公守法,处处为患者着想,不受贿,不收礼。

5. 言谈有度,举止端庄　作为医患关系主导的医务人员的语言不仅影响医患关系的好坏,而且还通过心理机制影响患者的情绪和疾病的转归。因此,医务人员在医患关系中要言谈有度,约束自己的言行,避免对疾病的治疗效果产生负面影响。医务人员除了要言谈有度外,还应举止端庄、稳重,给人以可敬、可信、可亲的形象,使患者感到可以亲近,值得信赖。

6. 资源分配,服从公益　在卫生资源的分配中,特别是稀有资源如贵重药品、仪器设备的分配上,可能产生个人利益与社会利益之间的矛盾。要求医患双方正确处理个人利益与社会利益的关系,当个人利益与集体、社会利益发生矛盾时,要无条件地服从社会利益。在医疗活动中,医者要针对患者的不同情况进行对症施治,包括检查、用药、手术等。凡是能够用普通的药物与器械检查、治愈的,就不用高档、稀有药品与器械,应把这些资源用到最需要的患者身上,这样做既能减轻患者本人的费用负担,也有利于他人与社会。

(二)患者在医患关系中的伦理要求

1. 尊重体谅医务人员　医患之间是平等的双向的关系,医务人员的人格和权利不仅受法律的保护,还要受到患者的尊重,不允许患者对医务工作者任意挑剔、刁难甚至谩骂殴打。医务工作具有很强的科学性,医务人员有独立自主的根据医学科学对患者做出治疗决定的权利,患者需要尊重这一权利。当然,对于医务人员在职权范围内做出的诊疗决定,患者可提出某些参考意见,但不能干预和代替医务人员根据患者健康和社会利益做出的医疗决定,更不能强迫或使用威胁手段向医务人员提出既违反科学又背离患者利益或社会利益的不合理要求。

2. 信任医务人员,主动参与治疗　信任在医疗活动中有重要的作用。患者对医务人员的信任体现在两个方面:一是思想上的信任。这是患者与医务人员在初次见面接触中产生的,是医务人员的年龄、外貌、举止、态度反馈给患者的信息,患者经过综合判断后建立的对医务人员的初步信任。二是技术上的信任。患者信任要为自己诊疗护理的医务人员能够医治自己的病痛。患者在信任医务人员的基础上,要积极参与医疗活动,主动真实地把自己病情,或接受治疗后的感受向医务人员陈述,充分发挥医患双方的积极性,既有利于建立和维护良好的医患关系,也会获得较好的医疗效果。

3. 尊重科学,依法处理纠纷　在医疗工作中,由于医学科学发展的水平、当地的医疗条件及医务人员的责任心、技术经验等影响,患者不仅会因为一些非技术性、非责任性的因素造成伤害死亡,而且也会因为一些医疗差错、医疗事故造成伤害死亡。对此,患者必须坚持科学的态度,妥善、合理地依法解决纠纷。

4. 个人利益要服从社会利益　患者的个人利益从根本上说与社会利益是一致的,但在具体的医疗活动中,个人利益和社会利益往往会发生矛盾。当矛盾出现时,医务人员出于社会责任,要维护社会利益。患者同样也要以社会利益为重。

第二节　医际关系

从医疗实践的现代规模来看,医生职业在本质上是一个需要与其他医生紧密合作来实现自身功能的职业。医际关系是医疗实践活动中的重要人际关系,由于现代医院医务人员在医学活动中的主导地位与作用日益重要,医际之间关系如何,会直接影响医疗质量和效果。

一、医际关系概述

(一)医际关系的含义

医际关系是指医院内部的人际关系,是医疗卫生部门内部个体与个体、个体与群体、群体与群体之间的伦理关系。医际关系有广义和狭义之分。广义的医际关系指医务人员之间、医务人员与后勤、行政管理人员之间的人际关系,既包括那些直接参与医疗实践活动的医生、护士及医技科室人员和临床实习中的医学生、护士,也包括与医疗实践有间接关系的行政后勤管理人员。

(二)处理好医际关系的意义

1. 有利于当代医学技术的发展　当代医学发展呈现多学科相互渗透的特征。在医疗实施的过程中,从重大疾病的检查、手术到一般疾病的诊治,都需要各个岗位的医务人员通力协作。良好的医际关系有利于各部门的配合,更好地开展工作服务于患者,促进医学事业的发展。

2. 有利于发挥医疗卫生单位的整体效应　良好的医际关系是医院内涵建设的重要指标。医药、医护、医技紧密联系要求医院建立和谐人际关系。彼此平等与相互尊重的医际关系有利于维护患者和医院的共同利益,有利于发挥医务人员的积极性、主动性、创造性,有利于发挥医院集体合力。

3. 有利于医务人员的成才　医院的大环境对医务人员的成长有重要影响,和谐的人际环境能够更好地发挥医务人员的聪明才智,也能为医务人员提供更多的相互学习、实践的机会,促进医务人员快速成长。

4. 有利于建立和谐的医患关系　在医疗实践活动中,医务人员的相互联系和交往以患者为纽带。医务人员关系良好,精诚团结有利于患者的治疗和康复,对建立和谐医患关系产生积极影响。

二、医际关系的主要内容和特点

医务人员在医疗实践过程中,由于其所承担的任务职责分工不同,形成不同的医际关系,通常有以下几种类型:

(一)医际关系的内容

1. 主从式的关系　是指在医疗活动中,一方处于绝对或者主导地位,另一方处于服从或被动地位。这是一种传统的等级关系模式,表现出上下级医务人员之间,医生和护士之间的传统关系上。这种关系模式体现出医务人员之间关系不平等性。容易造成主观主义倾向或者独断专行,往往制约服从者积极性、主动性的发挥。

2. 指导-被指导的关系　是指在医疗活动中,一方接受另一方的指导。指导者仍然具有相对的权威性,对被指导者不限定其积极性和主动性的发挥。这种关系承认权威又不迷信权威,虽然也是一种等级关系,但只是一种职业等级关系。

3. 并列-互补型的关系　这种关系模式是指在医疗工作开展过程中,交往双方处于完全平等地位,只有分工不同,没有权威与非权威的区分,双方保持自主性和独立性,彼此之间通过相互协调达到互相补充。在同级医务人员之间,医务人员与医技人员之间,科室与后勤管理人员之间这种关系广泛存在。这种关系的建立有利于发挥各方的积极性和主动性,形成合力发挥各个部分的综合效应。

(二)医际关系的特点

1. 平等性　随着医学事业的发展,医学分工,医、护、技、药等各医学专业都在快速发展,医学分工不断细化,各部门医务人员彼此无法替代,缺一不可,应各负其责,忠于职守。在为患者提供医学服务的过程中,各专业人员的地位与人格都是平等的,他们的工作只有岗位的不同,权限职责不同,没有高低贵贱之分。平等对待每一位同事是所有医务工作者都应树立的职业理念。

2. 同一性　无论从事什么工作,所有医务人员的职业目的都是一致的。所有的医疗活动的实施都是为了满足患者的康复需要。每一位医务人员都应以救死扶伤、防病治病为基本的道德原则,服从需要,顾全大局,协调好彼此的矛盾和利益冲突,创造出最佳的诊疗环境。

3. 协同性　现代医疗技术的发展促进了医际关系的多元化,复杂的医疗措施需要全体医务工作者的协同配合。没有其他医务人员的大力协助,再高明的医生也很难有所作为。

三、影响医际关系的主要因素

医务人员的工作目标和服务宗旨是一致的,建立和谐的医际关系是医务人员的共同愿望。在医疗卫生保健活动中,医际关系的性质应该是稳定的,但由于社会的发展、医学科学技术的不断进步及医务人员自身因素的变化等,医际关系也在不断地发生着变化。

(一)影响医医关系的主要因素

1. 年龄和资历的差异造成认识上的偏见　医生队伍由老、中、青不同年龄和高、中、低不同知识结构的专业技术人员组成。一般来说,老年医生临床经验丰富,学术造诣较深,社会威信较高;青年医生,敢想敢干,富有创造精神。但是,由于年龄差异,经历不同,不同年龄的人知识水平、思想方法、医德境界不同,往往各自从自己的"优势"出发,不能正确看待处于其他年龄段上的同行的思想和言行,成为影响医生之间团结协作的因素。而同级医生之间,因年龄经历相似,业务能力相当,常出现相互嫉妒、相互猜疑、互不服气的行为。

2. 工作上出现的不协调　如在转诊时,接诊医生在患者或家属面前,诋毁原经治医生。易诊时,原经治医生对新接诊医生不支持、不协助,有时相互设难,相互推诿,相互扯皮。这样就会使医生之间关系紧张,难以协作。

3. 物质利益方面的矛盾冲突　如在职称评聘、职务晋升、进修学习、工资提级、奖金发放时,贬低别人,抬高自己,设置障碍,甚至不惜损害别人的名誉等,严重影响了相互之间的关系。

(二)影响医护关系的主要因素

1. 心理因素　医生方面重医轻护的心理,导致轻视护理,不尊重护理人员,甚至藐视护理人员人格的现象。护理人员的依赖服从心理与自卑心理,也影响其主观能动性的发挥,影响与医生的协作配合,造成医生方面的不满意。

2. 分工、协作的矛盾　医、护是两个独立的学科,具有各自的职责。但分工不能分家,必须相互配合、协作,特别在抢救危重患者时,更应如此。然而,在实际工作中,医护之间常会发生矛盾,护理人员希望医生干净利落,医嘱清楚,执行容易、方便、省时;医生则根据医疗的需要,较少考虑到护理因素,特别是某些新的治疗方法和手段的采用,医护双方很难划清职责范围,容易引起医护之间的矛盾和冲突。

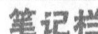

(三)影响医技关系的主要因素

主要表现在双方对相互的工作缺乏理解、支持与尊重,如检验科、影像科、药剂科的人员责怨医生开的化验单、影像单和处方,而医生则责怨化验不准确、影像不清晰、常用药缺货等。护理人员与医技人员也会发生冲突,如护理人员不按时送检患者所留标本,检验人员有意见;检验人员将病房检验单错送门诊,给护理人员增添了麻烦,也会引起不满。

(四)影响医政关系的主要因素

1. 进修学习上的需求得不到满足　医务人员迫切要求更新知识,扩展知识面,但因受经费限制及领导者存在的重使用轻培养的思想影响,容易引起医政之间的心理隔阂。

2. 晋职提薪方面的需求得不到合理解决　在实行专业技术职务聘任制过程中,由于在评聘中存在重学历轻实践、重资历轻能力的偏向,直接影响了一部分医务人员的积极性。

3. 生活上的需求得不到满足　近几年来,广大医务人员的生活条件有了较大改善,但仍然存在着住房拥挤、交通不便、文体活动较少、负担过重等现象。有些领导者只抓工作,忽视生活,这也是医务人员与院领导形成隔阂的重要因素。另外,某些医务人员缺乏自觉性及管理者与医务人员在个性心理特征、道德修养等方面存在的差异,也是引起医政关系冲突的因素之一。

四、医际关系的伦理要求

现代医院分科分工较细,医疗辅助科室日益增多,医际关系呈现出日趋复杂、相互交错、联系频繁和立体多维的趋势,其医际关系类型各异。处理好医际关系,有利于提高医院的整体战斗力,加强医院的内涵建设。要建立良好的医际关系,必须坚持以下四条基本原则:

(一)相互尊重,彼此平等

在维护患者和医院利益的共同目标下,医务人员既有分工不同也有上下级之分,但在工作性质、人格上没有高低贵贱之分。如在医护关系中,过去那种所谓的"医生的嘴、护士的腿"的主从型关系模式,必须向并列-互补型转化,才能达到医护间的平等。

医际间的平等是建立在互相尊重的基础上的。医务人员之间要相互尊重,不能随便训斥、嘲笑、指责他人。例如,医务人员不应随便指责行政管理人员官僚主义、不产生效益等,而要自觉尊重他们的管理,反过来,管理人员也要善于听取职工的建议和意见,主动关心职工的利益,而要善于听取职工的意见和建议,主动关心职工的利益。

医际间的相互尊重表现在要重视别人的意见,不妒贤嫉能,不医者相轻。在发生医疗差错时,要相互尊重,实事求是,与人为善,积极查找原因,及时采取补救措施,不要幸灾乐祸,更不能怂恿、支持患者或其家属到医院闹事,破坏医院的秩序,借机泄恨,这是极不道德的,其结果只能是严重恶化医际关系和医患关系。

(二)相互信任,彼此支持

良好的医际关系要求每个医务人员都要立足本职,不断巩固专业信念,发挥自己的主动性和创造性,最大限度地提高自己的工作效能。在立足本职、安心本职的基础上,要以自己工作的可靠性赢得他人的信任,同时也要相信他人工作的主动性、可靠性和能力。这样才能在相互信任的基础上,通过各自的努力,建立有效的支持与协作关系。

建立相互信任、彼此协作的医际关系,不仅是医学发展和提高工作效率的需要,也是搞好各自本职工作的必要补充。每个医务人员都要为患者提供条件和方便。如护理人员要主动协助医生,观察和及时提供病情、建议,认真执行医嘱;医生也要体贴、尊重护理人员的劳动,尊重她们的劳动成果,倾听她们的合理化建议,同时参加一些力所能及的护理工作。

(三)相互学习,共同提高

医务人员的自我完善包括身心素质、思想道德素质和科学文化素质等方面的完善。这不仅是医务人员个体成长的需要,而且也是良好医际关系的基础。在自我完善的过程中,医际间要相互学习,由于各人的年龄不同,智能优势不一,道德品质各异,通过相互学习,可以取长补短。

(四)相互监督,彼此协作

医务人员之间的协作是相互的、互利的,不能以自我为中心,要采取积极主动的态度,这样才能达到实质上的协作。如医护之间的协作,护理人员除按医嘱要求敏捷、准确地完成护理任务外,还要主动地协助医生观察患者,及时给医生提供各种信息,以利于医生诊治工作的顺利进行;医生也要主动地倾听护理人员对诊治方案的意见,积极采纳其合理化建议,并尽力协助护理工作或为护理工作提供方便。

医务人员在协作中,还要彼此制约与监督,防止差错或事故的发生,以维护患者的利益。如护理人员在执行医嘱或药剂人员在发药时,如果发现医嘱和处方不当或有差错时,应及时向医生提出纠正,不能抱着消极、不负责的态度盲目执行,否则会危害患者,甚至造成难以挽回的后果。再如医务人员发现别人在诊疗中有差错或出现事故的苗头,应该及时提出忠告或批评,不能袖手旁观,听任差错事故的发生。

问题分析与能力提升

2011年9月5日龙岗一牙科诊所医生陈先生向媒体报料称:8月19日刚出生的儿子因腹胀,21日转入深圳市儿童医院,24日,医院出具病情告知书,告知孩子有肠梗阻、小肠结肠炎,疑为先天性巨结肠。建议进行造瘘活检手术,手术费超过10万。

陈先生签字拒绝手术,25日带儿子到广州市儿童医院就诊,称接诊医生开了八毛钱的药,"孩子就治好了,能吃能拉"。陈先生怀疑深圳市儿童医院过度医疗,要求医院撤销科主任,退还3 900元住院费,赔偿10万元。此事引发网上热议,基本上都是一边倒地指责医院。事件随后引发医患信任危机,深圳市儿童医院多名患儿因"八毛门"事件影响,患儿家属拒做手术,导致病情恶化。

10月20日,患儿在武汉同济医院小儿外科被证实患先天性巨结肠,接受了手术治疗。10月28日,患儿父亲陈先生给深圳市儿童医院发出道歉信,称自己的无知及一时冲动使深圳市儿童医院遭受社会舆论的冲击,为此表示诚挚的歉意,并称深圳市儿童医院当初的诊断是正确的。至此,一波三折的"八毛门"事件终于尘埃落定。

问题:"八毛门"反映了医患关系中的哪些问题?

提示：

医患双方目的有共同性，也有不对称性关系。构建新型和谐医患关系，需要多方面努力。强立法规范医疗行为，医生要遵守法律规范和医德规范。通过多种手段调节医患关系，维护正常医疗秩序。

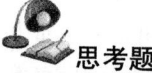

思考题

1. 简述医患关系基本模式的内容和特点。
2. 医务人员在医患关系中应遵守哪些道德规范？
3. 试述新时期影响医患关系的主要因素及建立新型医患关系的意义。

（南阳医学高等专科学校　何义霞）

第五章 临床诊治伦理

学习目标

- ◆ 说出 临床诊疗中伦理的伦理准则。
- ◆ 阐述 药物治疗、手术治疗、心理治疗的伦理要求。
- ◆ 熟识 儿科、妇产科、传染病科、精神病科等特殊科室应遵循的伦理原则。

案例选读

滑膜肉瘤事件

某患者因患滑膜肉瘤于2016年4月12日离世,他在知乎上记录了自己求医的经历。2014年患者被查出患有一种发病率极低的恶性肿瘤——滑膜肉瘤,从此一家人辗转多地求医问药,通过网上搜索发现了"北京某医院",接受了生物免疫疗法,花费近20万元,仍不治身亡。经查证此方法无效。针对此事件,请进行医学伦理分析。

【探析】①该事件反映出临床诊断的重要性,针对疑难疾病,不能简单通过询问病史来确诊病情,需要反复检查和观察,并通过试验性治疗或手术探查才能确诊。②该事件一方面反映某公司与民营医院之间的利益关系,也反映出医务人员需遵守最基本的医德原则,才能构建和谐的医患关系。

临床诊疗工作在整个医学领域中占有很重要的地位。诊疗工作中,医务人员的医德修养如何,直接关系到能否正确地选择和制订符合患者利益的最佳诊疗方案,直接关系到医疗质量的高低,对于防病治病,救死扶伤,提高人类的健康水平具有直接的意义。因此,每个医务工作者除遵守最基本的医德原则和规范外,还必须恪守疾病诊疗工作中的特殊道德原则和伦理规范。

第一节 临床诊疗伦理

(一)临床诊疗伦理的含义和准则

1.临床诊疗伦理的含义　临床诊疗伦理就是要求医务工作者在临床诊疗工作中,一切从患者的利益出发,遵循一定的伦理原则,合理地选择最佳诊疗手段,使诊治中的不良影响减少到最小限度,即应以技术运用的合理性和道德的高尚性来维护患者的利益。

2.临床诊疗伦理的准则

(1)及时诊断准则　它是要求医务人员力争尽早、尽快地对疾病做出分析判断的临床伦理准则。早诊断才能早治疗,才能取得事半功倍的效果。

(2)准确诊断准则　它要求医务人员积极充分地利用现实条件、严肃认真地做出符合病情实际的判断的临床伦理准则。

(3)有效治疗准则　它是指采用成熟、可靠的临床技术,认真实施对疾病具有稳定、缓解、转归效果的治疗措施的临床伦理准则。

(4)择优准则　它是要求认真、仔细地选择使患者受益与代价比例适当的优化疗效措施的临床伦理准则。其内容主要包括疗效最好、安全无害、痛苦最小和消耗最少。

最优化是一个动态发展概念。不同的医学发展水平,不同的社会历史背景,不同的文化、价值认同的人,对医疗最优化的判断往往大相径庭。同样是治疗扁桃体炎,20世纪五六十年代认为手术摘除可取得最好效果,而今天则证明摘除扁桃体可导致免疫功能的下降。为此,在评判医疗最优化时必须注意,不容忽视。

(5)自主准则　它是要求在治疗过程中,患者有询问病情、接受、拒绝或选择治疗方案的自主权。自主准则就是要求医务人员尊重患者的自主权。

(二)询问病史中的伦理要求

1.举止端庄、态度和蔼　对医生的信任是患者真实讲述病情的前提,也是自觉配合治疗的必要条件。患者同医生面对面,医务人员端庄的仪表、饱满的精神、热情和蔼的态度、文雅的举止等,使患者感到亲切,心理得以稳定,从而产生对医务人员的信任感。相反,不修边幅、无精打采、提问重复会使患者感到医生精神不集中,看病不认真,会使患者产生不安全感和不信任感。浓妆艳抹、态度冷淡、举止轻浮、表情傲慢会使患者产生不能流畅表达所说内容,容易遗漏病情。

2.语言亲切、通俗易懂　病史资料要依靠医生和患者的交谈、患者的陈述而获得。医生要根据不同的患者、不同的病情使用不同的语言。医生亲切而温和的语言,使患者感到亲近、温暖;尽量不用医学术语,用通俗易懂的语言,使患者易于理解,减少误会。相反,用傲慢的语调会使患者与医生疏远,产生疑虑而不愿将病情相告;不易懂的医学术语会使患者不知所措,无法正确回答;轻蔑或粗鲁的语气,会使患者不想找这样的医生看病。

3.耐心倾听、正确引导　患者是自身疾病的亲身体验者,其自诉常能真实地反映疾病完整的演变过程,提供疾病的特征性资料。但由于患者职业、文化水平、表达能力不同,对病情的讲述差异甚大。这就要求医生耐心倾听,并加以正确诱导,让患者围绕疾病表现来讲述。在问诊中要边问边进行分析,分辨哪些是主要的信息,哪些是次要的信息,哪些与现病史有关。在患者陈述自病史过程中医生不随便插话,以免打断患者的思路。当患者的陈述离题太远或抓不住重点时,应灵活提出问题,引导患者转回话题,帮助患者思考与疾病有关的重要信息,以提供有助于诊断的正确资料。防止误诊或漏诊。

4. 慎言守密、尊重患者　对病史中有关患者隐私方面的某些资料,医生有责任为其保守秘密,应尊重患者的人格,绝不能把患者的隐私随意传播,或作为闲谈的资料,广为传播。即使对患者的父母、配偶也要保密,否则会失去患者对医生的信任。

(三)体格检查中的伦理要求

1. 尊重人格、体贴疾苦　人患病后,特别需要医务人员的尊重。患者疾病缠身,心烦体虚,疑虑恐惧,又需要医务人员的同情、关心和体贴。因此,医生在体格检查时,应体谅患者的心情,尊重患者的人格尊严。这既是对医务人员的道德要求,又是取得患者信任、合作,进而获得客观体征的必要条件。为此,在检查患者时,寒冷季节要注意保暖,依次暴露被检查部位,随时注意防止患者受凉或暴露过多。男医生检查女患者或女医生检查男患者时,态度要庄重,在检查女患者时,要有护士陪同或第三方在场。

2. 操作细致、动作轻柔　体格检查前应向患者讲清楚检查目的和配合方法。操作细致、正规,动作要轻柔、敏捷,思想集中,不要手法粗暴,长时间检查一个部位和让患者频繁地改变体位,避免给患者增加痛苦。如局限性腹膜炎可因粗暴的触诊而引起扩散;脓肿患者可因检查不当而溃破。触诊时用力过大或突然过重的刺激会引起患者精神和肌肉紧张而影响检查的效果等。

3. 全面系统、认真负责　医生在体格检查时,要按一定的顺序,做到全面系统,不遗漏内容或放过任何疑点。对重点部位检查更要细致、认真。对模棱两可的体征,可以反复检查或请上级医生复查,做到一丝不苟,切忌粗枝大叶、马虎从事。否则,会漏诊或误诊。因此,医生一定要做到全面细致和认真负责。

(四)辅助检查中的伦理要求

1. 坚持医学原则、目的纯正　辅助检查要根据患者的诊治需要,做到有计划、有目的地进行。凡诊治需要的辅助检查,即便是多项、反复的检查,也是符合医学原则的。相反,因怕麻烦、图省事,该做的检查不做,是一种失职的行为。而那些只是片面追求经济效益,进行"大撒网"式的检查,或为了满足一定数量的病例分析,在患者不知情而同意的情况下,给患者做的与诊治无关的辅助检查,这应予禁止。

2. 坚持有益原则、严肃认真　临床医生在选择辅助检查时,应严肃认真。有些检查可能对疾病诊断有价值,但也可能会给患者带来医源性损害,给患者增加痛苦,甚至留下终身创伤。特别是对某些新的检查方法,在没有把握的情况下不得滥用。医生应从诊治的需要、患者的承受力和危险大小等方面权衡利弊,选用利大于弊的检查,这样做既安全又节约。

3. 坚持综合分析原则、避免片面　随着现代科学技术的发展,辅助检查的手段能使医生更深入、更细致、更准确地认识疾病。如X射线、超声波诊断仪、电子计算机断层扫描、磁共振成像、光导纤维内镜等临床应用,对于体内病变已经能够直接或间接观察。这样不仅可确定病变部位大小、性质,也给鉴别诊断和治疗过程及疾病演变转归提供数据。但辅助检查在诊断中也有其局限性,因为任何辅助检查反映出的都是瞬间状态或局部表现,不能代表全过程和整体变化,辅助检查又受各种条件制约及许多因素的影响,其结果都可能出现差异。因此,不能过分依赖辅助检查,以免影响患者的诊治。

第二节 临床治疗伦理

(一)药物治疗的伦理要求

1. 掌握指征、对症下药 医生用药如用刑、用兵,草率从事可"杀人"。在临床实践中,由于用药错误或不当,延误病情,发生药源性疾病,甚至造成患者死亡的例子时有发生。医生在用药治疗中要秉持极端负责和十分谨慎的态度,避免诊断不明确就盲目滥用药物。在未明确诊断时,不要轻率地采用退热或镇痛药物。另外,用药还要因人而异,由于患者性别、年龄、病情、用药史、对药物的耐受程度等存在差异,医生在药物治疗时,严格掌握用药指征,灵活用药,防止不分常规超量用药,造成药物使用不当,发生不良后果。

2. 合理配伍、安全有效 药物既有治疗疾病的作用,又有毒副作用。医生一定要熟悉药物的性能,扬长避短,进行合理配伍。要严格掌握药物的安全剂量,考虑机体对药物的耐受力,依据病种、病情及患者的年龄、性别、体质等差异灵活用药,合理调整剂量,减少药物副作用的发生。根据国外资料介绍,患者所接受的药物越多,越容易产生有害反应,接受 1~5 种药剂的患者所产生有害反应为 18%;同时接受 5 种以上药剂的患者所产生的有害反应急剧上升到 80%,而同时服用数种药物所产生的配伍禁忌,危害更大。所以,在用药过程中,合理用药,限制药品数量、种类,不为追求经济效益给患者开大处方。

3. 近期效果与远期效果相结合 用某些药物治疗既要考虑近期效果,又要从实际出发,严格掌握用药的顺位原则(首选、次选、再次选等顺位)和剂量,考虑患者的长远利益,力求达到最佳选择。如抗生素的应用,必须有针对性。要遵照先简单后复杂,先窄谱后广谱,先口服后针剂的原则,不能为提高自己的声誉,或迎合患者心理,任意加大剂量,追求所谓"药到病除,医术高明"的口碑,只顾近期效果,不顾远期效果,给今后的治疗设置障碍,给患者增加不必要的负担。对容易积蓄中毒的药物,更应在使用一段时间后进行适当调整。

4. 坚持最优化原则、慎用新药和贵药 随着医药卫生事业的发展,一些新的、优质有效、副作用小的药物品种必然代替旧的劣质无效、有害的药物品种。但是,任何一种新药在临床试用时,医生都要十分严格和慎重,不允许为个人或其他不正当目的而试用。同时,医生在选用药物时,在医疗效果同等的药物中,能用廉价药物的就不用稀有贵重药物,能用国产药就不要用进口药,这样既可以减轻患者经济负担,又节省了稀有贵重的卫生资源;既符合患者、家属的利益,又符合集体、社会的利益。不论对自费还是公费患者都应坚持这个原则。

(二) 手术治疗中的伦理要求

1. 手术治疗的特点

(1) 两重性 手术有去除病根、修补组织的功能，但同时又是一种创伤，不论方案设计多巧妙、周密、精细，都会有一定程度的损伤，这是手术的两重性决定的。因此，医生必须权衡手术治疗与非手术治疗的利弊，手术方案的制订要符合最优化原则，手术过程中尽可能减少损伤，力求达到最好的效果。

(2) 严格性 手术时间性强，无菌观念和技术操作要求高。这种严格性是保证手术顺利进行、手术成功、术后康复的重要条件。任何不负责任、粗心大意、玩忽职守等，都会给患者带来危害，甚至发生差错事故危及患者的生命。每个参与手术的医务人员都应有高度的责任心，做到审慎从事。

(3) 风险性 现代手术的难度和危险性比以往任何时期都大，手术者要承担一定的风险。面对迫切需要手术的患者，医生既要勇担风险，又要采取谨慎的态度，把患者的利益放在首位，力争使手术安全、有效。

(4) 协作性 手术治疗的协作性较其他治疗手段更直接、更密切。任何一台手术的成功，都需要医生、麻醉师、护士密切的合作，较大而复杂的手术，更需要医院多科室及各类医务人员的共同协作。所以，手术的成功是集体劳动的成果，合作、协调是手术成功的重要保证。

2. 手术治疗前的伦理要求

(1) 严格手术指征 所谓手术指征，也就是手术适应证，即用其他任何疗法都不能奏效，必须手术。在当时条件下，手术是最理想、最现实、最有希望的治疗方法。对于探查术，应持慎重态度，那种片面强调手术，认为外科就是手术，手术就能决定一切的想法是错误的、有害的。

(2) 选择最佳术式 医生在选定术式时，必须从患者的利益出发，把手术的近期效益与远期效益、正作用与副作用、全部治愈和部分治愈等做反复比较、全面分析、权衡利弊后得出结论。同时，还要考虑减轻患者、家属和社会的负担。不能片面强调某一方面而忽视其他方面，拟订出脱离实际的方案。

(3) 做到知情同意 一般情况下，手术应取得患者或家属的同意。较大的手术，医生应向患者或家属介绍病情及手术的根据、手术方式、可能发生的异常情况及准备采取的措施等，取得患者或家属的知情同意，家属要履行签字手续。

3. 手术中的伦理要求

(1) 体贴入微、思想集中 尽管术前医务人员已做了很多解释工作，但有些患者仍然对手术紧张、恐惧。因此，医务人员在术中要体贴、安抚患者，使患者安定情绪，避免不良的语言刺激。医务人员之间也不要高谈阔论，应注意力集中，使患者处在信赖感和安全感的心理状态下接受手术，有利于手术的顺利进行和术后的恢复。

(2) 严肃认真、一丝不苟 手术是由复杂的脑力劳动和体力劳动相结合的综合性技术，有很强的科学性和技术性，也有一定的危险性。手术中每个细小操作都与患者的生命息息相关。稍有不慎，轻则增加患者痛苦，重则致残甚至威胁患者生命。因此，医生在手术中应严肃认真、集中精力、小心谨慎、一丝不苟，不能有半点草率和鲁莽。一旦发生技术差错或事故，要及时采取补救措施。手术结束以前，要认真检查清理使用的器械、敷料，数目要点清楚，防止遗留在患者体内，造成责任事故。

4. 手术后的伦理要求

（1）**严密观察病情** 术后对患者要勤于观察，发现问题及时处理；患者手术后，身体抵抗力降低，加上手术本身的原因，可能发生并发症。因此，医生应加强对术后患者的巡视，某些大手术后的患者必要时应进行监护，绝不能术后丢下患者不管不问。

（2）**重视术后心理治疗** 某些手术如截肢、生殖器切除等会给患者未来的生活带来困难和缺陷，某些患者手术后效果不好或预后不良，常常会悲观失望，心理忧郁。医生应做到耐心细致地进行心理疏导和解释，安慰患者，减轻患者的心理痛苦，帮助患者树立生活的勇气和信心。

（三）心理诊治中的伦理要求

1. **心理诊治的含义** 心理诊治有广义和狭义之分。广义的心理诊治包含心理咨询和心理诊疗，狭义的心理诊治仅指其中后面的心理诊疗。心理咨询是指心理咨询师运用心理学的原理和方法帮助来访者探讨自身的问题，并寻找问题的根源，以便改变原来的认知结构和行为模式，提高对生活和环境的适应性。心理诊治也称精神诊治，是指用临床医学心理学的理论和技术诊断和治疗患者的情绪障碍与矫正其行为的临床医学服务。心理咨询与心理诊治的主要区别是服务对象的不同，即心理咨询一般针对正常人的发展性咨询，而心理诊治主要为精神和心理非正常的患者提供诊治性服务。

2. **心理诊治的伦理要求**

（1）**保密** 在心理咨询和诊治过程中，不可避免地会涉及患者的隐私，保密在心理诊治实践中显得尤为重要。首先，患者向心理医师倾诉的信息，特别是秘密或隐私不能泄露，甚至对患者的父母、配偶也要保密；其次，心理诊治过程中涉及的内容，心理医师只有在得到患者的书面同意时，才能进行相应的处理和应用；再次，在青少年心理咨询中，除了需要向青少年本人解释保密的伦理要求外，也需要对其监护人进行保密事宜的解释和介绍。

（2）**尊重** 心理医师要尊重患者的性别、民族、国籍、宗教信仰、价值观等。当心理医师不能接受患者的个人文化和价值观时，必须将患者转诊，以免耽误治疗时机，影响治疗效果。心理医师还要尊重患者的知情同意选择权，心理医师有义务告知患者以下情况：咨询的特点、性质、预期疗程、费用、保密范围等。患者有权决定是否接受评估和治疗，是立即开始还是稍后进行，有权改变治疗方法或更换心理医师，或终止治疗。

（3）**专业** 心理医师需要掌握和运用心理诊治的知识和技巧开导者，必须采用规范、恰当、系统的程序和方法，并严格按照这些程序和方法开展工作，以避免出现临床伦理问题。从事心理咨询和诊治必须以专业的态度处理与咨询者和患者的关系，不得与患者发生任何形式的亲密关系。心理医师在关注患者的同时更应关注自我保健，警惕自己的问题对服务对象造成伤害的可能性，必要时应限制、中断或终止临床专业服务。

（4）**真诚** 心理医师首先要对心理咨询和诊治本身真诚。在工作中介绍自己时，应实事求是地说明自己的专业资历、学位、专业资格证书等情况，不得作假、误导、欺骗。当认为自己不适合对某个寻求专业服务者进行工作时，应向对方说明，并本着对对方负责的态度将其转介给另一位合适的心理医师。其次，对患者真诚。心理医师真诚的态度，是打开与患者沟通之门的钥匙，心理医师应保持健康、愉快、稳定的情绪，深厚的同情心和耐心,听取患者的倾诉,帮助其摆脱困境,达到治疗的目的。

(四)膳食营养伦理要求

1. 确保饮食营养治疗的科学性和安全性　膳食营养是协助临床诊治患者的"第二药房"。人体正常代谢需要营养素,人体在患病的情况下物质代谢发生了改变,患者对饮食质量和营养素的需求发生了变化,应有一定的标准,如心脏病、肾病、肝病患者应提供低盐饮食。因此,营养师或医护人员应根据患者疾病进行科学设计和计算食物的营养价值,开出营养处方,配制食谱。

厨师在加工烹调过程中,除了保证营养素尽量少受到损失外,还要保证饮食安全。严格执行卫生制度,确保不用变质腐烂的食物,严格消毒餐具,以防交叉感染和食物中毒。

2. 创造良好的进餐环境和条件　干净、舒适、卫生的进餐环境会给患者带来美好的心理感受,可以增进食欲,提高饮食营养治疗效果。因此,营养师或医护人员要努力消除引起患者不愉快、不利于进食的因素,还要为患者进餐创造一些良好的条件,消除患者的紧张情绪,为患者进行心理疏导,及时将食物残渣、污物清理干净,保持室内清洁。

3. 尽量满足患者的饮食习惯和营养需要　我国地域广大、民族众多,人们的饮食习惯也不尽相同。在不影响患者治疗的情况下,营养师或医护人员应尽量满足患者的饮食要求,特别是尊重少数民族的饮食习惯。同时,出于患者的病情、年龄、性别不同,营养的需求也不一样,营养师或医护人员应尽量为患者开出科学的饮食营养处方、合理营养配餐。特别对孕妇、老年患者和手术后患者,在饮食上要求美味可口、新颖多样、易于消化,便于患者恢复健康。

第三节　若干专业科室特殊诊疗伦理

(一)儿科的伦理要求

1. 儿科患者的特点和心理　儿科服务对象是小儿患者,有其自身的特点:各系统器官发育不成熟,对环境适宜性差,抗病能力弱;病情变化多端,发展迅速;不会或不能直接准确叙述病情,不能确切反映病痛部位,不会提出诊治要求;缺乏生活自理能力,自我保护能力差。由于小儿患者生理、躯体发育尚未成熟,心理状态与成人不同。当儿童患病就医时,往往表现出紧张、恐惧、不安和孤独。到医院陌生的环境,使自己习惯的行为受到约束,产生消化紊乱、夜惊、尿床、哭闹、拒食、郁闷不语、唉声叹气、行为退化等现象。

2. 儿科医生应遵循的伦理要求

(1)细心观察、耐心检查　由于儿科患者不能与医务人员很好配合,不能主动与医务人员沟通情况,病情变化也不易被及时发现,这就要求医务人员经常巡视病房,勤观察、细检查,耐心细致地观察患儿精神状态等变化情况,及时分析处理,以防范漏诊、误诊的发生。给患儿做体格检查,要善于转移其注意力,不拘泥常规,先易后难,做到针对性强、细致、轻快、准确。尤其在对患儿管腔器官进行器械检查和治疗时,一定要谨慎细致,动作轻柔。

(2)认真负责、治病育人　儿童在家中已成为家庭中的"重心",小儿患病,家长非常着急、紧张和担忧。儿科医务人员首先要有高度负责的精神,充分理解家长的心情,积极采取有效的诊疗措施,及时解除患儿的痛苦,使家长安心。其次要注意儿童的身心特点,在采取任何诊治措施时,不仅要考虑近期效果,更要考虑远期效应。在用药物等治疗时,必须权衡利弊,为患儿健康成长着想。儿科医务人员要自觉承担治病育人的责任,在各方面对患儿给予无微不至的关心,针对儿童的好奇心,医护人员应耐心进行疏导,切忌哄骗威吓。

(3)严格消毒管理、防止交叉感染　由于儿童较成人更易感染传染性疾病,尤其是在患病后更加如此。儿科医务人员在门诊要做好预诊和分诊工作,在病房对传染病患儿做好隔离工作,对新生儿、体弱患儿、免疫功能低下者,要做好保护性隔离工作,不让患儿到处乱跑,随便串病房等,严格执行探视制度。严肃认真执行卫生清洁、消毒制度和各项操作规程,以达到卫生标准和无菌操作要求。

(二)妇产科的伦理要求

1.妇产科工作特点和患者的心理　妇产科的服务对象都是女性,妇女的心理、病理与男性不同。妇产科工作已从单纯的妇女疾病诊治,扩展到围生期和妇女终身保健、计划生育和优生优育等领域。妇产科患者的病变部位都在生殖系统,由于患病部位特殊及受我国传统道德观念的影响,患者对自己的病情难以启齿,由于有害羞心理、压抑心理和恐惧心理等特殊心理,不愿坦诚吐露自己的全部病情。

2.妇产科医生应遵循的伦理要求

(1)尊重患者、同情体贴　医务人员必须尊重就诊妇女的人格,不能强迫她做一些不愿意接受的检查,对于必须要做的检查项目,要耐心做好解释工作,在征得同意后方可进行。对临产妇分娩时因疼痛引发哭叫等不应予以训斥,应注意用语言暗示,进行精神安慰。不能采取一些违反自然规律的干预措施,以免发生难以预料的后果。

(2)严肃认真、真诚待人　妇产科医生对待患者要和蔼可亲,举止端庄、礼貌待人。不能在无遮掩的地方或是人多时给患者检查身体。在检查时,动作要轻柔,做到耐心、细致,避免重复检查。做妇科检查时,态度要严肃认真,不能轻浮讥笑。在给未婚妊娠者流产时不应刁难、挖苦或故意粗暴操作,并保护好其名誉。

(3)保守隐私、实施计划生育　对于妇产科患者的隐私和秘密,医务人员应遵循医疗保密要求,不轻易向他人泄露妇女的病情。正确处理好患者保密和社会责任的关系。当围生期保健与国家的计划生育政策和优生优育政策相矛盾的时候,应以国家和社会的利益为重。

(4)审慎治疗、认真负责　妇产科医生在给患者用药时,应注意所用药物对患者生理和体征的影响,能引起女性男性化的激素类制剂,应尽可能避免使用。如果必须使用,事前要向患者及其家属讲明药物的不良反应,并尊重患者的意愿。对孕妇用药应非常谨慎,要充分考虑到药物对胎儿的影响。给妇产科患者做手术治疗时,首先要严格掌握手术指征,在手术选择上既要考虑治疗目的,又要照顾患者手术后的性生活和生育功能。

(三)传染病科的伦理要求

1.传染科工作的特点　传染病是由特异性的病原体如病毒、细菌、钩端螺旋体、衣原体等经呼吸道、消化道、昆虫叮咬等直接或是间接途径，进入易感者体内，使健康者受感染，进而又传染给他人的一类疾病。它不仅能在体内发生，而且可蔓延流行，对人类生命与健康、社会经济发展与稳定造成不同程度的影响。

传染科工作有其自身的特点：①传染病患者的心理问题多。健康人感染患病后必然产生紧张不安、焦虑等情绪，产生担心子女、亲属被感染的忧虑感。被隔离住院后，生活及环境改变，又会产生被限制感、孤独感和自卑感等。②病房管理难度大。传染病病房应严格消毒管理，工作难度大。③传染病有其自身规律性。传染病的发生、发展与恢复具有一定的规律性，一般将传染病分为潜伏期、前驱期、发病期、恢复期等几个阶段，各期都有其特殊的临床表现。

2.传染科医务人员应遵循的伦理要求

（1）热爱工作、无私奉献　传染科医务人员面对患者和社会责任重大，工作是非常光荣而艰巨的，但时刻都有被传染的危险，加之社会有些人对传染病专业有不正确的认识，这就要求传染科医务人员热爱本职工作，端正思想，不断提高业务水平，以精湛的医术和高尚的医德、强烈的社会责任感服务于患者。面对传染病患者要以"防病治病，救死扶伤"为己任，发扬大无畏的精神和人道主义精神，为防治传染病做出贡献。

（2）救治患者、强化预防意识　传染病具有发病急、病程进展快的特点，采用现有的治疗手段，大多数传染病是可治愈的。关键是要做到早发现、早隔离、早确诊、早治疗。这就要求医务人员树立起强烈的时间观念和社会预防意识，分秒必争地救治患者，严格控制传染源以及相关人员，防止病毒在人群中扩散传播。

（3）严格消毒、防止交叉感染　为了使患者尽快康复，保护易感人群，控制传染病流行，切断传染病的传播途径，医务人员应以高度责任感，强化消毒意识和隔离意识，严格执行消毒隔离制度，防止交叉感染。工作中既要严格认真，又要向患者及家属讲清道理，使他们能给予配合和支持。切不可因自己工作失职或疏漏，使传染病造成进一步扩散。

（4）贯彻《传染病防治法》坚持依法防治　我国党和政府高度重视传染病防治工作，1989年9月颁布实施了《传染病防治法》，1991年12月又颁布实施了《传染病防治法实施办法》，1989年2月21日第七届全国人民代表大会常务委员会第六次会议通过，2004年8月28日第十届全国人民代表大会常务委员会第十一次会议修订，2013年6月29日第十二届全国人民代表大会常务委员会第三次会议通过。使我国传染病防治工作迈出了新步伐。防治传染病，要依靠科学，依靠群众，依靠法律，这是我国防治传染病多年的经验总结。传染科医务人员必须认真学习有关法律，自觉执行法律，做到依法防治。

（四）精神病科的伦理要求

1.精神疾病诊断中的伦理要求　正确的诊断可以为患者选择最佳治疗方案，使其早日恢复精神健康。所以对精神病患者的诊断更要严肃、认真、慎重。由于精神患者常常否认自己的疾病，往往给问诊工作造成极大困难。因此，必须详细反复地向其家属和工作单位了解病情，病史中要特别重视人的心理社会因素、生活史和家庭遗传史。在检查方面，既要重视精神检查，也不能忽视身体检查。精神科的正确诊断要建立在完善的病史和检查上。对就诊者既不能主观臆断地说其没病，也不能轻率地下"精神分裂症"之类的诊断。否则,对其个人、家庭都会产生严重的后果。

在诊断各种精神病患者的工作中,对了解到的精神病患者的社会、家庭、家族状况、个人生活经历、婚姻状况、性生活情况及患病后的各种病态观念和行为等资料均有保密的责任,不能对外人谈论或随意提供。在涉及法律和国家安全的情况下,应按法律程序和组织程序提供有关资料。这是精神病科医生尤其应严加遵守的伦理规范。

2.精神病治疗中的伦理要求

(1)对轻型精神病患者治疗应遵循的伦理规范　轻型精神病患者包括神经衰弱、焦虑症、恐惧症、疑病症、癔症、强迫症等。患者多表现为不安、紧张、焦虑、敏感、情绪不稳定等,由于对躯体功能及精神状态总感觉到不满意,因此患者到处就医,一旦遇到精神病医生便纠缠不休,语言特别多。在这种情况下,作为医务人员应该耐心地对待患者的诉说,不能因为怕耽误自己的时间而表示出不耐烦甚至训斥患者。医生在态度上要表现出同情和关心。对于患者诉说的症状及某些不可思议的感觉,不能嘲笑和藐视,要给予充分的理解。对于轻型精神病患者除了给予必要的药物治疗以外,更应该施以耐心细致的心理治疗,帮助患者找出引起疾病的原因及疾病和自身性格的关系,鼓励患者克服狭隘和自卑心理,积极参加体育活动及有益的社会活动,争取早日康复。

(2)对重型精神病患者的治疗中应遵循的伦理规范　重型精神病患者包括精神分裂症、情感性精神病、人格障碍、脑器质性精神病等。重型精神病患者不仅常有人格障碍、伦理紊乱、道德沦丧等社会心理方面的病理表现,而且在一定程度上患者是不自觉的。所以,在治疗中医务人员一定要用高尚的情操、美好的心灵、和蔼可亲的面容,以及端庄的态度和文明的语言,去感染说服患者。但对异性患者,应保持一定距离,千万不要过分热情或有轻浮的表现,以免使患者产生误解,导致"衷情妄想"。精神病科女医务人员在上班时不可浓妆艳抹,过分修饰打扮,以免招致男性患者的性冲动。男医生检查和治疗女患者时,必须有女护士在旁协助,不要在小房间里单独与女患者有较长时间的接触,这样做对医生和患者都有保护作用。一旦精神病科工作者和异性患者发生性行为,不管患者是否同意,都是伦理规范和法律所不允许的,都将受到法律的严惩。

总之,在治疗中要遵循的伦理规范,必须从患者病情和医院的具体条件出发,权衡利弊。总的原则是,用温和而无不良反应的心理疗法,尽量不用或少用药物疗法;能用药物疗法者则不用胰岛素、电休克、外科手术和衰竭疗法等。

(五)社区卫生服务的伦理要求

社区卫生服务主要是针对社区居民的健康,它涉及社区居民预防疾病、保护和促进社区居民健康、进行健康教育宣传等大事。随着我国人口老龄化和城市化建设的加快,流动人口的增加,社区卫生服务越发显得重要。1997年1月《中共中央　国务院关于卫生改革与发展的决定》提出了加快发展社区卫生服务的重要决策,2015年,国家卫健委基层发〔2015〕93号《关于进一步规范社区卫生服务管理和提升服务质量的指导意见》,又进一步规范和加强社区卫生管理。社区服务人员医德、医风的好坏,在一定程度上影响着广大群众的健康和卫生事业的改革发展。

1.社区卫生服务的含义　社区是指一群人在某一固定场所相互联系和依赖,在此区域内行使社会功能。世界卫生组织认为,社区是一个有代表性的区域,其人口数在

10万~30万之间,其面积在5 000~50 000 m²。社区一般由五个要素构成:一定的人群、地域、服务设施、文化指导、管理机构。社区卫生包括五大要素,即促进健康生活、预防疾病问题、治疗疾病、康复和健康教育。

社区卫生服务是由卫生及相关部门向居民提供的医疗、预防、保健、康复和健康教育等卫生服务的总称。社区卫生服务的具体内容主要有以下方面:

(1)健康教育服务　提高社区人群对健康教育重要性的认识,改变不良习惯和生活方式,宣传自我保健和基本的卫生知识,不断提高社区人群的生活质量和生命质量。

(2)医疗康复服务　社区卫生服务一般是以一级医院为中心,面向社区,以设点、巡诊、接诊、会诊相结合,积极开展家庭病床,建立社区康复中心等形式,尽可能地为社区居民提供方便、舒适、有利于患者的卫生服务。

(3)保健服务　社区卫生服务承担了妇女、儿童保健服务,计划生育宣传、技术指导等。社区医院与社区居委会、企事业单位工会组织、地方妇联组织密切配合,定期定点为社区居民体检,建立职工病历档案,并提供保健服务等。

(4)预防服务　社区卫生不仅是医疗服务,还包括预防服务,如计划生育、免疫接种、传染病防治、公共卫生服务、健康检查、创建卫生城市等。

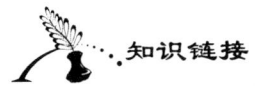

十九大报告关注基层卫生服务建设

党的十九大报告中指出:"在幼有所育、学有所教、劳有所得、病有所医、老有所养、住有所居、弱有所扶上不断取得新进展。"在"病有所医"这方面,今后党和国家要加强基层医疗卫生服务体系和全科医生队伍建设;全面取消以药养医,健全药品供应保障制度。继续扩大家庭医生的签约服务范围,到2017年,家庭医生签约服务覆盖率达到30%以上。到2020年,将家庭医生签约服务扩大到全人群。做到小病不出社区,大病有保障。

2.社区卫生服务中的伦理要求

(1)认真落实公共卫生措施　国家对社区卫生保健的投入着眼于整个社会的健康群体,因此,社区卫生服务主要反映在公众普及项目上。如宣传普及卫生知识,帮助人们自觉改掉不良生活习惯,养成文明卫生的生活方式和健康的心理,积极开展爱国卫生运动,如改厕、改水、兴建垃圾场等。积极配合政府,认真落实各项卫生措施是基层卫生服务人员不可推卸的道德责任。

(2)分工协作、履行职责　由于人们缺乏卫生知识及对不卫生行为带来的后果认识不够,许多地区的卫生状况不尽如人意。因此,社区医务人员要按照各自的分工做好本职工作。由于许多地区社区保健工作人员缺乏,常出现一职多责的情况,因此社区保健人员承担着更大的社会责任,这也要求社区卫生服务人员要具有高度的社会责任感。

(3) 严格标准、合理收费　社区卫生组织或个人要严格按照国家收费标准合理收费,坚决反对乱收费、多收费等不正之风。盲目追求经济效益,会增加患者负担。而出售自制药品或假冒伪劣药品,都是违法行为。社区卫生服务人员必须提高服务质量,改善服务态度,文明行医,礼貌待人,合理收费,提高诊治水平。

(4) 努力学习、提高业务能力　社区卫生医疗的对象主要在基层。卫生服务人员要刻苦钻研医学技术,独立诊治各种常见病和多发病,遇到疑难及危重患者要及时转送上级医院诊治。

(5) 合理利用各项卫生资源　受国民经济发展水平和综合国力的限制,国家在医药卫生方面投入较少,社区卫生服务人员要充分发挥主观能动性,合理利用卫生资源,对常见病处理要及时有效,避免病情发展,把患者的痛苦降到最低点,减轻居民医疗过程中的经济负担,为上级医院减缓就诊压力。

3. 社区健康教育中的伦理要求

(1) 运用多种形式开展健康教育　医务人员要充分利用患者就诊、候诊、家庭病床等各种机会和场合,向社区群众宣传健康教育的重要性。还可利用图片、板报、多媒体、网络等手段,向居民宣传自我保健、自我救护等健康教育知识。

(2) 提高科技水平,不断自我完善　社区医务人员在社区健康教育中要以科学的观点,运用新理论、新知识,解释各种疾病现象,坚决同迷信、巫医、伪科学做斗争。社区医务人员要转向用生物-心理-社会医学模式去解决群众的健康问题。不能为追求经济效益而片面夸大、推销某些药品、保健品,以免把健康教育引入歧途。

4. 家庭病床中的伦理要求

(1) 维护患者的健康利益　在开展家庭病床服务中,医务人员应始终把维护患者的健康利益放在首位,不以患者的职业、社会地位、经济条件而有所区别,必须一视同仁、热情服务。在上门服务时应该做到按时出诊,遵守诺言,绝不能因天气、交通等原因而贻误治疗。

(2) 协调关系、密切合作　由于家庭病床的患者往往同时患有几种疾病,因此社区卫生服务人员需要各科室协调一致、加强合作、相互支持。对于有特殊困难的患者,医务人员应建立起信息沟通网络,及时传递信息,团结协助,以便及时提供医疗服务,促进患者早日康复。

(3) 优质服务、自我约束　在家庭病床的医疗服务过程中,医务人员在医学技术上要精益求精,而且在道德修养上要忠于职守,遵纪守法。严格遵守各项规章制度和操作规程,努力提高自身的道德修养。对患者及家属提出的各种问题,要学会用保护性医疗语言解释,做到亲切、简明、通俗易懂。对患者家庭的隐私,医务人员要严守秘密。

问题分析与能力提升

2016年10月30日山东某电视台报道潍坊一名女子剖宫产后腹痛难忍、寝食难安,后经检查,发现医生把一块纱布"遗忘"在腹内,引发公众指责。医院解释,该产妇系瘢痕子宫合并前置胎盘,采用纱布止血和缝针并非"事故",而是常见的抢救措施。尽管纱布已经取出,但产妇仍拒绝出院。

"纱布门"在网上引发了持续的关注和热议。

你如何看待案例中的医患纠纷?

提示:

(1)医学的进步离不开患者的宽容,只有不断增进医患互信,才能建立和谐的医患关系。

(2)针对医疗纠纷等事件医院应及时、准确向社会说明,以化解舆论对医院的压力。

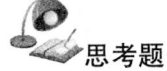

思考题

1.临床诊疗中医务人员应遵循哪些准则?

2.在手术、心理、膳食治疗中应遵循哪些伦理要求?

3.在临床诊断中,如何贯彻及时与准确的伦理原则?

4.如何理解临床治疗中的有效、择优和自主伦理准则?

(南阳医学高等专科学校　杨金运

商丘医学高等专科学校　余进军)

第六章 医技科室伦理

学习目标

- ◆ 说出 医学技术、医学影像、医学检验、药剂工作的特点。
- ◆ 阐述 公共卫生伦理学的含义和伦理原则。
- ◆ 熟识 医学影像技术工作、药剂工作和公共卫生的伦理要求。

案例选读

寨卡病毒威胁公共健康

2016年10月至2017年1月16日,巴西因寨卡病毒所致的疑似新生儿小头畸形病例已达3 893例。世界卫生组织宣布该病毒的暴发成为公共健康紧急事件(PHEIC)。旅游业的发展对寨卡病毒的传播起到了推波助澜的作用。2016年11月18日世界卫生组织宣布寨卡病毒不再是一个PHEIC,而是一个长期的公共卫生挑战。针对此事,请进行医学伦理分析。

【探析】①公共卫生维系着公众的健康和生命,因此要加强公共卫生措施,减少感染,特别是孕妇和幼儿。②寨卡病毒是人类的公敌,各国卫生部门应在世界卫生组织的领导下齐心协力加强对寨卡病毒疫苗、治疗和诊断方法的研发力度。

随着医学科学技术的发展,加快了现代医疗技术手段在临床上的大量应用,在市场经济条件下,医院之间的竞争在很大程度上也是医学技术的竞争。作为掌握和运用现代医疗技术的医技工作者,其职业道德素质的高低,不仅关系到医技工作水平的提高,也关系到医疗技术的运用,进而影响着医疗质量。因此,加强医技人员的伦理道德教育,提高其职业道德,对于提高医疗质量,促进医疗卫生事业的健康发展具有重要意义。

第一节 医技伦理

一、医技和医学影像技术工作的特点

(一) 医技工作的含义和特点

1. 医技工作的含义　医技工作即医学技术工作。从广义上说，所有从事医务工作的人员都是医学技术工作者。医院是通过医学技术为人民服务的，这涉及诸多领域，如医疗技术、护理技术、检验技术、药学技术、医学影像技术、电子计算机技术等。从狭义上说，医技工作主要是指运用专门诊疗技术或仪器设备，协同临床科室诊疗疾病的技术工作，如检验、病理、放射、超声、核医学、理疗、激光、放疗、高压氧舱、特检、药剂、血库、营养和供应等工作。

2. 医技工作的特点　医技工作是医院运行系统中的技术支持系统，他们都是以其专门技术职能服务和支持各专业临床工作。虽然他们有各自的专业和组织系统而各自相对独立，但他们的工作性质和人员设备的管理却具有许多共同点。

(1) 辅助性　医技工作性质决定了他们在患者的整个诊断、治疗和康复过程中处于服务临床医生的辅助地位，即面向全院或社会各临床专业科室，为医生提供诊断、治疗患者疾病的数据或结论服务。不论是以诊断为主，还是以治疗为主，或是以服务诊疗供应为主的工作，他们都不主动的、全程的参与患者的诊断、治疗和康复工作，他们的工作价值是通过为临床医生提供数据和结论并通过临床医生，对其他资料和信息的综合分析判断体现出来。离开了服务临床医生的需要和再创造性劳动，医技工作的价值就难以体现出来。这种工作性质和分工形式，决定了医技工作的辅助性。

(2) 专业性　现代医技发展的显著特点是既高度分化又高度综合，交叉学科研究广泛开展。先进的仪器，往往是许多边缘交叉性高科技应用的成果，因而，医技工作越来越体现出专业性。作为医技人员，仅靠专业基础知识是不能适应工作需要的，必须加强学习，更新知识结构，使自己的知识适应现代医技发展和医疗工作需要，利用自己的专业特长，主动为临床医生提供新的诊治方法。否则，面对先进设备，不会使用或功能开发使用不全，或对新设备的操作性质、防护要求生疏，不仅不能为医院产生经济效益，还有可能出现失误或医疗事故。

(3) 紧密性　科学技术的迅猛发展，新设备、新材料、新工艺的出现为医技工作增添了许多新方法、新项目。医技工作与临床医生工作的联系更加紧密。一方面，临床医生对医技工作的依赖性增加，希望医技工作者能随时解答有关的诊查、检测问题以及对结果的诠释，或希望邀请参与某些治疗或科研工作，以提高诊治的针对性和有效性。另一方面，医技工作人员也希望临床医生正确选用他们提供的诊疗检测项目，为他们体现其技能和价值提供机会。因此，医技工作越发展，医技工作与临床工作的联系也就越紧密。

(4) 重要性　医技工作不仅专业技术性强，而且需用设备较多，这些设备大都精度高，价格昂贵。如影像科，占据着医院较多固定资产份额，药剂科占用着医院较大量的流动资金。由于新技术、新设备的效益回报大且较快、定价较少限制,医技工作管理的好坏直接影响医院的业务收支。另外,医技工作在管理上又易于进行单机核算或部门核算。因此,医技工作就成为医院经济管理的重点环节。

(二)医学影像技术工作的特点

医学影像技术工作是医学影像医师依靠仪器所反映的人体器官或组织的影、图、像,来进行诊断或治疗的技术工作。随着医学影像设备和技术的广泛应用,医学影像技术工作也呈现出相应的特点。

1. 诊治并行、以诊断为主 医学影像技术工作是以诊断为主发展起来。过去受技术和设备的限制,医学影像医师只是以被动跟随和满足临床医师的诊断要求为职责。现在随着设备和技术的日臻完善,已从以诊断为主发展到诊治并行,特别是放射介入疗法等技术的开展,使医学影像医师也参与到患者的治疗中。虽然医学影像技术工作以诊断为主的特点没有根本改变,但诊治并行的特点要求医学影像医师必须了解患者的病史和临床表现,掌握一定诊治知识,才能结合临床更好地为患者服务。

2. 独自操作与群体协作结合、以独自操作为主 在医学影像技术的发展历程中,很长一段时间以来是以医学影像医师的独自操作为患者诊断为主,也有对部分病例进行集体诊断的做法,这是发挥集体智慧的好传统。但是,随着设备和技术的发展,一些新的复杂的诊断技术和放射介入疗法的开展,有些诊断和治疗需要多位医生协同参与及护士的配合才能完成。医学影像工作群体协作性较前大增。虽然如此,但从工作数量上来说,医学影像技术工作还是以独自诊断操作为主。每个医学影像医师独当一面,甚至独自管理和使用某一台机器工作,这就形成了现代技术条件下新的医学影像技术工作特点。

3. 利害并存、依法防护 医学影像技术工作是放射技术和放射物品的应用,各种放射技术和放射操作给人们带来福音的同时也不可避免地会给人们造成一定的伤害。但应用和防护是同等重要的。为此,国家对应用放射技术和放射物品有着严格的管理规定,并颁布了有关的法律法规加以约束和管理。多年来,人们在科学应用放射技术中积累了许多宝贵经验。兴利避害,把放射技术危害降低到最小值,依法做好放射技术的应用和防护是医学影像工作的一个显著特点。

二、医技工作的伦理意义

1. 有助于强化职业角色,做好本职工作 医技科室是医院的重要科室,医技工作是整个医务工作的重要组成部分,是医务工作分工的客观需要。正是这种医务工作分工,使医技工作者不具备全程参与对患者诊断、治疗和康复的主动性与主体资格,而是处于辅助的和配角的性质或地位。这种职业分工是客观的和必需的,虽有主辅之分,却没有尊卑之别。医技工作的辅助或配角地位,是相对整个医疗流程而言,医技工作同样担负着救死扶伤、治病救人的道德义务,同样具有各自的专业性和较强的技术性、探索性和风险性。加强职业道德教育,提高医技工作道德,有助于医技工作人员明确自己的职业分工,确立自己的职业角色。

2. 有助于发挥其主动性,提高工作质量 医技工作质量和技术水平如何,将直接反映整个医疗水平的高低和服务质量的优劣。医技工作虽处于辅助的或被动的工作地位,但医技工作人员担负的救死扶伤的道德义务并没有因此而降低,同样要求医技工作者必须全心全意地做好本职工作,主动面向临床,以高质量的工作为临床服务。医技工作者为临床医生诊治工作服务,同样也是为患者服务,两者的同一性,要求医技工作者要增强工作主动性。医技工作是临床医生诊治工作的重要依靠,而医技工作的诊查又处在临床医疗工作的前沿,这更要求医技工作者要增强工作主动性。加强医德教育,提高医技工作道德,有助于医技工作人员主动履行道德责任,主动面向临床,主动了解患者相关情况,优化检测和治疗方案,提高工作的主动性和工作质量。

3. 有助于协调医疗中的人际关系 医技人员一般不主动的、全程的参与患者的诊疗和康复过程,相对较少直接接触患者。而临床医生的诊治也离不开医技工作。医技工作为患者服务的价值,必须通过医生的再创造性工作才能得以实现。医技工作与临床工作相互依存的关系,要求两者必须建立相互尊重,密切配合的良好医疗人际关系。而其中临床医师在医技工作和患者之间的媒介关系却是更为重要的。所以,协调好医疗中的人际关系离不开医技工作者道德的提高。这就要求医技人员要以良好的道德修养,主动协调相互间的工作关系,互相尊重、密切配合、及时提醒临床医生注意监测指标变化,减少误解和遗漏。如果相互之间道德境界不同、协调不顺,就会造成相互埋怨、指责、不信任,使医疗人际关系紧张。可见,医技工作道德能协调医疗人际关系,促进良好医疗人际关系的形成和发展。

三、医学影像技术工作的伦理要求

1. 扩充知识、主动配合 医学影像工作人员应尽量多掌握现代医学知识,以适应医学影像诊断工作的需要。加强与临床医师的沟通与交流,结合病史的变化,积极参与疾病的诊断与治疗。同时,医学影像技术人员主动介绍检测项目或治疗手段的特性,指导临床医师正确选择和使用。积极开展临床需要的检测项目,不能因有风险和困难等而拒绝开展。从为患者服务的思想出发,经常研究影像诊断技术、投影技术,提高解决疑难问题的能力,不断提高工作质量,以满足临床医师的诊治需要。

2. 严谨求实、一丝不苟 医学影像技术工作人员要有对工作认真负责,对患者高度负责的精神,为患者和服务对象做好每项检验,切不可草率行事,造成漏诊。要防止粗枝大叶将病变性质搞错或病变部位搞颠倒。严格遵守应该实行的操作规程和查对制度,不放过任何疑点。要尊重客观事实,不凭经验随意下结论。注意安全,定期对仪器进行检测、维修、保养,有利于提高诊断符合率,杜绝差错事故的发生。

3. 举止端庄、尊重患者 由于医学影像技术工作处在各种灯光、音响、仪器设备监控的环境里,患者易于产生神秘、压抑、被动、紧张、焦虑的心理状态。这就要求医学影像工作人员尊重患者,给患者以同情和温暖,对受检者进行心理安慰、耐心指导,消除他们的被动和恐惧心理,以取得患者的支持和合作。如果是男医生给女患者检查敏感部位时要请其他人员在场,不能利用单独检验或暗室的特殊环境亵渎异性患者。杜绝一切不良行为的发生,体现良好的职业道德风貌。

4. 依法防护、减少损害 做好医学影像技术工作的防护问题,不仅关系到工作人员自身的健康,也关系到患者和社会的安全,更是我国法律的要求。因此,做好医学影像和特殊检验的防护工作,要尽可能减少放射线对人体的危害,防止滥用和不必要的重复使用;告诫患者哪些疾病不能做有放射危害的特殊检查;进行放射治疗时要做好对非照射部位的保护；要加强对放射源和放射废气、废水和废物的妥善处理,防止污染环境。定期对环境进行放射污染的检测,也是履行对社会负责的道德责任。

四、医学检验工作的特点和伦理要求

（一）医学检验工作的特点

1. 标准化　医学检验主要是利用化学、物理、生物、电学等技术在实验室内借助各种仪器、试剂等,依照特定的原理、方法和操作规程,按照临床医生的要求,对标本进行有目的的检验分析。医学检验有固定的程序,需要通过长时间的观察和实践,才能使检验结果科学、准确。

2. 智能化　随着整个社会科技水平的提高,医学检验也增加了很多高科技的检验设备和手段,很多手工操作方法已经退出历史舞台。智能化仪器、设备的出现使医学检验的方法快捷、准确,被检标本的利用率得以提高,为临床提供的数据也更加充分。

3. 危险性大　医学检验有"临床医疗侦察兵"的称号,这说明医学检验处在临床医疗工作的最前沿。有些患者的标本中存在着致病物质,容易使医学检验人员在检验工作中被感染。同时,医学检验工作使用的化学试剂大多数具有易燃、易腐蚀和剧毒性等特征。这使医学检验工作人员时刻面临着危险的威胁。

（二）医学检验工作的伦理要求

1. 珍惜标本、认真检测　临床送检的标本来自患者,标本的采集过程是患者伴随痛苦的过程,也是医护人员费心和历经风险的过程。一些化验的标本不仅难采集,而且量少,这需要医学检验工作人员珍惜标本。珍惜标本,就是对患者的尊重,对临床医护人员的尊重。检验人员要谨慎从事,一丝不苟,认真对待每个操作环节,按照规定的程序和步骤,实事求是地做好每次检测。

2. 科学求实、精益求精　医学检验结果关系到患者的生命和健康,检验工作不能因累而掉以轻心,也不能因无人监督而不认真,更不能因人情而填写不真实的结果。必须以科学规范的态度进行操作,并如实报告检验结果。要对技术精益求精,最大限度地提高检验结果的准确性。如发现结果有疑点,应重新检测。若有差错应及时纠正并杜绝类似问题再次发生,不能敷衍了事。检验人员要不断提高专业知识和专业技能,做到操作中准确无误。

3. 热情服务、团结协作　医学检验工作是医院的窗口之一。检验人员的工作态度、服务水平,直接关系到患者对医院的信任度,也体现着医院的医德医风和精神文明程度。热情服务,就要语言亲切,态度和蔼,动作轻、快、准,尽量消除患者的恐惧心理,及时给患者和临床医学提供检验结果,不能因为个人情绪影响工作。与临床各科室之间搞好密切配合,团结协作,互相尊重。充分发挥医院的整体功能,更好地为患者提供服务。

4. 爱惜仪器设备、维护有效运转　当今医学检验仪器设备种类繁多,价格昂贵,更新速度加快。医学检验不仅成为医生诊断疾病的重要依据,也成为医院经济管理的重点部门。检验人员要正确掌握各种仪器设备的性能和操作规程,做到爱惜仪器设备,不违反操作规程使用仪器。特别注意不在仪器上做与业务无关的私活,以防仪器被非业务工作损害。按照规定维护、保养仪器,使仪器处于良好运转状态,便于为患者诊断和治疗。

第二节 公共卫生伦理

一、公共卫生伦理学含义和伦理原则

(一) 公共卫生的含义

公共卫生是从英文 public health 翻译而来的,public 是"公共""公众"的意思,而 health 是"健康""卫生"的意思,从伦理问题上来讨论,"公共卫生"中的公共有三重含义:

1. 人群数量上众多的意义 公共卫生的目标人群是全体人口,公共卫生的目标是群体的健康。数量上众多的意义必然反映公共卫生要特别关注公众的健康利益。

2. 政治上的公共 代表公共利益的政府,政府是公众选举出来并代表公众保护公共利益的。政府或公共机构被赋予了职权要为代表公众的利益而行动。在此意义上,公共就是通过政府或公共机构而实现的集体行动。

3. 广义上的集体的含义 这个集体包括所有影响公共卫生行动的社会和社区。在此意义上的公共被称为社区公共。这个层面上的伦理分析已超出政治公共范围,因为这个领域包括了私人机构和私人的资金,他们与公共健康干预有关的行动通常有更大的自由度,因为他们不必像政府那样必须证明他们干预行动的合理性。

综上所述,公共卫生是由政府、社会或社区采取的旨在通过改善社会条件来促进人群健康,预防和控制疾病在人群中流行的干预措施。它包含三个基本要素:①工作对象是人群而不是个体;②干预措施是由政府及政府以外的社会或社区采取的;③措施作用于社会条件。从定义中我们注意到公共卫生的工作不是直接去治疗疾病,而是去改善疾病或伤害在人群中流行的社会条件,它意味着政府和社区等集体对公众健康的责任。

(二) 公共卫生伦理学的含义

公共卫生伦理学是人类有关在人群中促进健康、预防疾病和伤害的行为规范。这些规范体现在一些原则之中,对我们在人群中促进健康、预防疾病和伤害的行动起着指导作用。公共卫生伦理学与医学在许多方面是不同的,如公共卫生以人群为基础的视角与临床医学以患者为中心的视角有所不同,公共卫生伦理学也不仅仅是人群中每个人利益的集合,在公共卫生中必须赋予公共利益重要的伦理地位,在一定条件下个人的利益应该服从于人群的集体利益。由于良好的健康是生活中其他幸福及美好生活的前提条件,保健对所有人都至关重要,因此属于最基本的人权之一,同时,在一个公共和文明社会中也是一项公民权利。公共卫生政策在捍卫和促进公民保健的权利方面的作用是毋庸置疑的。基本的人权除了健康权外,还有知情同意权、隐私权、不被任意剥夺行动自由权、不被歧视权、从科学中受益权等。

(三) 公共卫生伦理原则

公共卫生伦理的原则主要包括:①全社会参与原则,使公众受益;②社会公益原

则,避免、预防和消除对公众的伤害,使其受益最大化;③社会公正原则,分配要公正,它包括公共卫生资源的分配公正、受益和负担分配的公正、公共卫生政策的优先排序的公正及受影响各方参与的公正;④互助协同原则,公共意味着公共卫生需要整体的合作和互助行为,在一个价值多元的社会,这种合作和互助关系应该建立在多重价值和相互信任的基础之上;⑤信息公开原则,信息要透明,真相要告知公众。

公共卫生伦理原则还有尊重自主的选择和自主行动,保护隐私和保密,遵守诺言和承担义务等。

上述原则是从许多公共卫生工作中概括出来的,可简化为:使目标人群受益,并受益最大化;避免、预防和消除对他们的伤害;分配公正、尊重自主、保护隐私和保密;诚信透明。

在公共卫生伦理学中,伦理原则不是绝对的,伦理学的考虑也会发生冲突。在某些特定的情况下,有些原则可能会让位于另外的原则。由于任何出于公共卫生目的的行动、做法和政策都可能会有这样的特征:需要确定哪个更应该优先考虑。优先排序的合理性仅仅信赖于能够减少冲突的行动和做法。符合伦理学的做法,应该是根据具体的发生冲突的情况,在道德判断上进行权衡。伦理学的理论必须在实践中才能找到答案,这种价值上判断常常要基于一定的具体情况,也只有在具体的情景中才能权衡。

二、公共卫生的伦理要求

(一)疾病防控的伦理要求

1. **传染病防控的伦理要求** 传染病是由各种病原体引起的能在人与人、动物与动物或人与动物之间相互传播的一类疾病。病原体中大部分是微生物,小部分为寄生虫,寄生虫引起者又称寄生虫病。传染病可借由直接接触已感染的个体、感染者的体液及排泄物、感染者所污染到的物体,可以通过空气传播、水源传播、食物传播、接触传播、土壤传播、垂直传播(母婴传播)等。其伦理要求是积极开展传染病的防控,对广大群众的健康负责;认真做好传染病的监测和报告,履行其道德和法律责任;尊重科学,具有奉献精神;尊重传染病患者的人格和权利。

2. **慢性非传染性疾病防控的伦理要求** 慢性非传染性疾病,如恶性肿瘤、心脑血管疾病、呼吸系统疾病、损伤和中毒等,已成为危害人类和死亡率最高的疾病,这些疾病主要应从生活方式、环境因素、保健服务及生物学因素等方式入手开展预防,特别是改变不健康的生活方式和行为及改变环境。其伦理要求是积极开展健康教育,促进人们健康行为、生活方式的转变;加强慢性病的监测、筛查和普查工作,履行早发现、早诊断和早治疗的道德责任。

(二)职业性损害防控的伦理要求

目前,职业病危害日益成为制约我国经济社会可持续发展的重大公共卫生问题。职业病不仅严重危害劳动者的身体健康和生命安全,而且还影响我国经济的发展和社会的和谐稳定,关系到构建和谐目标的实现。当前我国职业病问题具有以下特点:①职业病累计数量庞大,发病率居高不下;②职业病危害因素分布广泛,中小企业最为严重;③职业病给个人、企业和国家造成巨大经济负担。长期以来,由于我国政府对职业病防治重视程度不够,监管缺位,在职业病防治上投入不足,公共卫生服务覆盖面窄,职业病防治问题突出。在职业性损害防控方面,其伦理要求政府肩负起维护健康的责任;完善职业性损害防控的法律体系;职能部门加强协作,强化监管,提高职业卫生服务水平;企事业单位承担起保护工作人员的职业健康责任。

(三)健康教育和健康促进的伦理要求

健康是人的基本权利,是个人全面发展,享受生活、学习、工作和关爱他人的基础,是社会经济发展的重要资源和保障,也是衡量国家进步的重要指标。随着我国社会经济的发展、法制与文明的进步,公众对健康教育与健康促进服务的需求增加,对服务内容和质量的要求越来越高。他们的自我认知、自身权益维护的意识也与日俱增。健康教育是指有计划、有组织、有系统的社会和教育活动,促进人们自愿地改变不健康的行为和影响健康行为的相关因素,消除或减轻影响健康的危险因素,预防疾病,促进健康和提高生活质量,并对教育效果进行评价。健康促进是在政府领导组织下,群策、群防、群控,从全球高度认识政治、文化、经济和自然生态等因素对居民健康与疾病工作的效度,从居民的健康水平和卫生要求为依据,从本国、本地的实际出发,决定疾病控制对策,充分利用现有的卫生资源采取应对措施。

其伦理要求是教育引导与规范约束并重,养成良好的生活方式,消除不良生活行为;对公众的负责,关注个性化需求,开展合理卫生保健服务;尊重所有人的权力、尊严、隐私和价值观,采用满足需要的策略和方法,避免和减少伤害;有义务通过提供优质教育,让所有人员享受同样的尊重和待遇,避免使用歧视性、引发耻辱感的语言。

(四)应对突发公共卫生事件的伦理要求

突发公共卫生事件是指突然发生、造成或者可能造成社会公众健康严重损害的重大传染病疫情、群体性不明原因疾病、重大食物和职业中毒,以及其他严重影响公众健康的事件。随着我国社会的快速发展和生态环境的变化,突发公共卫生事件时有发生。应对突发公共卫生事件把握其特点,遵循相应伦理要求。

1. 奉献精神　医务人员要不顾个人安危,最大限度地救治患者,始终把患者的健康利益放在第一位,紧紧围绕着"防病治病、救死扶伤"这个目标展开工作,这是为人民服务的宗旨和人道主义的价值追求。

2. 科学精神　科学精神就是求知、求真、求实的精神。医务人员要充分发扬科学精神,加强对检测手段、防治药物、防护设备及疫苗、病原体的研究,同时以科学态度对待疫情、确定病原、采取预防措施,制定应急预案,强化预测预报能力。

3. 协作精神　处理突发公共卫生事件是一项复杂的社会工程,需要各部门通力协作,为此,医务人员应具有高度的责任心和科学的态度,与各部门及其专业人员团结一致、共同应对,在各个环节不怠慢、不相互推诿、不敷衍塞责。

4. 敬业精神　敬业精神就是对本职工作充满忠诚和热爱,并为之尽职尽责、专心学习、忘我工作的精神状态和可贵的职业道德品质,凝聚了人们对职业的高度忠诚、敬重、热爱和关心,是一种为职业而献身的行为信念。在突发公共卫生事件中,医务人员工作的环境最艰苦、最危险,他们要克服困难,发挥专业技能,最大限度地挽救、医治患者。

5. 人道主义精神　人道主义精神体现了对生命价值的热爱,体现了对人的价值、精神的价值和独立人格的尊重,体现了对人的终极关怀。人道主义精神就是讲真情、讲爱心,讲人际沟通,讲心理互动。敬畏生命,救死扶伤,发扬社会主义人道主义精神,切实做好本职工作,完成崇高的人道主义事业。

第三节 药剂工作伦理

一、药剂工作的概述

(一)药剂工作的内容

药剂工作是药学应用的医疗单位,是为临床医学、临床患者服务的药学实践。广义的药剂工作是指医院药学实践的决策、计划、组织、指挥、协调和控制。狭义的药剂工作主要是指医院药剂科的业务活动。药剂科是医院中专业性很强的业务部门,它的基本任务是管理全院的中西药品,保证安全准确、合理及时地调配和供应质量合格的药品。随着现代医学模式从单纯的生物医学模式转变为生理-心理-社会医学模式,医院功能也随之发生了变化,也使医院药剂科的任务和范围发生了很大的变化。药剂工作也从对"物"的管理转变为重视"人"用药的管理,从"静态"管理转变为"动态"管理,从以做好药剂科工作的局部为主,转变为面向全医院对合理用药的全面系统指导和管理。其内容包括:药品供应工作、自制药剂的生产、药品质量管理、临床药学工作、药学科研工作、药学信息管理、药学教学管理。

(二)药剂工作的特点

1. 法制性　药品是人类防病、治病以促进健康的特殊商品。为保证人民用药安全有效,坚决杜绝制售假冒、伪劣药品。我们国家制定颁布了一系列的法律法规。这为把药剂工作纳入法制化管理轨道提供了法制保障。离开了法律法规的保障,医院药剂工作很容易误入歧途,群众用药就没有安全感。认真贯彻执行《药品管理法》等配套法律法规,是做好医院药剂工作的最显著特点。

2. 群众性　药物是治疗疾病的主要手段之一,它不仅能控制疾病的发生和发展,同时也能调整人体的功能,甚至会因某些人为的错误和未知的因素而影响疾病的转归,从而影响健康的恢复。药剂工作涉及千家万户,在药物的采购质量、品种调配、保管使用等方面都与人的生命健康密切相关联,任何一点的差错,都关系到人的生命安危,也关系到全社会的健康水平。

3. 科学性　医院药剂工作的内容复杂,既有药事法规管理,也有药品的技术、质量和营销管理,既有药学人才管理,也有组织和机构的管理等,在内容上呈现出复杂性。医院药剂工作的科学性体现在专业性强、难度高,在新制剂开发、新药临床试用、临床药学的深入开展等无不表现出专业的科学性。由此可以看出,作为专业技术性非常强的医院药剂工作已经成为一个专门的学科。

4. 经济性　药品是一种特殊的商品。在医院总收入中,药品收入在三级医院占55%~65%,而在二级医院则占60%~75%。目前,各级医院中,"以药养医"的局面尚未完全改变,医疗劳务的收益份额还偏小,医院效益过分依赖药品收入的状况需要用经济手段加以管理。而加强各科室医生合理用药的管理也是经济管理的内容之一。所以,经济效益水平的高低已经成为反映药剂工作好坏的指标之一。

二、药剂工作的伦理意义

1. 有助于确保临床合理用药　药剂工作的重点就是保证临床合理用药,为加强临床药学管理和合理用药,药剂人员之间要进行沟通,相互尊重,并及时了解药品信息和患者用药情况。把详细的药品信息提供给医务人员,指导其合理用药,以降低临床治疗的风险,提高患者用药安全性。药剂工作人员应通过有效措施管理和监督其用药,提高其用药依从性,促进患者康复,充分提高其生活质量。

2. 有助于规范药剂管理　完善药剂管理是促进管理工作顺利进行的基础。药剂管理主要包括药物制剂、药物调剂、临床用药、药物信息等工作,提高责任意识,通过完善管理,让医务人员用药得以规范,有效提高药品质量和药剂管理效率,使患者用药真正安全有效。此外,还可以通过监控药剂工作,科学合理地对其进行考核和评估,使药剂管理更规范。

3. 有助于提高临床用药的安全性　建立药剂核查制度,以提高用药安全性。为此,药剂工作人员要严格验收入库药品、定期审查药品库中的药品、及时清退劣质过期药品,避免使用劣质药品,提高药品质量;通过管理和监督药品的各个环节,如采购、存储、分配、使用等,避免发生药品出现暗箱操作等不良现象,在提高药品质量、降低采购成本,使患者能安全用药。

4. 有助于提升医疗机构形象　药剂工作面对的是全体患者,要为患者直接提供帮助。为此,要发挥好窗口作用,维护好医疗机构的良好形象。所以,药剂工作人员要从全局出发,注重自身形象和行为,平等待人、热情服务,坚持以患者为中心,耐心细致地为患者答疑解惑,指导患者正确、合理用药,尽职尽责,不断提高优化药剂工作服务。

三、药剂工作的伦理要求

1. 严格操作规程,确保用药安全　药品是医疗工作的重要手段,用药安全是药剂工作的首要责任。该专业的任何一项工作,无论是配方、发药,或是调剂、制剂、药检、采购和保管等工作,都要有相应的牢固的专业理论基础知识和精湛的操作技术,才能胜任此项工作。药剂人员要以强烈的事业心,刻苦钻研业务知识,不断提高自己的业务水平,严密执行操作规程,还要随着临床医学的深入发展,具备一些临床诊断知识和掌握新的医药科技动态,及时向临床医生推荐新的药物,指导临床合理用药,以良好的职业道德和业务服务,为临床提供安全、快捷、高效的服务,确保服务对象的用药需要和安全。

2. 树立合理的经济效益观　药剂工作管理者要树立合乎伦理要求的经济效益观。不能不顾患者需要,利用医务工作之便强行推销或诱导使用过多或并不十分重要的药品,更不能制定或容忍从药品促销中提成的做法。要尊重患者和服务对象的利益,依靠优质服务取信于服务对象。通过加强道德自律、科学管理来降低成本,保证医疗需要,避免药物滥用,从根本上提高经济效益。

3. 提供优质服务　药剂工作必须贴近服务对象,以高质量的服务对待每位服务对象才能发挥药物的治疗作用。因为,药剂工作人员或药剂师的服务质量和态度关系到患者的用药心理效应,也关系着医院的声誉。和蔼的态度、优质的服务、便捷舒适的措施和设施,可以提高医院信誉,使服务对象产生良好的药理心理效应,有利于疾病的治疗和康复。反之,会使患者或其他服务对象产生负面药理心理效应,影响服务的效果和医院的信誉。因此,药剂工作人员必须从道德层面重视服务质量,对业务要刻苦钻研,精益求精。对服务对象要设身处地,细致耐心,在管理制度和程序上,要科学合理,体现人性化服务。力求用自己的真诚和热情博得患者和服务对象的信任感、安全感,从而提高药品的心理疗效。如果发生差错和不良反应应及时纠正,不能掩饰。只有以高质量的服务,才能赢得患者和服务对象的信赖。

4. 互相协作,密切配合　药剂工作是医院工作的有机组成部分,也是临床诊治不可缺少的重要环节。因此,药剂工作人员应树立为临床医疗服务的整体观念,主动与临床各科加强协作,密切配合,共同为患者和服务对象服务。对临床医生违反规定乱开处方、滥用药品的行为要坚持原则,拒绝发药并耐心规劝。对不符合规定的处方应及时与医生联系,相互沟通,避免药源性疾病的发生。药剂人员要主动了解临床用药的情况,及时提出合理用药的建议,提供新剂型使用方法,开展临床药学工作研究。药剂工作人员之间应加强团结,工作上互相支持,不互相制造难题;学术上发扬民主,科研中加强协作,不搞技术封锁;专业技术遵循按职级负责,尊重同行,维护整体利益,形成良好的学术氛围。

5. 廉洁自律,依法管药　学法、守法、依法管药是从事药剂工作的一项基本的道德要求。药品生产、流通、应用等环节间的激烈竞争,影响医院药品的采购、应用等管理环节,"促销"手段不断翻新,药剂工作人员要自觉抵制不良竞争手段的侵蚀,加强道德修养,廉洁自律,提高守法意识,才能做到依法管药。

问题分析与能力提升

2016 年 3 月 18 日,山东警方破获案值数亿非法经营疫苗案,涉案疫苗未经严格冷链运输便销往 24 个省市,涉及 25 种儿童、成人用二类疫苗(自费且自愿受种的其他疫苗)。检察机关对涉嫌非法经营疫苗犯罪的 125 人批准逮捕,立案侦查职务犯罪 37 人。

问题:请对本案例进行相关伦理分析。

提示:

(1)此事件属于突发性公共卫生事件,反映出我国医疗机构对药剂管理不严,疫苗监管存在漏洞,个别医务人员为经济利益铤而走险,缺乏社会公德意识。

(2)国家应严控疫苗生产、销售、储存等各个环节。以免给人们带来心理恐慌,给社会带来负面影响。

思考题

1. 请简述我国公共卫生伦理基本准则。
2. 试述医学检验技术的道德的要求。
3. 简述药剂工作的道德要求。

(商丘医学高等专科学校　余进军)

第七章 护理伦理

学习目标

- ◆ 说出 护理伦理的特点和护理模式。
- ◆ 熟识 护理实践中的伦理要求。
- ◆ 阐述 常规护理伦理的要求及特殊专科护理的伦理要求。

案例选读

护士输错血事件

2016年4月23日,方某突然感到胸闷气短,发现不适之后,家人将她送到了陕西某医院。根据当时入院记录,方某在医院入住了16小时。方某家人说:"当时下午六点多,一个护士拿着血袋要给母亲输血,当时我哥很疑惑,就问护士,护士说输血,说着就把血液给输了。"原来护士错把B型血输入到血型是A型的方某体内,该医院院长承认,事发后他们并没有逃避责任,而是派人驻扎西安,陪同患者家属,全权负责期间的所有治疗费用。针对此事件,请进行护理伦理分析。

【探析】①该医院护士没有严格执行"三查七对"制度,是造成此事件的主要原因。②有些护士由于缺乏对护理伦理基本原则的认识和理解,对工作消极、懈怠,对患者的病情和治疗等情况不尽心尽责是导致医疗事故或纠纷的重要因素。

护理是诊断和处理人类对现存的和潜在的健康问题的反映,而护理伦理与护理相伴而生,并随着护理的发展而发展,它是通过人类社会实践和不断积累而逐渐形成的,是医学伦理的有机组成部分。它不仅关系到护理人员的自我完善和医院医疗、教学、科研、预防和管理的质量,而且也关系到社会预防疾病、促进健康以及精神文明建设。因此,护理人员除应遵守医学伦理的原则、规范外,还要重视护理伦理的特殊要求,以维护和促进人类的健康。

第一节 常规护理伦理

一、基础护理和整体护理的伦理

(一)基础护理及其伦理要求

1. 基础护理的含义　基础护理是护理工作的重要组成部分,是临床护理质量评估的主要内容,以护理基本理论、基本知识和基本技能为基础,结合人的生理、心理特点和治疗康复需求,最终满足患者的基本需要。基础护理主要包括共性的技术服务、生活服务及护理资料的收集。

2. 基础护理的特点

(1)协调性　基础护理在为患者提供医疗、休养环境的同时,还要为基本的诊断、治疗工作提供必要的物质条件和技术协助。只有取得医生、患者、护理人员、其他辅助人员的支持和密切合作,基础护理才能得到良好实施。护理人员必须有整体观念,负起协调的责任,才能提高护理工作效率,保证护理工作质量。

(2)连续性　基础护理工作是一个连续、完整的循环过程。护理人员通过口头交班、床边巡回交班及书写交班记录从而实现换班不换岗,不离患者。当班护理人员必须时刻掌握患者的病情、心理等动态变化,随时采取具有针对性的护理措施,及时向医生提供调整治疗计划的依据,确保患者尽快治愈。

(3)服务性　基础护理工作的内容平凡琐碎。既包括生命体征的监测、发药、打针、换药、灌肠、导尿等一般性护理操作,又要照料患者的衣、食、起、居等生活护理和心理护理工作,还要进行病房管理工作,任务繁重、服务性强。这要求护理人员从患者需要出发,为患者提供全面、周到的优质服务;从人道主义出发,视患者如亲人,一视同仁为患者提供护理服务。

(4)科学性　基础护理是每日护理人员例行的常规工作,它以科学理论为依据,其每项操作、每项服务措施都必须遵循科学原理,只有充分应用生理、病理、生化及心理学知识,才能取得应有的护理效果。同时,它也是一门综合性应用学科,日常护理工作就是对各种临床症状综合应用相关学科知识解决实际问题的过程。因此,护理人员要以信息、资料为依据,采取相应的护理措施,满足患者的生理、心理需要。

3. 基础护理的伦理要求

(1)关爱患者、乐于奉献　由于基础护理具有服务性特点,常受到某些世俗的偏见,使一些护理人员不能安心本职工作,影响基础护理工作的质量和护理职业的声誉。护理人员应认识到基础护理是一项具有人道、价值的科学性劳动。护理人员应担负起自己的神圣使命,以高度的责任心把精力集中到本职工作上来;热情周到,耐心细致,以一种关爱的态度、奉献的精神对待患者。从生理、心理、社会文化发展和精神各个角度关爱患者。

(2)坚守岗位、遵守纪律　基础护理虽然琐碎、平凡,但是责任重大,是关系到患者生命安危的、有价值的科学性劳动。护理人员应该认识到基础护理工作的重要性,提高对这项工作的重视程度,培养严谨认真的工作态度,严守纪律,坚守岗位。基础护理应把患者的安全放在首位,不使患者的身心受到伤害。在护理工作中,护士必须经常深入病房巡视,勤于观察、善于思考,密切仔细观察病情变化,时刻把患者的安危放在心上。

(3)态度认真、操作严谨　基础护理的内容有很多具体的技术性操作,要求护理人员具有扎实的专业理论知识并熟练掌握技能,以尽量避免或尽可能减轻患者的痛苦(如采血、注射、输液等)。同时,护理人员要严格遵循"三查七对"等护理规范和程序,以减少或消除医疗事故。随着医学科技的发展,护理学也在迅猛发展,各种新技术、新设备的不断出现(如激光、同位素等)和应用,均使护理学的内容和范围不断扩大,这就需要护理人员不断学习、更新知识,以适应护理工作的发展和需要。

(4)相互尊重、团结协作　护理人员要为患者提供优质护理服务,必须有其他医务人员的支持与参与。因此,护理人员之间应互相尊重、团结友爱,与医生之间应互相尊重、密切配合,与其他科室人员也要互相尊重、团结协作。在患者及其家属面前,不可议论工作中的分歧、同事间的隐私。医务人员在协作过程中应相互监督,经常开展批评与自我批评,对别人的意见和批评,应虚心接受,不能置若罔闻,更不能打击报复,制造医护矛盾,影响团结。

(二)整体护理及其伦理要求

1. 整体护理的含义　它是以患者的健康为中心,以现代护理观为指导,以护理程序为基础,并将护理程序系统化地运用到临床护理和护理管理各个环节的一种护理工作模式。整体护理的目标是根据人的生理、心理、社会、文化、精神等多方面的需要,视服务对象为一个功能整体,提供适合个体的最佳护理方法。

2. 整体护理的特点

(1)系统性　护理程序本身是一个系统,它包括护理评估、护理诊断、护理计划、护理实施和护理评价。整体护理以护理程序为框架,对患者进行连续系统的护理,如患者入院、出院、出院后保健指导等均被输入电脑,形成系统的工作程序。

(2)整体性　整体性要求护理人员对患者全面负责,围绕患者,实施整体连续的护理工作。整体护理以患者或服务对象为中心开展护理工作,关心的是"整体的人",而不是单纯的"病",并重视社会生活和环境因素对疾病变化的影响。

(3)专业性　整体护理对各种疾病都设计出标准的护理计划,改变了过去只靠医嘱和常规操作的被动局面。护理人员针对患者需要,运用调查、诊断、反馈等方式解决患者的健康问题,这些都发挥了护理工作的主动性,使护理学成为独立学科体系。

(4)全面性　整体护理以人的健康为目的,视人为生理、心理、社会、文化、精神的多层面综合体,且各层面处于动态平衡中。护理人员在处理患者存在的或潜在的健康问题时,要对患者全面负责,满足患者身心健康需求。

3. 整体护理的伦理要求

(1)承担责任、高度自觉　护理人员要高度负责、自觉完成工作,积极热情地投入工作,以良好的道德修养和娴熟的业务技能圆满完成护理工作。

(2)独立思考、细心分析　护理人员要善于思考,积极主动地面对问题、解决问题,发挥自身潜能,用实际行动赢得患者的信任。

(3)钻研技术、精益求精　是护理人员对本职工作的基本态度。医护新技术的发展和运用及医学模式的转变,要求护士具备扎实的理论知识、娴熟的业务技能和丰富的人文知识。在工作中勤于思考,敢于创新,适应护理科学的发展与进步。

二、社区卫生保健和家庭病床护理的伦理

(一)社区卫生保健的含义和特点

1. 社区卫生保健护理的含义和特点　社区卫生保健是为了预防疾病,恢复、维护和增进健康,或最大限度地降低疾病和伤残对人群健康的影响而在社区实施的综合性卫生保健服务。社区卫生保健护理的特点有以下方面:

(1)群众性　社区卫生保健护理的主要目标是促进和维护社区人群的健康,既关注患病人群,也关注健康人群。通过护理服务使患病人群恢复健康只是社区卫生护理工作的一部分,它更关注的是如何使社区居民保持良好的功能状态,以提高身心健康水平。

(2)经济性　社区卫生保健护理的实践表明,门诊患者和住院的慢性病患者中多数可以在社区得到医治和护理,实现患者的合理分流转诊,可以为患者节省大量的医疗费用,让社区群众就医方便、看得起病、吃得起药。

(3)预防性　通过开展健康教育、预防接种、妇幼保健、计划免疫等工作,提高健康意识,改变不良生活习惯,增强社区群体健康水平等。

(4)连续性　社区卫生护理为社区居民提供基本的卫生服务,是社区与居民联系的纽带,居民与社区的依存关系,要求护理服务的不间断性,不因服务对象某一健康问题解决而中断,而是在不同时间、空间范围内提供连续的、全面的整体护理。

(5)协调性　由于社区成员年龄段不同、健康状况不同,其健康需求也不尽相同。开展社区卫生保健护理要争取当地各个部门的支持与合作,直至取得每个家庭的支持与配合。这要求护理人员须与社区居民、社区管理人员等相关人员密切协作。

2. 社区卫生保健护理的伦理要求

(1)文明礼貌、一视同仁　在社区开展各项卫生工作,要面向文化、道德水平及对保健工作的认识等有很大差异的广大居民,从事此项工作的护理人员不论服务对象的举止、态度如何,都应文明礼貌、一视同仁,积极主动服务。

(2)任劳任怨、热心奉献　社区卫生工作以预防为主,其工作效果不像临床医疗那样在短期内能显现出来。因此,社区卫生护理人员应不求名利、脚踏实地、默默无闻、任劳任怨工作,甘当无名英雄、热心奉献,保证社区人群的身心健康。

(3)服务社会、勤学苦练　社区卫生护理要求护理人员面向社区全体成员,提供全方位、多层次的优质健康服务。护理人员既要掌握全科性的保健知识,又要有社区保健基本理论和技能,还要有科学的预测,这就要求护理人员要有过硬的本领。

(4)严守规章、遵守纪律　在社区卫生服务中,护士要认真、严谨对待工作,恪守操作规程和规章制度。如对危重患者要及时做好转诊工作;爆发疫情时要及时。参与卫生监督、卫生执法任务的护士要秉公执法、遵守纪律、坚持原则、不徇私情。

(二)家庭病床及其护理伦理

1. 家庭病床的含义　家庭病床是医疗单位为适合在家庭进行计划治疗和管理而就地建立的病床,它集预防、保健、医疗、康复于一体。家庭病床主要的收治对象:年

老、体弱、行动不便或家中无人照顾、去医院连续就医有困难的患者;经医院住院治疗或急诊留院观察后病情稳定仍需继续治疗的患者;需要住院治疗,因有各种困难不能住院又符合家庭病床收治条件的患者等。

2. 家庭病床护理的特点

(1) 护理内容全面性　家庭病床护理与医院护理相比,护理内容更为丰富,任务更繁重。护理人员除做好必要的辅助治疗外,还要深入了解患者,与患者及其家属交流,做好心理护理。协助患者家属改善环境,合理安排患者生活。向患者家属做护理示教,宣传卫生预防保健康复知识,提高家庭互助保健和自我护理能力,以促进患者的康复。

(2) 护患关系密切性　建立家庭病床,变患者"登门求医"为医务人员"送医上门",体现护理人员全身心为患者服务的优良作风。以患者家庭为治疗场所的护理,使患者及其家属对护理人员倍感亲切,有利于发挥护理人员的主动性,特别是对病情不重的患者,更适宜建立"指导-合作型"或"共同参与型"的护患关系模式。

(3) 心理护理较高性　患者因没住院治疗而感觉不再安全,或因病情不重而漫不经心、不被重视,或明知有病却不敢面对现实,或因病不能承担家庭责任却目睹家属为自己忙碌而产生愧疚感等,因此,家庭病床患者心理障碍增多,心理护理要求较高。家庭病床护理能为护理人员和患者促膝谈心提供方便,有利于患者向护理人员倾诉,也有利于护理人员对患者进行心理护理和心理教育。

3. 家庭病床护理的伦理要求

(1) 热情服务、一视同仁　在家庭病床护理中,护理人员要尊重患者的人格和享受医疗保健权利,不应以患者的职业、社会地位、经济条件、风俗习惯、居住条件、民族、信仰、文化程度等差别而给予不同的服务,对任何患者都要一视同仁、热情周到服务。

(2) 不辞劳苦、定时服务　家庭病床的患者地处分散、远近不一、管理不便,护理人员在服务上门时应坚持患者至上的原则,遵守诺言、按时定点进行护理,决不能以天气、交通等理由延误治疗和护理。切实维护患者利益,坚持信誉至上和热心为患者服务的原则。

(3) 尊重信仰、慎言守密　护理人员对患者的宗教信仰应给予尊重,不得说长道短、搬弄是非;对了解到的患者及其家庭的隐私,必须恪守秘密,切不可到处张扬。

(4) 团结协作、目标一致　家庭病床的患者病种复杂,常有几种疾病集于一身的情况,而且病情不稳。护理人员除加强与患者及其家属的密切协作,相互信任、相互支持外,还需与相关医务人员密切配合,形成一致目标。

(5) 自我约束、达到慎独　在家庭病床中,自律慎独是一项重要的行为原则。护理人员不仅要在业务技术上过硬,而且在道德修养上忠于职守、秉公办事,尤其要加强自我约束,自觉遵守各项规章制度和操作规程,努力达到慎独的境界。

三、门诊、急诊与特殊护理的伦理

(一) 门诊护理伦理

门诊是直接对患者进行诊断、治疗和预防保健的场所,从患者对医院的认识来看,门诊护理是医院整个门诊工作的重要组成部分。危重患者的抢救护理是临床护理工作中非常重要的方面,其工作好坏直接影响患者的生命安全,因此,护理人员要认真做好。

1. 门诊护理的特点

(1) 组织管理任务重　门诊是患者就医最集中的地方,且门诊患者就诊高峰集中在上午,初诊患者不熟悉医疗机构的环境、分科和就诊程序,并且患者希望在短时间内做出正确诊断和有效治疗,造成门诊拥挤、嘈杂。为此,护理人员要善于组织,做好分诊、检诊、巡诊,指导患者去化验、透视、取药、注射和处置等。

(2) 预防交叉感染难度大　门诊患者集中、病种繁杂、病情各异,人员流动往返频繁,空气污浊,有些传染患者混杂其中,在就诊前难以及时鉴别和隔离,加上患者抵抗力低下,极易造成交叉感染。因此,预防门诊交叉感染必须引起医护人员的高度重视,认真做好消毒隔离工作,对传染病或疑似传染患者,应分诊到隔离门诊并做好疫情报告。

(3) 服务协作性强　门诊是各种疾病汇集的场所,患者的病情不同,素质不同,对医疗护理的要求也不尽相同。门诊护理虽然也有治疗工作,但大量的是服务性工作。做好患者挂号、候诊、接诊、治疗等各项具体工作,需要护理人员提供周到的服务。同时,门诊护理需要多科室、多专业医护人员相互配合,共同协作去完成。

(4) 护患矛盾多　门诊人多、病菌多、流量大,患者常常不能及时就医,而患者又都希望迅速得到医治,因而待诊时容易产生焦虑、急躁等情绪。加之患者比较敏感,如果护理人员语言生硬、态度冷漠、安排不当、服务不周等,很容易产生护患矛盾,从而影响正常医疗护理工作,这些对护理人员提出了较高的伦理要求。

2. 门诊护理的伦理要求

(1) 热情服务、高度负责　患者到门诊就诊,处于紧张、敏感、脆弱状态,很难适应拥挤、嘈杂的环境。因此,护理人员对待患者要主动接待、热情指点,介绍医院环境和有关制度和规定,耐心细致地回答患者的询问,密切观察候诊患者的情况,根据病情做好预检、分诊,按挂号顺序让患者进入诊室,克服消极服务态度,禁止使用生硬服务语言,坚决做到"五不讲"(嘲讽患者的话不讲、庸俗粗鲁的话不讲、埋怨指责的话不讲、伤害患者的话不讲、有损职业形象的话不讲)。

(2) 技术过硬、作风严谨　在以患者为中心的整体护理条件下,护理人员如果没有过硬的医学和护理学的理论和熟练的护理操作技能是不能胜任护理工作的。门诊护理人员要有过硬的本领,做到作风严谨求实,坚持治疗护理的科学性,保证患者生命安全。在工作中不能有任何疏忽,如打错针、发错药,血压、脉搏、体温测量不准确,都可能造成大错,甚至危及患者生命。如果患者离开医院,造成损害有时难以补救,在社会上会造成恶劣影响。

(3) 尊重患者、讲求团结　门诊护理工作是一项系统工程,护理人员要处理好与患者的关系,尊重患者,全心全意为患者服务是处理好护理人员与患者之间关系最基本的伦理原则。医疗和护理是医院工作中两个重要组成部分,医生与护士应相互尊重、分工合作,如有矛盾应在内部解决,不可在患者面前议论或流露。护理人员之间也需相互信任与合作,相互交流经验、取长补短,如有矛盾不能当着患者的面,以免让患者产生不安全感。

(4)创设环境、搞好宣传　门诊保持优美、安静的环境,可以使患者、医务人员产生一种舒适、愉快的心理效应,有利于提高工作效率和诊治效果。创造一个优美、安静的环境,一靠医院管理、后勤部门的综合治理,如绿化、路标设置、科室的分布情况等;二靠医务人员和患者的保持,如维护好就诊秩序,禁止随地吐痰、吸烟和大声喧哗等,护理人员要积极开展对候诊患者的卫生宣传,提高自身保健能力,养成健康行为防止疾病发生。

(二)急诊护理伦理

急诊是指对有紧急病情的患者,及时给予诊治、处理。急救是指对病情严重已危及生命的患者立即组织人才、物力,按照急救技术及程序进行抢救。急诊抢救需要的时间最短、速度最快、措施最有效,以缓解患者症状,为患者治疗争取时间。

1. 急诊护理的特点

(1)随机性大　急症患者发病突然,因而就诊时间、人数、病种、病情危重程度等都难以预料,具有随机性。

(2)时间性强　多数急诊患者,病情紧急、危重、复杂,不能按部就班地进行体格检查,应立刻投入抢救。

(3)主动性强　急症患者病情危重、复杂、变化迅速,常会出现多个器官同时发生病变,需要多学科、多专业医务人员协同抢救。医生没到达前,护理人员要严密监护、细心观察病情变化,对某些病情危急的患者,护士应主动予以处置,以免贻误时机。

2. 急诊护理的伦理要求

(1)急患者之所急的情感　在急诊工作中,患者病情危重,抢救争分夺秒,因此,急诊护理人员要牢记"时间就是生命""抢救就是命令"的观念,时刻突出一个"争"字,急患者之所急,尽量缩短从接诊到抢救的时间,热情接待,体贴患者的痛苦,多使用安慰、解释性语言,尽快把患者和家属的情绪安定下来。

(2)敢于负责的态度　对急症患者抢救常要冒一定风险,承担一定责任。医护人员应以患者生命为重,不计个人可能承担的风险,抢救患者的生命。同时,还要从社会利益出发,对可疑人或有疑问的患者,要及时向医院值班、保卫部门反映,抢救记录要详细、准确;当医患之间出现医疗纠纷时,要公正反映病情;对待留观患者,不要放松警觉。

(3)密切配合的协作精神　重症患者的抢救过程需要几个临床科室的医务人员相互协作、共同完成。医护人员要精诚团结、密切配合、相互理解支持,共同担负起抢救患者的重任。在医护配合下,急诊护士要发挥积极、主动的精神,不怕脏、苦、累,为医生抢救创造条件。

(4)尊重生命的人道主义精神　急诊室中常会碰到一些特殊的患者,如自杀患者、打架斗殴致伤的患者,对待这些特殊患者急诊护士应发挥人道主义精神,积极予以抢救护理,不能歧视、挖苦和讽刺。

(三)特殊护理伦理

特殊护理一般是指对传染病患者、危重患者、精神病患者、艾滋病患者、婴幼儿患者、妇产科患者和老年患者等特殊医疗对象的护理。由于他们生理、心理、病理各有特殊性,使得护理工作量大而且复杂,技术难度高,责任心要求更强,因此,做好特殊患者的护理工作,对维护患者的利益,协调医、护、患三者之间的关系,提高护理工作的质量,具有重要意义。

1. **传染病患者的护理伦理要求** 传染病首先具有传染性强的特点。传染病病原体可通过一定的途径传染他人,甚至会迅速蔓延,在人群中流行。每位传染病患者都是传染源,其唾液、分泌物、排泄物及其使用过的物品,都可能被病原体污染,人们一旦与之接触,有可能被感染。其次,护理人员心理负担重。由于传染病自身的特点,以及治疗过程中的隔离措施,一般人甚至传染病患者亲属都会对其采取回避的态度,从而造成传染病患者心理压力较大、心理状态复杂,产生孤独、空虚、恐惧的消极悲观心理。传染病患者护理的伦理要求如下:

(1)爱岗敬业、勇于奉献 在传染病护理过程中,护理人员和传染病患者朝夕相处,除了要做常规的护理、观察病情外,在抢救危重患者特别是接触和清除具有传染性的分泌物和排泄物等时,尽管有防护措施,受感染的机会仍然要比其他科室医务人员多,护理人员要有责任感和事业心,树立无私奉献精神,为传染病防治多做贡献。

(2)尊重患者、调节心理 护理人员要设身处地的为传染病患者着想,充分体谅他们、理解他们的苦衷,尊重他们的人格和权利。传染病患者的心理压力较大,心理需求较多,护理人员应多方创造条件,以高尚的道德情操,运用所学知识,精心做好心理护理,不排斥、歧视或耻笑患者,不张扬患者的隐私或秘密,使患者拥有良好的心境,从而接受治疗和护理,达到尽快康复的目的。

(3)预防为主、服务社会 对于防治传染病,党和政府提出了"预防为主"的方针,经过多年的努力,不少传染病得到有效控制,传染病已不再是威胁人类健康的主要疾病。但有些传染病还有上升的趋势,如已被消灭的性传播疾病又死灰复燃。护理人员既有护理患者的义务,又有控制传染源、切断传染途径和保护易感人群的责任。这不仅是传染病护理的道德要求,也是保护社会环境的需要。

(4)遵守法律、及时上报 按照国家法律规定,护理人员发现传染性疾病时,应及时向有关部门报告疫情,以便国家及时掌握疫情,采取防止传染病蔓延的相应措施。迅速、准确、全面地做好疫情报告工作,既是每位护理人员的义务,也是最基本的道德要求。

2. **精神病患者的护理伦理要求** 精神病者是患有先天遗传或后天社会等因素所致的大脑功能紊乱性疾病的患者。与其他疾病患者相比,精神病患者行为异常且无自知能力,不承认自己有病,甚至有人格障碍、情感障碍或意识障碍等情况。其特点主要有:缺乏自知、拒绝治疗;缺乏自控能力和自我保护能力;治愈难、复发率高。因此,护理难度大,不但需要较高的护理技巧,而且需要高尚的护理道德情操。护理人员要自觉、主动、定时、准确地完成治疗护理任务。精神病患者护理的伦理要求如下:

(1)尊重患者 由于旧观念的影响,精神病患者经常遭受人们的冷淡和歧视,这加重了他们心理上的负担。护理人员应对精神病患者的不幸遭遇和所遭受到的痛苦和折磨给予深切的同情。尊重患者的人格,正确对待他们的各种要求。

(2)正直无私 由于精神病患者有思维、感知、情感或意志等方面的异常,护理人员要时常留意自己的言谈举止、亲疏程度,避免引起误解。在护理工作中,以患者利益为前提,不能利用患者为自己谋取私利或损害患者的利益,要有正直无私的道德境界。

(3)慎用约束 由于精神病患者对自己的行为缺乏自知和自制能力,不能判定自己的行为所产生的后果,所以可能发生危害社会、危害他人或自身安全的行为。护理人员有时可采取强迫治疗或施行控制等措施,约束患者以减少意外事故的发生。但不是对所有精神病患者都要采取强制手段。

四、手术与危重患者护理的伦理

(一)手术患者护理的伦理

手术是外科治疗疾病的主要手段,作为诊断直观、疗效迅速、风险大、协作性强的手术工作,对护理人员的道德素质、责任感、专业技术水平的要求非常高。

1. 手术前的护理伦理要求　手术前准备要周密细致,以创造良好的手术环境。手术对每位患者都很重要,充分调动患者的主观能动性,使其积极配合手术是治疗的关键。从生理、心理和社会角度了解、掌握和考虑患者的需求,体现以患者为中心的护理模式。及时给患者提供有关手术治疗的必要信息,以减轻患者的畏惧情绪,缓解患者术前的恐惧心理,增强其忍耐性。

2. 手术中的护理伦理要求　这一阶段是指手术开始到手术结束的全过程。该阶段患者处于特殊环境和麻醉状态下,也是手术治疗成败的中心环节。

(1)环境安全、保持安静　这是手术顺利进行的前提条件。护士应以端庄的仪表、庄重的神态来缓解患者紧张的心理情绪。除严格遵守无菌操作规程外,医护人员说话时要轻,不说与手术无关的话题。

(2)关心患者、体贴入微　患者进入手术室后,常常会紧张,护士要理解、关心患者,使患者以良好的情绪配合手术。

(3)操作熟练、认真负责　患者对医护人员寄托很大的希望,护理人员要理解患者的心情,在细节中让患者感受到自己受关照。手术中如果出现紧急情况,医护人员要临危不乱,反应迅速,机智果断,动作敏捷,配合主动,以消除患者对医护人员的疑虑。

(4)团结协作、耐心答疑　预防感染的管理是手术成功的重要保证,手术室是医院为患者施行手术的重要场所,容易发生感染。因此,医护人员必须树立"人人管我,我管人人"的预防感染意识,自觉执行医院的规章制度和操作规程。

3. 手术后的护理伦理要求

(1)严密观察、勤于护理　患者回到病房后,护士应迅速了解患者手术经过,观察其生命体征、检查其伤口是否有渗血,出现异常情况及时与主治医生取得联系。

(2)减轻痛苦、指导康复　饮食调理和早期下床活动对手术患者的术后康复影响较大,所以护士应及时帮助患者翻身,以便其早日下床活动。同时向患者家属宣传饮食和功能训练等方面的知识,以便于患者早日恢复健康。

(二)危重患者护理的伦理

1. 危重患者护理的特点　危重患者是指病情严重,随时都可能发生生命危险的各种患者。危重患者有如下特点:病情急,来势猛,需要迅速抢救,对护理要求高;病情重,变化快,病程难断,多表现痛苦不堪、神志不清或意识模糊,对护理要求多。有些患者虽没丧失意识,但大部分是症状多,顾虑重,依赖性强,生活无法自理,配合护理差。因此,护理人员必须对危重患者随时注意观察病情的变化,耐心细致、迅速、轻巧、敏捷地做好各种护理工作。并将严密观察治疗经过和结果,详细记录在护理记录单上,以供医生诊疗参考和采取相应的抢救措施。

2.危重患者护理的伦理要求

(1)必须具有高度的责任心和同情心　由于危重患者症状特殊,病情复杂多变,急险情况常会突然发生,加之预后难料,这就要求护理人员必须头脑灵聪,严阵以待,细心观察,及时发现出现的危险信号和险情。一旦发现新情况,要敏捷地投入到应变行动中,使患者转危为安。因此,护理要有高度的责任心和同情心,体贴患者的处境,为患者着想。

(2)勇敢与审慎的统一　危重患者的病情瞬息万变,要求护理人员头脑冷静、正确地进行判断,果断地配合医生予以处理。要不怕困难,勇于承担风险和责任。果断而不粗心,而是审慎,即使危重患者度过险关,也不能掉以轻心,仍需细致观察病情动向,主动预防并发症或复发,免得前功尽弃。

(3)加强心理护理工作　危重患者的一个显著特点就是多伴随有不同程度的心理问题。因为病情急、来势猛,他们往往缺乏心理准备或心理负担较重,形成惊恐不安、情绪紧张、灰心丧气等不良思想状态,患者家属也常常焦躁易怒。此时,护理人员要保持好与患者及其家属的沟通,从心理上为其排忧解难。

第二节　若干特殊专科护理伦理

一、儿科的护理伦理

(一)儿科护理工作的特点

儿科服务对象是小儿患者,他们各系统器官发育不成熟,对环境适宜性差,抗病能力弱;病情变化多端,发展迅速;不会或不能直接准确叙述病情,不能确切反映病痛部位,不会提出诊治要求;缺乏生活自理能力,自我保护能力差。这要求护理人员不仅要为患儿进行技术护理、心理护理,还要进行精心的生活护理。同时要注意患儿比成人更易感染,护理人员必须严格遵守消毒隔离制度,预防交叉感染。特别是门诊护理人员必须对患儿进行预诊和分诊,不让患儿在病房中随意走动或与其他患儿来往。严格执行探视、陪护制度,严格执行卫生清洁、消毒制度,以免因消毒隔离不彻底给护理人员带来更大的艰巨任务。

(二)儿科护理中的伦理要求

1.体贴入微、治病育人　儿童是祖国的未来和希望,这要求护理人员应关心、爱护、体贴儿童。由于儿童患病本身就很痛苦,来到陌生的环境,患儿处于紧张、恐惧心理,有的患儿还会大哭大闹,不配合医护人员,甚至拒绝治疗、护理。因此,护理人员要有高度负责的精神,充分理解患儿的心情,积极采取有效的护理措施,态度上要和蔼可亲,说话要温和,表情要友善,耐心进行心理疏导,以消除生疏感,使患儿愿意接近护理人员,切忌哄骗威吓,以免使患儿以后对医护人员形成恐惧心理。

2.遵循不伤害原则和有利原则　护理人员像对待成人一样进行患儿护理,遵循

"救死扶伤、防病治病"的有利原则，尽力使患儿受到益处，关心患儿的疾苦，对患儿和家长负责，履行有利的伦理原则。通过具体解释各项操作的必要性，体现"以患者为中心"原则。选择"受益最大、伤害最小"的治疗方法，抢救生命、降低患儿的痛苦，尽力避免并发症的发生。

3. 细致观察、审慎从事　儿科患者的特点给护理观察提出了较高要求，为此，护理人员要细心观察病情，经常在患者身边巡视，查看患儿的精神状态、体温、脉搏、呼吸、吸吮、大小便及啼哭声音，掌握患儿的心理和病情变化。同时，对观察结果进行全面分析，做出准确判断后及时报告主治医生进行处理，为医生的诊治提供快捷、可靠的依据，为抢救危重患儿赢得时间。在对患者进行检查、护理中要准确、轻柔，以免误伤患儿的组织或器官，导致患者伤残。

4. 认真负责、严防交叉感染　现在的患儿在家中的地位较高，儿童生病牵动几代人的心情。因此，护理人员要自觉意识到自己肩上的重任，在治疗和护理中，不仅要考虑近期效应，还要考虑远期效应，如患儿用药方面，药剂量要精确，如有疑问要及时核对，绝不能因用药不当给患儿带来额外的痛苦。采取有效防护措施，针对传染病患儿做好隔离工作，不要让患儿到处乱跑、随便串病房等，严格执行探视制度。防止儿童乱跑感染其他儿童，防止并发症和不良反应的发生。

二、妇产科的护理伦理

(一) 妇产科护理工作的特点

妇产科护理包括对妇女和幼儿的护理，对她们的护理关系到妇女的健康和子孙后代的健康，护理人员应重视起来。妇女的生理、心理和病理与男人不同。为避免现在或将来对胎儿或新生儿造成不利影响，对妇产科患者注射和发药时要考虑对妇女的治疗作用和不良反应，以及对胎儿或婴儿的影响。护理人员对患者既要重视疾病诊疗的护理，也要重视生理性护理，为妇女开展保健咨询服务，帮助妇女正确认识和对待自身的生理性和病理性问题，使她们在月经期、更年期、老年期不诱发其他病症。

(二) 妇产科护理的伦理要求

1. 忠于职守、无私奉献　妇产工作，特别是产科，产妇分娩无规律性，只能通过经验判断。产科病床周转速度比其他科室要快，护理人员常常不能按时作息。另外，产妇分娩时羊水、出血、大便及新生儿窒息时抢救、产妇恶露观察等都需要护理人员认真观察，谨慎处理。这需要护理人员忠于自己的职业操守，不怕脏、不怕累、不怕苦的奉献精神。

2. 尊重患者、保护隐私　妇产科患者由于内分泌变化、疾病、妊娠、手术等会出现一些特有的心理变化和心理需要。护理人员要尊重妇女的人格，做好心理护理和身体护理。面对害羞妇女，要体谅其心情，理解其难处，不强迫妇女患者做她不愿意做的检查。对必须做的检查项目，要耐心解释、说明，以征得患者的理解与合作，避免伤害性语言刺激患者。对于妇产科患者的隐私和秘密，护理人员应遵循医疗保密的要求，不轻易向其他人泄露，以免引起家庭不和。

3. 严密细致、审慎护理　妇产科患者往往病情潜藏于体内，不易发现，特别是产科疾病变化急剧，如妊娠合并心脏病突发引起心力衰竭、过期妊娠突发胎心异常、前置胎盘和胎盘早剥引起大出血、高龄孕产妇综合征、先兆子痫突发抽搐、分娩突发羊水栓塞、臀位突发脐带脱垂等。护理人员要密切观察病情,一旦发生紧急情况,要冷静、果断抢救,不能因为怕担风险而拖延抢救时间,造成严重后果。

4. 关爱妇女、精益求精　妇科患者因疾病涉及生殖系统,加上道德观念的影响,常感害羞、压抑、恐惧、自责。护理人员应具备丰富的专业知识、心理学知识、伦理学知识及熟练的操作技能,还要具有应急能力,能够准确及时地处理棘手问题。充分理解患者的心理,做好相关疾病的健康教育,说明疾病的治疗护理方案及预后,鼓励患者积极治疗。同时护理人员也应关爱患者家属,为他们提供便利条件与服务。

三、老年患者的护理伦理

(一) 老年患者护理的特点

1. 病情复杂、护理任务重　老年人在生理、心理等方面都处于衰退阶段,发病率高,并发症多,恢复起来慢,并且容易留下后遗症。老年患者常伴有高血压、冠心病、肺炎、慢性支气管炎、糖尿病等,而对老年人健康威胁最大的是肿瘤、心血管疾病和肺炎。同时,由于老年人反应迟钝,有些还出现忧郁症、躁狂症和性格行为异常,这使得护理人员对老年患者的护理比治疗更繁重。

2. 病情多变、护理难度大　老年患者体质虚弱、抵抗力差,常常会引发多种疾病,诊断起来困难。如果其记忆力不好,对自己身体不适诉说不清,容易误诊。还有些老年患者处理能力差,性格固执,在治疗过程中不愿合作,也给护理带来很大的难度。

3. 疑虑多、心理护理要求高　老年人阅历多,在就诊过程中,经常表现出精神过度紧张,有忧郁、焦虑、不安等状况。在临床治疗护理中,他们对自己的身体状况极为关心,经常向医护人员询问自己的病因、病情、治疗情况、用药情况、手术的安全性及术后情况等,护理人员要有耐心,以免引起老年患者的猜疑,不信任医护人员。

(二) 老年患者的护理伦理要求

1. 真诚尊重、高度关怀　老年患者一般自尊心较强,患病后,离开了温暖的家庭,来到了陌生的环境。他们对医疗的规章制度不太适应。这种角色的改变,必然引起心理上的失衡。此时,他们对护理人员的态度和言行十分反感。因此,护理人员要关爱患者,尊重、理解他们,对他们提出的建议和要求要耐心倾听,认真对待,尽可能给予满足,以消除患者各种不利的心理因素,使他们对护理产生安全感、舒适感和信任感。

2. 明察秋毫、审慎护理　老年人组织器官衰老、功能退化、感觉迟钝,所以老年疾病具有非典型、复合性、多因素性等特点。这给诊治、护理造成了很大困难,医护人员必须明察秋毫,审慎诊治。要做到这些,护理人员必须勤奋学习、细心观察,独立思考、善于判断,力求护理诊断准确无误。及时解除患者痛苦,赢得患者的信任。了解到老年人病理、生理特点后,就能及时发现病情变化,防止意外事情发生。

3. 护教结合、指导养身　老年人患病后,由于自身调节功能差,常引起连锁反应,导致恶性循环。而患病后,被动地依靠药物改善身体状况是相当困难的。所以治病不如防病。从某种意义上说,防病比治病更重要。因此,护理人员在进行临床诊疗护理过程中,要主动做好预防老年疾病的发生、流行的宣传工作,做到护教结合,让老年人懂得如何自我保健。坚持无病早防,有病早治,勤检查、遵医嘱与护嘱、慎用药、细调养。做到起居有规律,饮食有节制,保持开朗乐观的心态并适当锻炼。

4.了解背景、共创环境　老年人退休后,生活范围局限于家庭,他们会有失落感和孤独感,尤其是患病后,失落感与孤独感更强,感觉自己成为无用之人。作为护理人员要热情关爱老人,给老人安排合适的娱乐、健身活动和社会活动,使其感到晚年生活有意义,感受到自身的价值还存在。同时,了解患者家庭结构情况及老人在家庭中的地位等。若发现有虐待老人、嫌弃老人的家属,护理人员应对其家属进行批评教育,以消除各种不利因素,使患者有一个和睦的环境,为老人创造一个生活愉快的活动场所。

问题分析与能力提升

2016年3月3日,深圳卫视的一则新闻《深圳儿童医院175名医护人员辞职》引起了广泛关注。该院2011—2015年共有36名医师及139名护士辞职,该医院执业医师351名,在2015年完成门诊、急诊量187万人次,出院患者5.7万人次,住院手术量2.1万例,医生严重超负荷工作。请对本案例进行伦理分析。

提示:

(1)该医院有众多医护人员辞职只是全国医院的一个缩影,主要原因是医护人员工作量大、负担重。

(2)当前儿科医生受职业吸引力低和医患矛盾突出的影响,使得儿科医护人员严重短缺。在二胎背景下,目前儿科医生紧缺是不争的事实。

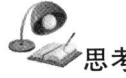思考题

1.基础护理和整体护理的伦理要求是什么?
2.社区护理和家庭病床的伦理要求是什么?
3.急诊护理中应遵循哪些伦理要求?

(商丘医学高等专科学校　余进军)

第八章 医学新技术研究伦理

学习目标

◆说出 医学科研的一般道德要求；涉及人的生物医学研究的概念、分类及伦理原则；医学科研的含义；脑死亡的判定标准及现实意义；基因工程在医学领域引发的法律问题；器官移植相关伦理和法律问题。

◆阐述 我国及世界各国对现代医学技术应用的相关法律规定和伦理要求。

◆分析 人的生物医学研究、死亡标准、安乐死、基因工程、人工辅助生殖技术所涉及的伦理问题。

案例选读

人体内基因编辑试验：具有广阔行业发展前景的医学新技术

据美国《科学》杂志在线版2017年11月17日报道了一项人类医疗史上的里程碑：科学家首次尝试在人体内直接进行基因编辑。他们向一名44岁的患者血液内注入了基因编辑工具，以永久性改变基因的方法来治愈严重遗传疾病。这项临床试验在美国加州大学旧金山分校完成，受试者是44岁的亨特综合征患者布莱恩·马德。亨特综合征是一种罕见的、威胁生命的遗传性疾病，由基因突变导致，患者细胞代谢产物无法分解，累积在组织器官中，最终产生功能障碍。（《科技日报》2017年11月20日02版）

【探析】①基因编辑和治疗已被列入前沿技术创新重点方向，未来基因治疗技术的应用和普及已是大势所趋。与此同时，基因测序的应用领域也正在迅速扩大，仅肿瘤诊断与治疗领域就有望成为千亿级市场。②医疗新技术的开发及应用不仅需要解决基因治疗技术伦理，而且还涉及医学科研、有关人的生物医学研究等领域的伦理问题。随着世界医学技术的快速进步及更多研究的开展，人类对医疗新技术的利弊认识日益深入，相关的伦理争议也必然会逐步缩小。

近现代科学技术的发展，为医学研究创造了条件，也使医学领域相继出现了诸如人工辅助生殖、器官移植、基因工程等具有划时代意义的新技术,在治疗疑难疾病方面取得了实质性的进展。然而,人们在受益于这些医学前沿技术的同时,也陷入了伦理与法律的困境。这些理论和实践问题的出现,引发医学科学与伦理道德、现行法律及社会秩序的碰撞。因此,如何正确引导医学科学的发展,防范医学技术滥用,是关系到人类生命伦理发展、健康权益保障及社会安全的迫切而严肃的话题。

第一节 医学科研伦理

医学的发展离不开科学研究,而在医学科研领域当中,它所涉及的伦理问题往往十分敏感而尖锐,因为它直接涉及受试者个人的身心健康,同时又涉及人类整体的健康利益。随着医学的发展及应用,医学科研伦理正受到越来越多的社会关注,并且逐渐走向完善,成为保证医学科研达到预期目标的重要条件。

一、医学科研伦理的含义

(一)医学科研的概念

医学科研是以动物和人体为研究对象,以疾病的病因、诊断、治疗和预后为主要研究内容,揭示人类生命运动的本质和规律,探索疾病发生、发展、变化及转归的机制,以提高人类的健康水平为目标的探索性实践活动。

(二)医学科研的任务和特点

1. 医学科研的任务 医学科研的基本任务是认识和揭示疾病发生发展的客观规律,探寻防病治病、增进人类健康的途径和方法,并以此提高医学科学水平,保证社会安定和繁荣。

2. 医学科研的特点 医学科研除具有一般科研活动的继承性、复杂性、积累性、连续性等特点外,还具有如下特点:

(1)研究对象的特殊性 医学科研以生物和社会属性相统一的人为主要研究对象,以人体作为试验对象,研究目的和成果直接为人服务。

(2)研究方法多样 与其他学科研究相比,生物医学研究有其独特的研究方法,最常用的方法有临床观察、动物模拟实验、人体实验、流行病学调查和心理测验等。

(3)研究程序烦琐 由于人的生命是不可逆的,在研究过程中,许多试验和观察受到限制,不适合直接作用于人体,所以要采用模拟方法,建立动物模型,当确定对人体无害时,才能用于人体。

(4)研究周期较长 对人的研究比对非生命现象和其他生命现象的研究干扰因素要多,可重复性验证困难,容易使研究过程的复杂性、可控性和客观性受到影响,必然导致研究周期延长。

(5)个体差异较大、变异程度不同 由于个体在形态、生理、精神等方面差异性较大,所处的环境和条件不同,导致机体变异程度不同,因此要在医学科研中获得完全一致的研究样本是很难的,必然对试验结果产生一定影响。因此需要我们慎重地分析研究结果,采用科学的、综合的方法进行总结、概括。

(三) 医学科研伦理的意义

医学科研伦理是医学科研人员在医学科研活动中应遵循的伦理原则和行为规范。科研伦理着重考察科研行为本身的动机、行为过程、后果,贯穿于医学科研的全过程,渗透到科研选题、试验设计、资料收集、动物实验、涉及人的生物医学研究、成果鉴定、论文发表等各个科研环节。医学科研伦理要求是促进医学科学发展、规范科研行为、处理好科研活动中各种关系的重要保证,也是取得科研成功、保证获得预期目的的重要前提条件。因此,医学科研伦理是医学科研的灵魂,对医学科研具有特殊重要意义。

(四) 医学科研伦理的基本伦理准则

1. 动机纯正,造福人类　造福人类是医学科研道德的根本原则,它是医学科学赖以发展和进步的永恒动力。医学科研的根本目的是探索疾病的本质和防治规律,维护和增进人类的健康,造福于人类。

2. 勇攀高峰,献身医学　献身医学的实质是医学科研工作者全身心地投入医学科研事业。医学科学事业的发展是无数医学科学工作者忘我献身的结果。一部医学史,实际上是无数医务人员的献身史,一个合格的医学科学工作者应该是真正献身医学科学事业者。

3. 尊重科学,严谨求实　要求涉及人的生物医学研究的人体实验设计、过程、评价等必须符合普遍认可的科学原理,使实验的整个过程,自始至终有严密的计划和设计,必须建立在严格掌握生物医学文献和相关信息及适当的实验室和动物实验的基础上,并由合格的生物医学科研人员来完成。

4. 谦虚谨慎,团结协作　科学研究是知识的传递过程,后人必须在前人的终点起跑,尊重、继承前人的成果。科学研究又是极为艰苦的不确定的过程,在这个过程中,每个参与者必须正确认识和处理自己与他人、团队的关系,团结和协作是科学发展的必然要求。

5. 伦理审查,有效监督　人体实验的设计、开展必须接受独立于资助者、研究者之外的伦理委员会的审查,以保证涉及人体实验的生物医学研究遵循维护受试者利益、医学目的性、科学性、知情同意伦理原则的实现。

二、医学科研伦理的要求

(一) 科研选题的伦理要求

1. 科研动机端正,符合人类健康需要　科研选题在技术上要解决的问题是"做什么",在理论上要解决的是"能不能做",而在这两个问题前要解决的是伦理问题中的"应不应该做"。医学科研人员的道德修养,首要的就是科研目的和动机。纯正的动机和崇高的目的是医学科研道德的灵魂,它决定科研课题的选择,支配科研人员的言行,激励科研工作者勇于创新,保证医学科学沿着正确的方向发展。

2. 坚持实事求是,一切从实际出发　尊重科学、实事求是、严谨治学是医学科研工作中应遵循的最基本的道德规范。

(二) 科研过程中的伦理要求

1. 科学、合理地进行科研设计　课题设计要按照统计学的"随机、对照和重复"三原则来进行。

2. 严肃、认真地开展科研　在医学科研实施阶段,要严格按照设计要求、试验步骤和操作规程进行试验,切实保证试验的数量和质量要求。

3. 客观、准确地进行数据分析　医学科研工作者必须客观、准确地进行数据分析,来不得半点虚假。在试验过程中任何"各取所需"、篡改、伪造数据的做法都是不道德的,甚至是违法的。

(三)科研结果的伦理要求

1. 正确对待成功与失败　科学研究是无止境的,许多科学研究的成功往往是在屡次失败之后获得的,不少科研成果的问世曾历经磨难。一个献身科学的科研工作者,应该胜不骄,败不馁,永远保持高尚的医学科研情操。

2. 客观地评价他人和自己的劳动贡献　应客观认识自己在研究过程中对前人或他人的成果做出的利用、吸收和借鉴,正确对待成果的署名问题。当事者要正确地对待别人对自己成果的鉴定和评价,要善于听取不同意见和批评,不应采取不正当的手段来索取别人对自己成果的肯定和赞扬。

(四)医学科研论文出版的伦理要求

科研论文发表要遵循基本的出版伦理规范。国际医学期刊出版编委会对生物医药期刊投稿有统一的规定,凡是涉及人的生物医学科学研究成果的发表,均需要出具受试者参与试验的知情同意证明,该研究也应得到机构伦理委员会的审查和批准,在论文的最后要有一条关于是否存在利益冲突的声明。

三、涉及人的生物医学研究伦理

(一)涉及人的生物医学研究概述

1. 涉及人的生物医学研究的概念　涉及人的生物医学研究是指采用现代物理学、化学、生物学、中医药学和心理学等方法对人的生理、心理行为、病理现象、疾病病因和发病机制,以及疾病的预防、诊断、治疗和康复进行研究的活动;使用医学新技术或者医疗新产品在人体上进行试验研究的活动;采用流行病学、社会学、心理学等方法收集、记录、使用、报告或者储存有关人的样本、医疗记录、行为等科学研究资料的活动。涉及人的生物医学研究主要指人体实验,因此,此处重点探讨人体实验伦理问题。

人体实验是指以人体作为受试对象,采用适当的实验手段,有控制地对受试对象进行观察和研究,以判断假说真理性的实践活动。

2. 涉及人的生物医学研究的类型　人体实验从不同的角度可以分为天然实验、自体实验、志愿实验、强迫实验、欺骗实验等类型,它们的道德价值由实验途径不同而付出的道德代价不同。以上种种实验,除天然实验、自体实验外都存在复杂的伦理问题,处理不当会引发医疗纠纷。

天然实验是不受研究者控制在自然条件下提供的人体实验。如战争、瘟疫、地震、水灾、核泄漏等事件对人体造成的影响或伤害,由此自然演进而进行的实验研究,既非出自受试者的意愿,也非实验者的控制与干预。该类实验没有道德责任。

自体实验是研究人员担心实验对他人带来不利,或为了体验获取第一手实验资料,在自己身体上进行的实验。自体实验最能体现医学科研人员的高尚情操。

志愿实验是受试者在一定的经济目的、健康目的或社会需求的支配下,自愿参加的临床实验。

强迫实验是在一定的暴力或政治压力下,未经受试者同意或违背受试者意愿而进行的人体实验。此类实验无论后果如何,道德和法律上都会受到谴责和制裁。

欺骗实验是明知实验会有危险,为了达到某种目的,利用受试者的某些欲望,采用引诱和欺骗的方式,使受试者接受某些实验。这种实验不道德。

3. 涉及人的生物医学研究的意义

(1) 人体实验是医学的起点和发展手段。医学史表明,中西方医学都发端于人体实验。在人类与疾病做斗争的起始阶段,人们就是通过亲身的尝试、体验来研究各种药物的治病效果的。现代医学的发展,无论是基础医学研究还是临床医学研究,同样依赖于人体实验。从某种意义上说,没有人体实验,就不会有医学的进步。

(2) 人体实验是医学基础理论研究和动物实验之后,常规临床应用之前不可缺少的中间环节。这是因为动物实验的结果不能直接推广应用到人身上,有些疾病是人所特有的,对这类疾病的研究,只能做人体实验。推动医学科学的健康发展是包括受试者在内的全体人的共同意愿,在受试者充分了解人体实验的意义、危险性的前提下,自愿参加实验的行为选择是道德的,应给予支持。但人体实验是带有风险的活动,这种风险既有躯体上的,也有心理上、社会适应性上的或是经济上的。因此,人体实验得失的判断,既要考虑医学的收益性,也要考虑其伦理规范。

(二) 涉及人的生物医学研究的伦理原则

1. 维护受试者利益的原则　人体实验应该维护受试者的健康,应使可预测的实验研究价值和利益高于预测实验的风险,以此作为开展人体实验的前提。

2. 医学目的原则　人体实验必须以探求病因、发病机制及其演变规律,寻找更有效的维护健康、防病治病的措施与方法为目的。任何违背这一目的的人体实验都是不道德的,都将受到道德的谴责甚至法律的惩处。医学目的性原则是人体实验的最高宗旨和根本原则。

3. 知情同意的原则　人体实验应该在受试者知情同意、自愿和没有任何外在压力的情况下进行。从这一原则出发,一方面实验者在实施实验之前,应尽可能详细地向受试者报告实验目的、方法、预期效果、潜在危险和应急措施等,让受试者或其家属真正知情。另一方面,要尊重受试者的意愿,包括受试者同意后又要求停止实验,甚至反复变更。通过隐瞒、欺骗、诱惑或强迫的手段取得的所谓同意,是违背知情同意原则的。

4. 科学性原则　人体实验是科学实验,实验设计、过程、评价等必须符合普遍认可的科学原理。①人体实验必须以动物实验为前提经过动物实验并获得真实充分的科学依据,经证明的确对动物的机体无毒、无害时,才能推向人体实验;②人体实验前必须制订严密科学的实验计划;③人体实验前必须有严格的审批监督程序;④人体实验结束后必须做出科学报告;⑤随机对照试验原则,为了使人体实验真实、可靠、具有科学性,实验中必须采用随机对照试验的方式,这是科学的人体实验不能缺少的原则。

(三) 涉及人的生物医学研究的法律规范

1. 涉及人的生物医学研究的国际规范　人体实验在中西方医学发展史上都是大

量客观存在的。早期的人体实验因为具有较完善的医学目的而未引发过多争议。但在第二次世界大战时期,法西斯国家反人类的人体实验令世界震惊,人们开始关注医学研究中人性尊严的保护,有关人体实验的基本伦理法则也逐步确立,具有代表性的是《纽伦堡法典》和《赫尔辛基宣言》。

1947年德国纽伦堡军事法庭制定了世界上第一部规范人体实验的伦理法典,即《纽伦堡法典》。首次提出了知情同意原则,并与行善原则、不伤害原则及公平原则共同发展成为生命伦理的四大基本原则。1964年6月在芬兰赫尔辛基举行的第十八届世界医学协会联合大会上通过了《赫尔辛基宣言》,成为人体医学研究的伦理准则。该宣言被众多国家吸收进本国的法律,作为规范临床研究的主要依据。美国政府1979年出台了《贝尔蒙报告》,确定了尊重个人、行善、平等公正等基本道德原则,要求将总体原则应用于科研行为时应考虑以下要求:知情同意、对风险及益处的评估、做好人体实验对象的选择。

2. 涉及人的生物医学研究的国内规范　我国涉及人的生物医学研究的立法正处于逐步完善的阶段,目前主要包括:2003年9月开始实施的《药物临床试验质量管理规范》,2004年4月开始实施的《医疗器械临床试验规定》,2010年颁布实施的《中医药临床研究伦理审查管理规范》《药物临床试验伦理审查工作指导原则》,2014年10月实施的《医疗卫生机构开展临床研究项目管理办法》,2016年6月实施的《医疗器械临床试验质量管理规范》,2016年12月实施的《涉及人的生物医学研究伦理审查办法》等。这些法律规范的出台与实施,对于规范人体实验的各个环节,保障医疗质量与安全,保护患者合法权益,防范医疗风险方面发挥了重要作用。

(四)涉及人的生物医学研究的伦理审查

1. 伦理审查组织　为保护人的生命和健康,维护人的尊严,尊重和保护受试者的合法权益,规范涉及人的生物医学研究伦理审查工作,国家卫健委2016年10月颁布了《涉及人的生物医学研究伦理审查办法》,规定凡从事涉及人的生物医学研究的医疗卫生机构须设立伦理委员会。未设立伦理委员会的医疗机构,不得开展涉及人的生物医学研究工作。

(1) 伦理委员会的设立　所谓伦理委员会,是由不同学科专家、人士组成的,对涉及人的生物医学研究进行伦理审查的组织。它还有"生命伦理委员会""医学伦理委员会""机构伦理委员会""伦理审查委员会"等不同称谓。

伦理委员会的委员应当从生物医学领域和伦理学、法学、社会学等领域的专家和非本机构的社会人士中遴选产生,人数不得少于7人,并且应当有不同性别的委员,少数民族地区应当考虑少数民族委员。伦理委员会委员任期5年,可连任。设主任委员一人,副主任委员若干人,由全体委员协商推举产生。委员应当具备相应的伦理审查能力,并定期接受生物医学研究伦理知识及相关法律法规知识培训。

(2) 伦理委员会的职责、权限和义务　①伦理委员会的职责:负责对本机构开展涉及人的生物医学研究项目进行伦理审查并提出伦理审查意见;对已批准的研究项目进行定期跟踪审查,受理受试者的投诉并协调处理,确保项目研究不会将受试者置于不合理的风险之中;在本机构组织开展相关伦理审查培训。②伦理委员会的权限:要求研究人员提供知情同意书,或者根据研究人员的请求,批准免除知情同意程序;要求研究人员修改研究方案;要求研究人员中止或结束研究活动;对研究方案做出批准、不批准或者修改后再审查的决定。③伦理委员会应当履行的义务:建立伦理审查工作制度或者操作规程,保证伦理审查过程独立、客观、公正;接受所在医疗卫生机构的管理和受试者的监督;对所承担的伦理审查工作保密,对所受理的研究项目方案、受试者信息及审查意见等保密;按照伦理原则自主做出决定;审查结果应当及时传达或者发布。

2. 伦理审查内容　伦理委员会依据规定的标准,对如下内容做伦理审查:①研究者的资格、经验、技术能力等是否符合实验要求;②研究方案是否科学,并符合伦理原则的要求;③受试者可能遭受的风险程度与研究预期的受益相比是否在合理范围之内;④知情同意书提供的有关信息是否完整易懂,获得知情同意的过程是否合规恰当;⑤是否有对受试者个人信息及相关资料的保密措施;⑥受试者的纳入和排除标准是否恰当、公平;⑦是否向受试者明确告知其应当享有的权益;⑧受试者参加研究的合理支出是否得到了合理补偿,受试者参加研究受到损害时,给予的治疗和赔偿是否合理、合法;⑨对受试者在研究中可能承受的风险是否有预防和应对措施;⑩研究是否涉及利益冲突;⑪研究是否存在社会舆论风险。

3. 伦理审查程序　对涉及人的生物医学研究项目的审查程序一般包括:①项目负责人提出申请并向所在机构的伦理委员会提交规定的材料;②伦理委员会依据审查标准对审查的研究项目做出批准、不批准、修改后批准、修改后再审、暂停或者终止研究的决定,并说明理由;③伦理审查时应当以会议审查方式做出决定,且须得到伦理委员会全体委员的一半以上同意;④未获得伦理委员会审查批准的,不得开展项目研究工作;⑤伦理委员会委员与研究项目存在利害关系的,应当回避。

4. 对伦理审查的监督管理　县级以上地方卫生行政部门应当加强对本行政区域涉及人的生物医学研究伦理审查工作的日常监督管理。

医疗卫生机构负责督促本机构的伦理委员会落实上级卫生行政主管部门提出的整改意见;加强伦理审查工作的日常管理,定期评估伦理委员会工作质量,对发现的问题及时提出改进意见或者建议,根据需要调整伦理委员会委员等。

5. 研究人员的责任　经伦理委员会批准的研究项目在实施前,项目负责人应当将该项目的主要内容、伦理审查决定在医学研究登记备案信息系统进行登记。研究者应当将在研究中发生的严重不良反应或者严重不良事件及时向伦理委员会报告。项目研究者应当获得受试者自愿签署的知情同意书;在知情同意获取时,研究者应当按照知情同意书内容向受试者逐项说明,由受试者自主决定是否同意参加研究。

四、动物实验伦理

(一)动物实验的概念和特点

动物实验是指以实验动物为受试对象的科学实践活动。包括以实验动物群体反应为评价指标的实验,以实验动物生物学特征为观测指标的实验,以实验动物组织器官、细胞或亚细胞结构为研究材料的实验,在动物身上施加某种处理的实验。在医学研究及安全性测试中的动物实验,是以动物来作为人类替代品或特殊疾病模式进行的实验。

由于动物实验可以进行损害性或破坏性的操作,不受受试对象缺乏的影响,且可严格控制实验条件,因此与人体实验比较,动物实验存在着代价低、伦理与法律限制相对较少的特点。但在实验中动物不能表达受试因素引起的主观感觉反应,实验结果外推到人有时会具有误导性和不全面性。此外动物实验还存在一定的危险性,这些危险主要来自于实验动物本身、实验试剂、实验用仪器等对实验者可能带来的感染威胁。

(二)关于动物实验的伦理争论

目前,所有国家都强调人体实验必须先在动物实验的基础上方可开展。在医学科技发展日新月异的今天,限于某些无可替代性,动物实验这种传统的医学实验手段一直沿用至今。但由于动物实验是用活的动物进行实验,而动物与人类一样,都是大千世界具有生命的物种,因此,用动物做医学实验始终存在着伦理争论。

反对者认为,自然界是一个大家庭,人的生命与自然万物是互相依存的。动物同人类一样有着基本生存需要和高层次的心理需要,人类应该敬畏自然、敬畏所有的生命。所以,用活的动物做医学实验在道德和科学上都没有正当理由,用不会说话的动物进行实验是惨无人道的。

支持者则认为,牺牲动物生命是为了挽救人的生命,"两利相权取其重、两害相权取其轻",世上没有绝对的好和绝对的坏。我们不能为了拯救动物的生命而牺牲人的生命,毕竟还是要优先考虑人本身的利益。

包括科学界在内的大多数人认为,为了人类自身的健康,动物实验还应继续做下去,但应善待动物,提高实验动物福利,并积极探索替代办法。为此,国际上提出了"3R"(the 3R principles)的通用法则,即指实验动物的替代(replacement)、减少(reduction)和优化(refinement)原则,"替代"是指用无知觉的物质替代有知觉活的较高等级动物;"减少"是指为获得特定数量及准确的信息,尽量减少实验动物的使用数量;"优化"指对必须使用的实验动物,应尽量降低非人道方法的使用频率或危害程度。

(三)动物实验的伦理要求

1. **动物实验必须具有医学科研目的**　实验者要保证其研究目的的合法性和所设计的实验方法的恰当性,制止没有科学意义或不必要的动物实验。对确有必要进行的项目,应坚持对实验动物的保护原则。

2. **保障实验动物的福利权益**　动物是具有感受性的生命体,并具有认知能力与情感。从事动物实验者有义务给予动物必要的福利,保障实验动物生存时包括运输中享有最基本的权利,使动物享有免受饥渴、免于不适、免于伤害和疾病、免于恐惧和焦虑、生活舒适五项自由,以及尽可能良好的饲养和标准化的生活环境。

3. **尊重和善待实验动物**　应充分考虑动物的利益,善待动物,防止或减少动物的应激、痛苦和伤害,尊重动物生命,制止针对动物的野蛮行为。在实验结束时,实验者应采取痛苦最少的方法处置动物,处置手段应符合人类公认的伦理价值观和国际惯例。不能把动物当作垃圾直接扔到外界环境中,也不能将动物遗弃在动物设施内。

4. **严格遵守动物实验的有关规范**　从事动物实验应经过有关实验动物福利伦理委员会的伦理审查。各类动物实验管理和处置,要符合该类动物实验规范的操作技术规程。禁止进行属于国家明令禁止的各类动物实验。

第二节 医学新技术发展伦理

随着人类生命技术突飞猛进的发展,生命科技如基因技术、人类辅助生殖技术、器官移植技术等开始逐步渗入到人类社会生活,深刻地影响和改变着人类的生命医疗行为,也改变着我们当代的价值观、伦理观与法律观,并逐步形成一种新型的调节生命社会关系的伦理、法律知识体系。

一、人类辅助生殖技术的伦理要求

(一)人类辅助生殖技术概述

人类辅助生殖技术(assisted reproductive technology,ART)又称人工生殖技术,是指用现代科学和医学的技术、方法改变或代替人类自然生殖过程中的某一步骤或全部步骤的人工技术手段。人类辅助生殖技术分为有性人工生殖和无性人工生殖两大类,有性人工生殖又分为人工授精、体外受精和代孕母亲。无性人工生殖技术指克隆技术。

1. 人工授精 人工授精(artificial insemination,AI)是指用人工方式将精液注入女性体内以取代性交途径使其妊娠的一种方法。根据精液来源的不同,人工授精分为夫精人工授精(AIH),即使用丈夫的精子所进行的人工授精;供精人工授精(AID),即使用供精者的精液所进行的人工授精。

2. 体外受精 体外受精(in vitro fertilization,IVF)又叫体外受精-胚胎移植(in vitro fertilization-embryo transfer,IVF-ET),是指从女性体内取出卵子,在器皿内培养后,加入经技术处理的精子,待卵子受精后,继续培养,到形成早期胚胎时,再转移到子宫内着床,发育成胎儿直至分娩的技术。由于受孕过程的最早阶段发生在体外试管内,因此俗称试管婴儿技术,生育出来的婴儿称为"试管婴儿"。

3. 代孕母亲 代孕母亲(surrogate mother,SM)是指代人妊娠生育的妇女。其方法是将他人的受精卵植入子宫或用人工授精方法使该妇女怀孕妊娠,分娩后将婴儿交由委托人收养,并支付一定报酬。代孕母亲按是否提供自己的卵子分为两种:一种是代孕母亲提供自己的卵子,经人工授精后妊娠,分娩后将孩子交给委托人抚养;另一种是代孕母亲不提供自己的卵子,而是把他人的受精卵植入自己的子宫内妊娠,所怀的孩子与自己没有遗传关系。

4. 无性生殖 无性生殖也称克隆,是指生物体不通过性细胞的受精,而是从一个共同的细胞、组织或器官繁殖而得到一群遗传结构完全相同的细胞或生物。

(二)人类辅助生殖技术所带来的伦理问题

1. 夫精人工授精和供精人工授精所生子女的法律地位 夫精人工授精(AIH)所生子女与生母之夫存在着自然血亲关系,一般情况下被视为婚生子女,享有与其他婚生子女同样的权利和义务。

采用供精人工授精(AID)方法出生的婴儿可以说存在两个"父亲",一个是生物学(遗传学)父亲,即供精者,一个是社会学(养育者)父亲,即生母之夫。由于 AID 婴儿与生母之夫并无自然血亲关系,这就产生了 AID 婴儿能否被看作婚生子女的问题。从多数国家的立法趋势看,都主张经过夫妻合意后出生的供精人工授精子女应推定为婚生子女,与生母之夫的关系视为亲生父子(女)关系,受到法律的承认与保护。至于供精者则不被视为婴儿的父亲,他们之间不存在任何法律关系。

2. 体外受精所生子女的法律地位 与人工授精相比,体外受精(IVF)替代了更多的自然生殖过程,对人们的传统生育观念冲击更大,因而引起的法律问题更为复杂。

在体外受精中,因配子来源和妊娠场所的不同,试管婴儿的生殖方式有多种,导致试管婴儿有多个母亲和多个父亲的复杂情况,那么到底谁是试管婴儿法律上的父母?各国的判例和法律一般都认为,亲子关系主要通过长期养育行为而建立。养育比提供遗传物质更重要,也比提供胚胎孕育场所更重要。尽管试管婴儿与经合意准备充当孩子养育父母的夫妇双方无任何遗传关系,但养育父母有合法的婚姻关系,有作为孩子的父母的共同愿望,因此应视试管婴儿为他们的婚生子女,享有婚生子女的一切权利。

3. 代孕母亲的法律问题 代孕母亲以收取报酬为目的,出租子宫,被他人看作生育机器,是对妇女尊严的侵犯,也变相地使婴儿成为商品;加之有的母亲替女儿代孕、姐姐替妹妹代孕、祖母替孙女代孕,造成家庭伦理关系混乱。因此,不少国家立法明确禁止代孕母亲。

(三)实施人类辅助生殖技术的伦理原则

1. 知情同意的原则 医务人员对要求实施辅助生殖技术且符合适应证的夫妇,须让其了解实施该技术的程序、成功的可能性和风险及接受随访的必要性等事宜,并签署知情同意书。医务人员对捐赠精子、卵子、胚胎者,须告知其有关权利和义务,并签署知情同意书。

2. 维护供受双方和后代利益的原则 捐赠精子、卵子、胚胎者对出生的后代既没有任何权利,也不承担任何义务。遵照我国抚养教育的原则,受方夫妇作为孩子的父母,承担孩子的抚养和教育的权利和义务。通过辅助生殖技术出生的孩子享有同正常出生的孩子同样的权利和义务,如果父母要离婚,在裁定对孩子的监护权时,不受影响。

3. 互盲和保密的原则 凡是利用捐赠精子、卵子、胚胎实施辅助生殖技术,捐赠者与受方夫妇、出生的后代须保持互盲,参与操作的医务人员与捐赠者也须保持互盲。医疗机构和医务人员须对捐赠者和受者的有关信息保密。

4. 维护社会公德的原则 医务人员不得对单身妇女实施辅助生殖技术。医务人员不得实施非医学需要的性别选择。医务人员不得实施代孕技术。

5. 严防商品化的原则 医疗机构和医务人员对要求实施辅助生殖技术的夫妇,要严格掌握适应证,不能受经济利益驱动而应用于有可能自然生殖的夫妇。供精、供卵、供胚胎应以捐赠助人为目的,禁止买卖。但是,可以给予捐赠者以必要的误工、交通和医疗补助。对实施辅助生殖术后剩余的胚胎,由胚胎所有者决定如何处理,但禁止买卖。

6. 伦理审查的原则 医学伦理委员会应由医学伦理学、社会学、法学和医学等有关专家和群众代表组成,并依据上述原理开展工作。

(四)我国关于人类辅助生殖技术的法律规定

为进一步保证人类辅助生殖技术安全、有效和健康发展,规范人类辅助生殖技术的应用和管理,2001年2月20日原卫生部颁布了《人类辅助生殖技术管理办法》和《人类精子库管理办法》。2003年6月原卫生部发布了重新修订的《人类辅助生殖技术规范》《人类精子库基本标准和技术规范》《人类辅助生殖技术和人类精子库伦理原则》。2006年原卫生部公布了《卫生部关于印发人类辅助生殖技术与人类精子库校验实施细则的通知》。

1. 人工生殖技术的法律规定　开展人工生殖技术应当以医疗为目的,并符合国家计划生育政策、伦理原则和有关法律规定,必须在经过批准开展此项技术并进行登记的医疗机构中实施,禁止以任何形式买卖配子、合子、胚胎,禁止实施任何形式的代孕技术。

(1)开展人工生殖技术的医疗机构的条件　应当具有与开展人类辅助生殖技术相适应的卫生专业技术人员及其他专业技术人员;具有与开展人类辅助生殖技术相适应的技术和设备;设有医学伦理委员会。

(2)人工生殖技术的审批　申请开展夫精液人工授精技术的医疗机构,由省、自治区、直辖市人民政府卫生行政部门审查批准;申请开展供精人工授精和体外受精-胚胎移植技术及其衍生技术的医疗机构,由省、自治区、直辖市人民政府卫生行政部门提出初审意见,报原卫生部审批。

(3)人工生殖技术的实施　实施应当符合原卫生部制定的《人类辅助生殖技术规范》的要求,遵循知情同意原则,并签署知情同意书;涉及伦理问题的,应当提交医学伦理委员会讨论;医疗机构应当与原卫生部批准的人类精子库签订供精协议,严禁私自采精;医疗机构应当为当事人保密,不得泄露有关信息;实施人类辅助生殖技术的医疗机构不得进行性别选择,法律、法规另有规定的除外;禁止给不符合国家人口和计划生育法规和条例规定的夫妇和单身妇女实施人类辅助生殖技术,禁止克隆人。

(4)建立健全技术档案管理制度　实施人工生殖技术的医疗机构应当建立健全技术档案管理制度,供精人工授精医疗行为方面的医疗技术档案和法律文书应当永久保存,医疗机构应当对实施人工生殖技术的人员进行医学业务和伦理学知识的培训。

2. 人类精子库的法律规定　人类精子库是指以治疗不育症及预防遗传病等为目的,利用超低温冷冻技术,采集、检测、保存和提供精子的机构。

(1)人类精子库的设置原则　人类精子库的设置应当经原卫生部批准,并且必须设置在医疗机构内。精子的采集和提供应当遵守当事人自愿和符合社会伦理原则,任何单位和个人不得以营利为目的进行精子的采集与提供活动。

(2)人类精子库设置条件　应当具有医疗机构执业许可证,设有医学伦理委员会,具有与采集、检测、保存和提供精子相适应的卫生专业技术人员和仪器设备,具有对供精者进行筛查的技术能力,符合原卫生部制定的《人类精子库基本标准和技术规范》。

(3)精子的采集　精子的采集应当在经过批准的医疗机构中进行,严格遵守原卫生部制定的《人类精子库基本标准和技术规范》和各项技术操作规程。供精者应当是年龄在22~45周岁的健康男性,且只能在一个人类精子库中供精。人类精子库应当对供精者进行健康检查和严格筛选,不得采集有下列情况之一人员的精液:有遗传病家族史或者患遗传性疾病;精神病患者;传染病患者或者病原携带者;长期接触放射线和有害物质者;精液检查不合格者;其他严重器质性疾病患者。

(4) 精子的提供　人类精子库应当和供精者签署知情同意书。采集精子后,应当进行检验和筛查。精子冷冻6个月后,经复检合格,方可向获批准开展人类辅助生殖技术的医疗机构提供。严禁向医疗机构提供新鲜精子,严禁向未经批准开展人类辅助生殖技术的医疗机构提供精子。同一供精者的精子最多只能提供给5名妇女受孕。

(5) 人类精子库的规章制度　人类精子库必须具备完善、健全的规章制度,包括业务和档案管理规范、技术操作手册及人类精子采供计划书(包括采集和供应范围)等;建立供精者档案,对供精者的详细资料和精子使用情况进行计算机管理并永久保存。

二、人体器官移植的伦理要求

(一) 器官移植的概念与分类

器官移植是指通过手术等方法替换体内已损伤、病态或者衰竭的器官。器官移植分为三大类:自体移植、同种移植和异种移植。这里所指的器官移植,不包括细胞、组织的移植和人工器官、异种器官的移植,仅指人体器官移植,即摘取人体器官捐献人具有特定功能的心脏、肺、肝、肾或者胰等器官的全部或者部分,将其植入接受人身体以代替其病损器官的过程。

器官移植中供体主要有两种来源:

1. 活体器官　活体供体器官移植目前在许多国家都已开展,我国也在开展。一般说来,活体供体器官移植较之尸体供体器官移植有更高的成功率,但引发的伦理问题也更为突出。

活体器官移植一般选用人体成对器官中的一个(如肾),也有人体单个器官部分移植(如肝)。选用活体器官必须有严格的医学标准和伦理学标准。例如被选供体的成对器官必须经过医学检测均属健康的;摘除其中一个,通过功能代偿,尚存的器官仍能维持供体的正常生理功能,不会影响供体的整体健康状况;接受器官移植人的获益必须大于器官提供者的损失等。

2. 尸体器官　尸体器官指的是从已经确认死亡的人体身上摘取的器官。尸体可供移植用的每一种器官都有一个存活的最高时间限制,超过限制时间的器官将失去使用的价值,因此必须是从刚刚死亡的人体上摘除的新鲜器官,也称为死体活器官。目前世界范围内器官移植采用最多的就是这一类器官。使用这一类器官本身的伦理学争论不大,关键是按脑死亡标准科学确定死亡和通过合法途径和必要的程序获取这类器官。

(二) 人体器官移植的伦理问题

1. 供者的伦理问题　目前获取器官的方式主要有捐献、作为商品和推定同意三种。而每一种方式的背后都涉及伦理问题。

(1) 捐献　不管是活体器官、尸体器官,捐献是最符合伦理的获得方式,目前获取人体器官的主要方式是通过捐献来实现的。

活体器官的捐献有患者的亲属和非亲属自愿捐献者两种。必须确认捐献者确属自愿,并没有诸如经济、政治等其他目的或因素的干扰;确定捐献者是否真正出于自愿,有时比较难。死刑犯的器官利用问题存在比较尖锐的伦理争议。

(2)作为商品 这是一种充满争议的获取方式。这种供体是出于商业目的,容易滋生犯罪现象,受到伦理上的坚决反对。世界许多国家立法予以禁止,但在一些地区和国家仍然存在。美国也于1984年颁布《全国器官移植法》,宣布器官买卖为非法行为。1989年5月世界卫生组织呼吁制定一个有关人体器官交易的全球禁令,敦促其成员国制定限制器官买卖的法律。

(3)推定同意 推定同意有两种方式,第一种是未表达意愿的所有公民都同意在死后捐献器官。这种推定由立法机关通过法律认定。医院则被允许在人去世后摘除他的器官以供移植,除非死者生前或死后其家属反对。第二种是推定所有公民都同意在死后捐献器官。由政府授权给医生,允许医生在尸体上收集所需要的组织器官,而无须考虑死者及其家属的意愿。

2.受者的伦理问题 在目前移植器官"供不应求"的状况下,一旦我们得到一个可供移植的器官,谁先获得这个器官呢?这不仅是一个临床医学问题,同时也是一个涉及价值判断的伦理问题。伦理学家认为,一般应从供者的意愿、医学标准、社会标准、随机性标准进行综合判断。

(1)供者的意愿 这应该是首要标准。就是首先尊重供者把自己的器官捐给谁的意愿。遵从供者意愿选择受者,在伦理上是行得通的,现实中,在父母子女之间、夫妻之间、兄弟姐妹之间的器官捐献。对尸体器官,首先要看死者生前有无捐赠的意思表示,如果有,应尊重其生前意愿;如果没有,则应尊重其直系亲属的捐赠意愿。

(2)医学标准 由医务人员根据医学发展的水平和技能作为判断基础,医学标准是一种生命质量标准,包括适应证和禁忌证、免疫的相容性、移植的迫切性、术后生活质量、身体条件及心理社会调整能力等。

(3)社会标准 根据有关社会因素加以选择,如年龄、对社会贡献的大小、对周围人的重要性、个人的能力和行为习惯,包括患者配合治疗的能力、经济支付能力、社会能力等,都可以进行客观的判断与选择。

(4)随机性标准 根据一种随机的先后顺序来加以选择。这样会排除一些人为标准和其他标准。

现实中,大多数国家的移植中心在选择标准时是按供者意愿、医学标准、个人能力、社会价值的次序排列,当然这种排列不是绝对的,还要具体情况具体分析。

(三)人体器官移植的伦理准则

1.自愿、无偿原则 公民享有捐献或拒绝捐献的权利,任何人不得利诱、欺骗、强迫他人捐献器官。

2.知情同意原则 知情同意是器官移植的首要伦理问题。无论是器官的捐献者还是器官的接受者,在手术之前医务人员均须明确告知器官摘取或移植的过程、预后、并发症等,特别是活体捐献者可能发生的并发症和意外。在双方充分理解并征得其同意后方可实施手术。在没有摘取器官以前,捐献者或死者的家属(或监护人)有随时取消捐赠的权利。

3.患者健康利益至上原则 器官移植时医务人员首要考虑的是患者的生命健康需求,只能把恢复患者的健康作为器官移植的首要动机。把是否符合患者利益作为医师行为合乎伦理的第一评判标准。医务人员对捐献者和接受者的风险、受益要认真评估,尤其是要考虑对活体捐献者可能带来的伤害和接受者的可能受益,努力使风险最小化和受益最大化。在器官移植术后,医务人员对接受者和活体器官捐献者要建立不良反应和不良事件的报告制度。一旦发现异常应及时予以指导或治疗,以保障接受者和活体器官捐献者的安全,并不断地提高器官移植的质量。

4. 唯一选择原则　器官移植的高风险、高代价和活体器官的稀缺性决定了必须把唯一性作为选择使用人体器官移植技术的前提,即在针对受者的所有治疗方案中,器官移植应该是唯一具有救治希望的方案。

5. 禁止商业化原则　医务人员在器官移植的过程中要坚决反对器官买卖行为。尊重生命价值,不得参加有商业行为的器官移植活动。医生应本着对供者、受者和社会负责的态度,切实履行自己的道德责任。努力减少因器官移植而引发的道德冲突和医疗纠纷。

6. 伦理审查原则　临床开展器官移植前均须经过伦理委员会审查并在实施过程中随时接受其检查和监督。禁止任何形式的临床异种移植试验。

7. 保密原则　对器官移植中的供者给予足够的尊重和必要的保护。从事人体器官移植的医务人员应当对人体器官捐献人、接受人和申请人体器官移植手术的患者的个人信息和病情资料保密。

8. 公平、公正分配原则　由于供体短缺,医务人员在器官移植时应坚持公平、公正的分配原则。在器官分配时患者的排序应当符合医疗需要,遵循公平、公正、公开的原则。医务人员应审慎地选择每一个受体,使有限的器官资源得到最佳利用。

三、人类胚胎干细胞与生殖性克隆的伦理要求

(一)干细胞概述

1. 干细胞的定义　干细胞存在于早期胚胎、骨髓、胎盘和部分成体细胞中,是动物(包括人)胚胎及某些器官中具有自我复制和多向分化潜能的原始细胞,是重建、修复病损或衰老组织的种子细胞。

2. 干细胞的分类　按分化潜能的大小分类,人类干细胞可分为全能干细胞、多能干细胞、专能干细胞;全能干细胞具有发育成完整个体的潜能,可分化成全身200多种细胞类型,构建机体的任何组织或器官。多能干细胞是具有分化成多种细胞或组织的潜能,但丧失了发育成完整机体的能力。专能干细胞是由多能干细胞进一步分化而来,只能分化成某一类型的细胞。

按来源分类,人类干细胞可分为胚胎干细胞和成体干细胞两大类。胚胎干细胞(embryonic stem cell,ESC)是在人胚胎发育早期的囊胚中未分化的细胞。这些原始细胞具有无限增殖、自我更新和多向分化的潜能,在一定条件下可以向各种组织和器官分化,形成人体各种组织和器官。成体干细胞存在于成年个体的许多组织和器官,平时处于静止或缓慢分裂状态,当机体受到损伤或血小板活化时被激活,形成具有生理活性的细胞来修复损伤的组织,维持生理功能的稳定。

3. 干细胞研究的意义　干细胞作为机体内的一种特殊类型的细胞,在基因治疗、组织工程学、药学等诸多领域都具有十分重要的研究价值和广泛的应用前景,也使人们看到了治疗心肌梗死、帕金森病、老年痴呆、脊髓损伤、白血病、糖尿病等顽症的新希望,特别是胚胎干细胞已经成为当今生命科学和生物技术研究的热点。

(二) 人的胚胎干细胞研究与应用的伦理学争论

尽管人的胚胎干细胞有着巨大的医学应用潜力，但是该领域研究却引发了激烈的伦理道德争论。争论的焦点集中在人类胚胎是否是生命？是否应该得到尊重？为获取胚胎干细胞而破坏胚胎算不算扼杀生命？使用来自自发或事故流产胚胎的细胞是否恰当？

反对者认为，胚胎是人类生命的雏形，理应受到尊重而不应加以破坏。进行胚胎干细胞研究就必然破坏胚胎，因此如果支持胚胎干细胞研究就等于怂恿他人"扼杀生命"，是违反伦理道德的。而支持者则认为人既有生物属性，又有社会属性。作为胚胎来说，尤其是14天内的胚胎，只是生物细胞组织，不具备道德意义上的"人"。为了保护一个不是"人"的人权，而不顾千千万万通过治疗性克隆可以治愈的患者的权利，是不利于社会进步的。

我们认为，人类胚胎干细胞研究是人类文明发展史上一项光明的事业，应该支持科学界积极开展这方面研究，但应遵循一定的伦理原则，并在专家委员会和生命伦理委员会的监控指导下，妥善处理我国胚胎干细胞研究中所遇到的难题。

(三) 人类胚胎干细胞研究和应用的伦理原则

1. 尊重原则　无论胚胎是不是人，都应该得到尊重。胚胎干细胞的提供者和接受者，都应在事前被如实告知预期目的与可能产生的后果和风险，由责任人或其家属做出自主的行动和选择。

2. 知情同意原则　研究者应用科学的、通俗易懂的语言向捐献者说明捐献的目的、意义、可能出现的问题和预防措施，在签署知情同意书后方可执行。

3. 安全有效原则　人类胚胎干细胞研究和应用，必须考虑安全性和有效性。需先经动物实验等措施，以确认是否安全和有效。如一旦出现利弊并存的矛盾，在权衡利弊时应采取"两害相权取其轻"的原则，并尽可能采取措施予以避免。如对人体有可能出现伤害的情况，应立即予以停止。

4. 防止商品化原则　禁止故意生产、销售、买卖配子和胚胎等，以防止商品化。

5. 谨慎和保密原则　人类胚胎干细胞研究是一项新兴的高科技研究，无论在技术、伦理和法律上都有很多问题有待探索。另外，社会的经济、文化、宗教信仰、民族、民风习俗等因素，也会对人类胚胎干细胞研究有不同的认识。因此此领域研究一定要在专家委员会和生命伦理委员会的指导和监控下谨慎地进行，并及时开展科普宣传。研究者对人类胚胎干细胞的采取、培养和使用应予保密，防止把研究技术用于谋取暴利或其他不正当目的。

(四) 人类胚胎干细胞研究与应用的伦理规范

鉴于人类胚胎干细胞的研究对器官移植和治疗疾病的潜在价值，世界上的不少国家纷纷做出具有法律意义的决定。

为保证生物医学领域人类胚胎干细胞研究活动的健康发展，2003年12月，科技部和原卫生部联合制定了《人胚胎干细胞研究伦理指导原则》（以下简称《指导原则》），以规范我国人类胚胎干细胞的研究和应用。规定从事人类胚胎干细胞的研究单位应成立伦理委员会，对人类胚胎干细胞研究的伦理学及科学性进行综合审查、咨询与监督。用于研究的人类胚胎干细胞只能通过4种方式获得：①体外受精时多余的配子或囊胚;②自然或自愿选择流产的胎儿细胞;③体细胞核移植技术所获得的囊胚和单性分裂囊胚;④自愿捐献的生殖细胞。《指导原则》对进行人类胚胎干细胞研究做了必要的限制性规范,主要包括:①利用体外受精、体细胞核移植、单性复制技术或遗传修饰获得的囊胚,其体外培养期限自受精或核移植开始不得超过14天。且不得将已用于研究的人囊胚植入人或任何其他动物的生殖系统。②不得将人的生殖细胞与其他物种的生殖细胞结合。禁止买卖人类配子、受精卵、胚胎或胎儿组织。③进行人类胚胎干细胞研究,必须认真贯彻知情同意与知情选择原则,签署知情同意书,保护受试者的隐私。

此外,2009年原卫生部颁布的《医疗技术临床应用管理办法》对干细胞治疗技术的临床应用做了规范,将干细胞治疗技术归属于涉及重大伦理问题,安全性、有效性尚需经临床试验研究进一步验证的医疗技术,明确规定异种干细胞治疗技术、异种基因治疗技术、人类体细胞克隆技术等,暂不得应用于临床。

(五)人的生殖性克隆技术的伦理问题

目前,科学界把克隆分为治疗性克隆和生殖性克隆两种。前者是利用胚胎干细胞克隆人体器官和组织,供医学研究和临床治疗使用。后者即通常所说的克隆人,是指以生殖为目的克隆出人胚胎,然后将胚胎植入妇女子宫发育成人的克隆行为。目前国际上普遍禁止克隆人的研究。我国于2003年12月颁布的《人胚胎干细胞研究伦理指导原则》以书面形式出台政策,严格禁止生殖性克隆人研究,允许开展胚胎干细胞和治疗性克隆研究,但要遵循相应的行为规范。我国政府反对以克隆人为目的的任何实验和举动,主要是考虑到生殖性克隆构成了对人权和人的尊严的挑战,违反了生物进化的自然发展规律,会对现有的婚姻、家庭和两性关系等传统伦理道德观念造成严重冲击,将扰乱社会家庭的正常伦理定位,同时在伦理上的安全性也难以确认。

四、基因诊断和治疗的伦理要求

(一)基因研究与诊疗概况

1. **基因诊断** 基因诊断又称基因测试,是指运用分子生物学方法,确定个体的基因型,从而对一些遗传疾病进行诊断和预测。基因诊断是临床医学领域一种全新的诊断方法,不同于以往的物理诊断方法或生物诊断方法,传统的诊断方法是以疾病的临床表现为主,结合实验室的理化检验手段,对疾病做出判断。由于临床表现或理化改变出现较晚,所以这种诊断方法容易延误病情。而基因诊断是通过制备特异DNA或RNA探针或寡核苷酸引物,直接探查某种基因的存在或缺陷。它的优势在于不仅能对某些疾病做出确切的诊断,更重要的是能确定和疾病相关的状态,如疾病的易感性、发病类型和阶段、抗药性等,帮助我们对疾病有了更多前瞻性的把握。

2. **基因治疗** 是指运用DNA重组技术设法修复患者细胞内有缺陷的基因,使细胞恢复正常功能而达到治疗疾病的目的,还可以通过增加遗传物质的表达、重组、纠正缺失或异常的遗传功能,或干扰致病过程来预防疾病的生物医学技术。广义的基因治疗是指一切把基因植入人体以达到治疗疾病、增强体质甚至改善人种的方法。基因治疗大致分为三种基本类型:基因矫正或者置换治疗方案、基因增补治疗方案、导入非特异性基因。目前对一些单基因遗传病、自身免疫疾病的基因治疗取得了一定的疗效,而面向未来,基因治疗将成为包括病毒性感染、肿瘤、糖尿病在内的各种感染性疾病、遗传疾病和具有遗传倾向疾病的最主要和最有效的治疗手段。

(二)基因诊疗中的伦理问题

基因诊断与治疗所涉及的伦理问题有以下几个方面:

1. **基因治疗的必要性** 反对者认为基因治疗人为地改变了人类的遗传信息,从遗传学角度看,贸然改变经亿万年进化所形成的遗传组成,如同诱发基因突变,可能会产生遗传上的不平衡,对人类的进化产生不利影响。长此以往,人类适应环境的能力将会大大下降,一旦人类的多样性降低到危险境地,那么人类这个物种本身的生存就有很大的不确定性。

2. **基因治疗的安全性** 这是基因治疗首先应予关注的问题。迄今为止,基因治疗尚处于试验阶段,还未进入大规模的临床试验,更谈不上常规的临床治疗。不安全因素主要来源于技术方面:在基因治疗过程中最终按人们的需要表达的基因成功率还很低,并且以基因治疗获得性疾病时还有产生新病毒的可能,如果没有很好地控制,有可能会威胁人类社会,因此基因治疗必须慎重。

3. **基因治疗的公平性** 目前基因治疗的费用是一般公众根本无法承受的。那么,有限的医疗资源应该如何分配则成为十分敏感的社会伦理学问题。医学服务的最根本特点就在于它是一种社会公益性的福利事业,其基本目的是治病救人,增进人类健康。可就实际情况来看,只有少数人能享受昂贵的基因治疗,而一般公众则望尘莫及,这无不违背了作为"仁术"的医学之初衷,这给国家公正分配医疗资源提出了难题。

4. **维护人类尊严的问题** 生殖性基因治疗有根除疾病的垂直传播或遗传的可能,但也会改变人类生命的多样性,甚至会导致非人类的性状特征出现,这是我们所不能接受的,在世界范围包括我国已普遍叫停。基因治疗的开展除了医学目的之外,还有可能会导致非医学目的的出现,对基因治疗技术滥用倾向可能会导致遗传决定论或反人类的优生学。

(三)基因诊疗的伦理原则

1. **尊重患者原则** 在人类基因重组的计划完成之后,我们可以根据个人基因谱检测出每个人的基因状况,面对有缺陷基因或疾病基因的人,人们该如何对待呢?基因诊断带来了伦理思考。通过基因诊断发现有基因缺陷的患者,医务人员应该从患者的生命健康角度出发,更好地维护患者的利益,尊重其人格和权利,不得歧视患者。未经本人同意不得将检测结果披露给第三方,更不能在某种利益或压力的驱动下损害患者的利益。

2. **有利于患者原则** 基因治疗时必须保证患者不会受到伤害并对其有利,方可进行基因治疗。

3. **治疗目的原则** 基因治疗只能用于治病救人,而不能应用于其他目的,例如插入额外的"生长基因"以使身体长高,加进某种动物的"强壮基因"以使身体更加强壮等,都是不能允许的。因为这种非治疗性的增强基因工程运用(或滥用)会导致严重的社会伦理后果。

4. **知情同意原则** 必须向受试者、患者及利益相关者提供研究与应用的性质、风险、效益等信息,征得研究和服务对象的自愿接受,充分尊重个人的自主权。

5. 保密原则　基因信息属个人隐私，对于基因诊疗相关的信息等未经本人同意，不可泄漏。

第三节　临终关怀与死亡伦理

死亡作为每个人都无可逃避的事实，是从原始人类超出动物界之日起，就不能不考虑的问题。对于临终关怀、安乐死、脑死亡等医学工作者经常面对的问题，怎样做才符合医学伦理，每个医务人员都应该有清醒的认识。

一、临终关怀伦理要求

(一) 临终关怀的概念

临终关怀又叫临终照顾或安宁医疗，是指现代医学对治愈无望的患者在临终阶段提供缓解极端痛苦，维护生命尊严，帮助临终者安宁走完生命最后历程，对于临终者家属提供包括居丧期在内的生理和心理关怀的一系列立体化社会卫生保健服务。临终关怀倡导的是一种人性化的关怀理念，通过提供临终关怀，帮助临终患者对生命、对死亡及生活价值的认识，协助他们在生命最后阶段得到支持、安慰及鼓励。因此，临终关怀是为临终患者及其家属提供医疗、护理、心理、伦理和社会全面的支持和照护的医疗保健服务。

(二) 临终关怀的历史发展

临终关怀作为医疗卫生领域的深层次服务项目，兴起于20世纪60年代，其提倡者和奠基人是英国的西塞莉·桑德斯(Cicely Saunders)。1967年她在英国的伦敦创办了世界上第一座临终关怀医院"圣克里斯多弗临终关怀医院"，之后美国、法国、加拿大、澳大利亚、日本及新加坡等60多个国家和地区相继开展临终关怀服务。目前，全球临终关怀医院总数已达2 000所以上。临终关怀已经成为众多国家社会医疗卫生保健体系的重要组成部分。

我国临终关怀的研究和实践始于20世纪80年代末。1988年7月天津医学院成立了临终关怀研究中心，这是我国第一所临终关怀机构，标志着中国开始了临终关怀的研究和实践。同年10月上海诞生了我国第一家临终关怀医院——南汇护理院，成为我国第一家以收容退休职工为主要对象，具有医疗、护理和生活照顾设施的晚期患者收容机构。现在，世界上已有近百个国家和地区建立了临终关怀科研和服务机构，成立了数个临终关怀医师学会及临终关怀学术组织，有多种临终关怀杂志出版发行，大量临终关怀学术专著出版。临终关怀在世界范围已发展成为一个新的相对独立的学科。

(三) 临终关怀的特点

1. **临终关怀是以患者为中心，其主要对象是不可逆转的临终患者**　临终关怀应以所有的临终患者为对象，特别是难以取得积极治疗效果的晚期肿瘤患者和心身遭受痛苦折磨的患者。临终关怀特别注重患者的生命尊严、生命质量和生命价值，强调个体化治疗、心理治疗和综合性、人性化的治疗和护理。

2. 临终关怀的目的不是治疗或者治愈疾病,而以减轻身心痛苦为宗旨 在当前医学能力有限性的背景下,对于生命品质不可能复原的濒死患者而言,延长生命显然不再是最重要的事情,而帮助患者征服肉体的折磨和心灵的痛苦成为当务之急。

3. 临终关怀不仅关心患者本人,而且也关心其家属的身心健康 在临终关怀中,家属不仅担当为患者服务的角色,而且也成为医护人员或临终关怀团队的服务对象,目的在于帮助他们适应患者病情的变化和死亡,帮助他们缓解心理焦虑,缩短悲痛过程,减轻悲痛程度,尽快适应新的生活。

4. 以医护人员为主导,社会志愿者为辅助 医护人员掌握医学知识和理论,能最大限度地减轻患者的疼痛和痛苦,评估并满足临终患者及家属的需求,因此临终关怀的服务团队以医护人员为主导。但仅有医务人员的工作还是不够的,还需要有家属、社会团体和各界人士等大量志愿者积极参与,才能胜任此项工作。

(四)临终关怀的伦理意义

1. 临终关怀是医学人道主义在医学领域中的集中体现 人道主义精神在生命问题上,不仅表现在人们肉体痛苦的解除和物质生活的改善,而且还应该充分体现在精神危机的解除和对死亡的尊重上。临终关怀满足了临终患者解除肉体的痛苦和面对死亡的精神恐惧的需求,体现了对临终患者的尊重、同情和关怀,符合医学人道主义的要求。

2. 临终关怀体现了生命神圣论、生命质量论和生命价值论的统一 每个人为自身、为他人、为社会、为后代奋斗了一生,在其生命的最终阶段理应受到关心和照顾,体现了生命的神圣;通过临终关怀,使患者在无痛苦和安然、舒适的环境中度过人生的最后阶段,提高了生命的质量;这就达到了生命神圣、生命质量和生命价值的统一。

3. 临终关怀是人类文明进步的一个标志 临终关怀是一种全面整体的医疗服务,它既包括对临终患者的医疗照顾、心理支持,也包括了对家属的同情关心和居丧照护,体现了关心人、尊重人、注重人的医学发展理念,有利于医患关系的和谐,是社会文明进步的标志。

4. 临终关怀可以节约医疗卫生资源 医疗技术的发展使医务人员维持临终患者濒死状态、延缓死亡成为可能,但它不仅增加了临终患者的痛苦,而且加重了患者家属的经济和心理负担,浪费了大量的卫生资源。临终关怀不是侧重于对患者无意义的抢救,而是尽可能缓解和支持性的安宁照护,这无疑有助于节约医疗卫生资源,同时有助于从精力上和经济上减轻家属的负担。

(五)临终关怀的伦理要求

1. 认识和理解临终患者 医务人员在认识临终患者的生理、心理特点及行为反应的基础上,对患者的某些行为失常、情绪变化要予以理解,以最真挚、亲切、慈爱的态度对待、帮助他们。同时,还要宽容大度,使患者始终得到精神上的安抚和优质的护理。

2. 保护临终患者的权益 医务人员应格外尊重与维护他们的利益和权利,保守隐私、保留生活习惯。尊重临终患者清醒时留下的意愿以及家属的代理或监护权。

3. 尊重并尽量满足患者的生活需求 任何人都有尊重临终患者生活的道德义务。尊重临终患者最后的生活需求实质是对患者人格的尊重,医务人员要像对待其他可治愈的患者一样,平等地对待临终患者,实现他们临终生活的价值。

4. 同情和关心临终患者的家属　医务人员有时会面对家属的过激情绪和行为,此时要能够设身处地地予以理解和同情,关心、体贴他们的痛苦,真心实意地帮助他们解决一些实际问题,使他们早日从失去亲人痛苦和遗憾心境中解脱出来。做好患者心身两方面的照护,让家属放心。安排适当的时间和地点,让患者和家属谈谈心里话、交代遗言及充分相互表达感情等。

5. 创造适宜临终患者的环境　尽可能把临终关怀医院或病房营造成一个温馨的大家庭、适宜休憩的场所,使临终患者在温馨环境中不知不觉地、愉快地走完人生的最后旅程,这也是对医院管理人员和医务人员一个很高的伦理要求。

二、安乐死伦理要求

(一) 安乐死的概念

1. 含义　安乐死源于希腊文,原义是指"善终""无痛苦的,快乐的死亡"或"尊严地死亡"。现在是指对于自愿要求解除死亡痛苦者的死亡过程进行科学调节,以减轻或消除死亡痛苦,使其死亡状态安乐化。安乐死有两层基本含义:一是作为一种死亡的状态,即无痛苦的死亡;二是一种死亡方法,指为结束不治之症等患者的痛苦所采取的无痛致死术。当前,对"安乐死"一词的理解多是后者。

安乐死必须是出于人道主义动机,为解除现代医学科学技术所不能治疗的患者的极端痛苦,在患者本人或者其近亲属真诚委托的前提下,由医务人员提供的使患者在无痛苦状态下加速结束生命或不再延长死亡过程的医疗性服务,是特定情况下维护患者利益的最高体现。

2. 安乐死的类型

(1) 按"作为"或"不作为"的不同　安乐死区分为主动安乐死与被动安乐死,亦称积极安乐死和消极安乐死。

主动安乐死是指采取主动措施(如注射或让患者服用可无痛快速致死的药物)促使患者死亡,又称为"仁慈杀死"。

被动安乐死是指对需要依赖生命维持技术生存的患者不给予或撤除生命支持,任其死亡,又称为"听任死亡"。

(2) 按当事人对安乐死接受与否　可以将安乐死区分为自愿安乐死与非自愿安乐死。自愿安乐死(即委托承诺的安乐死)是由患者本人表态或立下遗嘱而执行的安乐死。非自愿安乐死(即无意愿的安乐死)是因本人无法表达意愿而由亲属或监护人做出决定。

(二) 安乐死的历史与现状

安乐死的理论和实践已经有悠久的历史。早在原始社会,游牧部落四处漂泊,在他们迁徙时,往往把患者和老人留下,用一些原始的方法,加速他们的死亡。现代意义上的安乐死自19世纪始,安乐死作为一种减轻死者痛苦的特殊医护措施被提到议事日程。1936年,英国率先成立了"自愿安乐死协会",并在上院提出了关于安乐死的法案,这是安乐死走上立法轨道的开端。1937年,美国成立了"无痛苦致死学会"。1944年,澳大利亚和南非也成立了类似的组织。然而在第二次世界大战时期由于纳粹德国借安乐死之名行大肆屠杀之实,使得安乐死声名狼藉,反对的人随之增加。

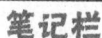

从20世纪60～70年代开始,由于医学科学和生物医学工程技术的进步和发展,传统的生命价值观受到很大冲击,安乐死又重新成为人们的热门话题。与此同时,一些西方国家和地区开始尝试为安乐死立法。1976年9月30日,美国加利福尼亚州颁布了人类历史上第一个有关安乐死的法案《自然死亡法》,首次为被动安乐死的实施确定合法地位。2000年11月28日,荷兰众议院通过安乐死法案。2001年4月10日,该法案又获参议院通过,从而使荷兰成为世界上第一个使安乐死合法化的国家。2002年9月23日,比利时众院司法委员会也通过了安乐死法案,这是继荷兰之后,世界上第二个以法律形式准许安乐死的国家。

目前,世界上关于安乐死仍未取得一致的认识,对于安乐死是否要制定法律予以保护,绝大多数国家持慎重态度,只在瑞典、丹麦、美国、英国、新西兰和以色列等西方发达国家,可在特殊情况下认可被动安乐死,即患者可以拒绝接受维持生命的治疗或允许医生撤掉患者的生命保障系统。这类特殊形式的被动安乐死,一般也只有通过司法程序裁决,才具有合法性。

考虑到安乐死的问题比较复杂,涉及道德、伦理、法律、医学等诸多方面,我国至今尚未为安乐死立法。1988年七届全国人大一次会议上,两位医学界代表严仁英和胡亚美最早提出安乐死的议案。此后从1993年到1996年,几乎在每年的全国人大会议上,都有代表提出要求为安乐死立法的提案。原卫生部在研究人大代表建议安乐死立法的提案后答复表示,安乐死是一种具有特殊意义的死亡类型,既是一个复杂的医学、法学问题,又是一个极为敏感的社会、伦理问题,在我国对安乐死立法的条件尚不成熟,但要抓紧为安乐死立法做准备。

(三)安乐死的伦理争议

安乐死观念的提出和实施冲击了传统的伦理道德观念,使伦理和法律面临了新的问题,引起的争论也十分激烈。人们争论的焦点在于是否符合道德,争论的双方都不同程度地将人道主义、功利主义作为自己的伦理根据。国内外对安乐死的争论主要有两种不同的观点:

1. 支持安乐死的观点

(1)人有生的权力也有选择死亡的权利。

(2)追求高质量的生命和美好的生活是人类共同的愿望,但处于濒死状态的患者病情已不可逆转,且处于不可救治的痛苦之中,与其花费高昂的代价让其痛苦地活着,不如让其舒适、安然、有尊严的死亡,对患者本人是人道主义的体现。

(3)主动结束必然要结束的生命,不仅可以免除患者死亡前的痛苦,也能减轻亲属精神和经济上的负担,还可以避免社会卫生资源不必要的浪费。

2. 反对安乐死的观点

(1)医生的崇高职责是救死扶伤,医务人员对患者实施安乐死无异于变相杀人。

(2)生命是神圣的,人有生的权利,任何情况下都不能主动促使其死亡,否则就是不人道的。

(3)安乐死可能导致错过三个机会,即患者病情自然改善的机会、继续治疗渴望恢复的机会和可能发现某种新技术新方法而使该病得到治疗的机会。

(4)导致医生"道德滑坡"。从医生在安乐死中所扮演的角色考虑,如果安乐死合法化,就会破坏医患之间传统的信任关系,削弱对临终患者的同情和关怀;面对痛苦不堪的患者,医生会觉得实施安乐死更容易有效,久而久之就会改变医生对医学目的的理解。如果允许或鼓励医生实施安乐死这样的仁慈方法来结束患者的生命,就会导致医生在人道主义的意义上"滑坡"。

(四)安乐死实施的建议

1. 实施安乐死的条件　①目前的医学诊断技术确切地证明患者身患绝症并处于濒死期;②在接近死亡的过程中,患者遭受着难以忍受的巨大痛苦,生不如死;③必须出于患者的自愿,没有任何外来的压力,患者有明确、持续、强烈的要求。

2. 安乐死的对象　①晚期恶性肿瘤失去治愈机会者;②重要生命脏器功能衰竭,并且不可逆转者;③因各种疾病或伤残致使大脑功能丧失的部分"植物人";④有严重缺陷的新生儿;⑤先天性智力缺失,无独立生活能力,且无法恢复正常者;⑥患有严重精神疾病,长期无正常的感觉、知觉,经长期治疗也不可能恢复正常者。此外,还有人将治愈无望的高龄重症患者和重伤残者也列入安乐死的对象。

但是,由于安乐死关乎人的生命,而生命对于任何人来说都只有一次,因此,在这个问题上应当格外慎重。安乐死的实施,除了有必要的伦理学依据和医学技术保证外,还有赖于社会大众死亡观念的转变,尤其是相关法律制度的建立。

三、死亡伦理

(一)传统的心肺死亡标准

死亡是人的本质特征的消失,是机体生命活动过程和新陈代谢的终止。死亡的实质是人的自我意识的消失,它是生命过程的一部分,也是一切生命的必然归宿。在走向死亡的过程中,我们都将会面对死亡及死亡带来的各种伦理问题。但关键是以什么标准来界定死亡?人们对这个问题的认识是随着医学科学的发展,以及人们对生命本质特征不断深化的认识而逐步深入的。

在传统死亡标准中,人们一直把心、肺功能作为判断生命存在最基本、最重要的特征,认为心搏、呼吸停止就意味着人的生命终结。因此,传统的死亡概念是以心搏、呼吸停止、反射消失作为标准的。1951年美国著名的《布莱克法律词典》给死亡下定义为:"血液循环的完全停止,呼吸、脉搏的停止。"我国出版的《辞海》也将心搏和呼吸的停止作为死亡的主要标准。医学临床上也一直是以心搏停止、呼吸和血压消失以及体温下降作为宣告死亡的依据。

然而随着现代医学科学技术的发展,心肺复苏术、体外循环机和器官移植手术越来越广泛地运用到临床工作实际中,使这数千年来被人们看作天经地义的死亡标准在实践中屡次遭到动摇。如一些大脑已经受到不可逆损伤的患者,因应用心脏起搏器、人工呼吸机而能够维持心搏和呼吸;一些心脏停止跳动的患者通过心脏移植而重新复活,这都说明心、肺死亡标准具有显而易见的局限性,促使人们不得不重新去思考和探讨死亡的新概念和标准。由此人们提出了"脑死亡"的概念。

(二)现代脑死亡标准

1. 脑死亡的概念　脑死亡是指整个中枢神经系统的全部死亡,包括脑干在内的全脑功能不可逆转和永久的丧失。脑死亡分为原发性脑死亡和继发性脑死亡。原发性脑死亡是由原发性脑疾病或损伤引起;继发性脑死亡是由心、肺等脑外器官的原发性疾病或损伤致脑缺氧或代谢障碍所致。

现代医学研究表明:脑死亡是整个中枢神经系统的全部功能丧失,最终必然导致人体死亡。在脑死亡的过程中,人机体的新陈代谢分解大于合成,组织细胞的破坏大于修复,各种脏器功能的丧失大于重建。一旦脑死亡确定,决定了机体各种器官在不久的将来必定出现死亡,并且这种现象是不可逆转的。脑死亡后即使心搏、血压仍可维持,但作为人所特有的意识、信念、感情、认知均已消失。因此,作为社会意义上的人也就不复存在。

对脑死亡的最早研究出现在20世纪50年代。1959年法国学者莫拉雷(P. Mollaret)和古隆(M. Goulon)在第二十三届国际神经学会上首次提出"昏迷过度"(Le Coma Depasse)的概念,并开始使用"脑死亡"一词。1966年,国际医学界正式提出了"脑死亡"的概念。

1968年,美国哈佛大学医学院首次提出了较为完善的脑死亡诊断标准,把脑死亡定义为包括脑干在内的全脑功能丧失的不可逆状态,即全脑死亡。这就是世界上第一个脑死亡诊断标准,即"哈佛标准"。目前,全脑死亡的概念在国际上已被广泛采用,世界上已有80多个国家和地区陆续建立了脑死亡标准,把脑死亡作为认定人死亡的标志已成为一种国际潮流,然而也有国家采用的是脑死亡和心脏死亡标准并存方式。

2. 脑死亡的判定标准　脑死亡的诊断是个严肃、复杂的问题,世界各国对脑死亡的判定标准不尽相同,综合而言,主要有全脑死亡标准和脑干死亡标准两种。

(1)全脑死亡标准　由美国哈佛大学医学院死亡定义审查特别委员会提出,其主要内容是:①不可逆的深度昏迷;②自发呼吸停止;③脑干反射消失;④脑电波图平坦。凡符合以上标准,并在24 h或72 h内反复测试,多次检查,结果无变化,即可宣告死亡。但是,需排除体温过低(<32.2 ℃)或刚服用过巴比妥类及其他中枢神经系统抑制剂两种情况。采用全脑死亡标准的国家有日本、西班牙、澳大利亚、新加坡等。

(2)脑干死亡标准　欧洲部分国家采用脑干死亡的概念,如英国、比利时、德国。1976年,英国皇家医学会制定了英国脑死亡标准,提出脑干死亡为脑死亡,其标准主要包括:深度昏迷、因自主呼吸不足或停止而需用呼吸机维持、确诊为不可逆的脑部器质性损害、所有脑干反射均消失。1995年英国皇家医学会又提出脑干死亡标准。1998年,英国卫生部又制定了《脑干死亡诊断之准则:包含确定和管理潜在的器官与组织捐赠者的方针》,对脑干死亡的概念以立法的形式予以确认。

(三)脑死亡的伦理意义

脑死亡标准的伦理学意义是巨大的。它使人们对死亡的认识和死亡判断标准发生了根本性变化,是一次伦理观念上的革命,标志着人类对死亡认识已进入崭新阶段。它必将使人类更加科学、更加人道地对待死亡,维持社会公益,是社会进步和文明的重要标志。具体表现如下:

1. 有利于对人的生存权利的维护　以脑死亡为人死亡的标准,有利于人们在患者的脑死亡阶段到来之前,竭尽全力地抢救患者;或是抢救无效,毫无遗憾地死去。如果确定脑死亡标准,那么在患者心脏停搏时,他人和医务工作者仍有抢救的义务,从而使某些心搏暂停者的复苏成为可能。

2. 有利于医药资源和人力资源的合理利用,减少不必要的医疗支出并减轻患者和家属的痛苦　对于确认已经脑死亡的患者,适时终止无效的医疗救治,既可以使医院的医疗资源得到有效合理的利用,也可以减轻患者家属的经济和精神负担。

3. 有利于人体器官移植,满足现代医学对某些活体的需要　在法律上承认脑死亡,还有助于推进器官移植医学发展,使成千上万器官终末期患者因此得到再生的机会。目前中国心、肝、肾等器官移植在临床上已达到相当高的水平,但由于我国还没有进行脑死亡立法,器官供体质量不如国外,器官来源的正常程序受到影响和干扰。实施脑死亡标准,将使更多的患者受益。

目前,我国对脑死亡的定义及标准尚无法律规定。但长期以来,国内的医学专家学者一直在多方呼吁为脑死亡立法,以此来推动我国医学科学事业的发展。

(四)脑死亡的立法概况

1. 世界脑死亡立法概况　目前,全世界已有80多个国家将"脑死亡"纳入法律上的死亡定义。1968年4月,法国首先以部长令的形式赋予脑死亡标准以法律效力。芬兰于1971年制定的《尸体组织摘除公告》中规定脑死亡即为人体死亡,成为世界上第一个以国家法律形式确定脑死亡为人体死亡的国家。1978年,美国统一州法全国委员会通过《统一脑死亡法》,是关于脑死亡问题的专项立法。随后,美国又于1983年通了过《统一死亡判定法案》。1997年,日本《器官移植法》脑死亡定义为:全脑包括脑干功能的不可逆停止。加拿大和瑞典的脑死亡法律强调:当人所有脑功能完全停止作用并无可挽救时,即被认为已经死亡。

此外,还有阿根廷、澳大利亚、英国、德国、法国、西班牙等10多个国家制定了脑死亡法律,承认脑死亡是宣布死亡的依据。比利时、南非、新西兰、韩国、泰国等数十个国家虽然没有正式制定法律条文承认脑死亡,但在临床上已承认脑死亡状态并作为宣布死亡的依据。

2. 我国脑死亡立法概况　我国台湾地区在1987年通过了《脑死亡判定步骤》,香港于1996年确立了脑死亡法。内地目前尚未制定出一部统一的、正式的、具有法律效力的脑死亡标准。由于思想观念和文化背景方面的差异,我国对脑死亡尚缺乏足够的认识和统一见解。随着医学科学的发展,通过法律确定脑死亡的标准已成为十分现实和迫切的需要。

1986年6月,"心肺脑复苏座谈会"在南京召开,医学专家们倡议并草拟了我国第一个《脑死亡诊断标准(草案)》。2002年,原卫生部脑死亡判定标准起草小组拟定了《脑死亡判定标准(成人)(征求意见稿)》和《脑死亡判定技术规范(成人)(征求意见稿)》,向社会发布并广泛征求意见。当然,这些标准的起草尚属于技术层面的研究,并且还处于反复修改和不断完善的过程中,力求达到科学、严谨、可操作性和安全性强,而实施脑死亡判定还需要未来立法的跟进。

问题分析与能力提升

2016年12月5日,北京某机关干部刘某像往年一样到某定点医院例行检查,在神经科检查时,一医生让其多做一项检查,他认为是正常范围内的检查项目,便答应了。

医生在他的右手腕和右肋间贴上电极,当这位医生按动仪器上的电钮时,刘某顿感半个手臂抽搐。在连续进行了5次以后,医生又把电极移到他的头顶,当按钮启动时,刘某全身震颤,大脑瞬间失控,身体歪斜,口水都流了出来。他强忍着说:"这是什么检查?太难受了。"医生说:"可能是电流太大了,可以调小一些。"在刘某的再三追问下,医生才告诉他这是一个健康人的正常值的测试,不在正常体检范围。医生随即掏出100元钱,让刘某收下并签字,被拒绝,遂引发医患纠纷。

请问:①此案例医生的做法有什么不妥之处?②此类事件如何操作才符合伦理要求?

提示:

(1)没有向患者说明检查的内容、目的,侵犯了患者的知情同意权,违反了尊重患者的原则。没有遵守操作规范,对患者造成了一定的伤害。在患者没有签署同意协议的情况下,就开始人体实验。

(2)医生应该事先向患者说明实验的内容、目的及可能产生的后果,由患者自主决定是否接受实验,而且患者可以随时终止实验,医生不得通过强迫、欺骗的方式使患者继续进行实验。此项测试是一项人体实验,实验过程中应避免对实验对象造成身体上的损害,严格遵照操作规范,出现问题后应立即停止。

思考题

1. 涉及人的生物医学研究的伦理原则是什么?
2. 如何看待基因诊疗技术的伦理问题?
3. 临终护理应遵循哪些伦理规范?
4. 在现阶段,我国医务人员应如何处理安乐死问题?

(南阳医学高等专科学校 石保山)

第九章 医学伦理评价和监督

学习目标

- ◆ 说出 医学伦理评价的标准、依据和方式。
- ◆ 阐述 医学伦理评价的定性标准和定量标准。
- ◆ 分析 医学伦理评价的分类和作用;主要的医学伦理组织。

案例选读

南丁格尔奖

南丁格尔奖是红十字国际委员会为表彰在护理事业中做出卓越贡献人员的最高荣誉奖。1907年国际红十字组织在第八届国际红十字大会上设立南丁格尔奖,1912年在华盛顿举行的第九届国际红十字大会上首次颁发。该奖每2年颁发一次,每次最多50名。中国红十字会从1983年第二十九届国际红十字大会起向红十字国际委员会推荐南丁格尔奖人选。截至2017年,中国共有79人获得了这个国际护理界的最高奖。

【探析】①英国人弗罗伦斯·南丁格尔在1853—1856年的克里米亚战争中开启了护理工作先河。②她将个人的安危置之度外,以人道、博爱、奉献的精神为伤兵服务,为护理事业做出了杰出的贡献。南丁格尔奖是一座丰碑,是全世界人民对南丁格尔崇高精神和人格的永恒纪念。

医德的基本原则和规范要转化为医学生和医务人员的医德行为和高尚医德品质,主要通过医学道德教育、修养和评价等活动而形成。因此,医学伦理评价监督是构成医德品质自律他律的基本形式。

第一节 医学伦理评价的内涵、作用和意义

评价是指对人或事物的价值判断。医德评价虽不像法律那样具有强制性,但却能成为法律的必要补充,从而发挥更加广泛的作用,以一种无形的力量制约着医务工作

者的行为。

（一）医学伦理评价的内涵

1. **医学伦理评价的含义** 医学伦理评价是指医务人员、患者及社会的其他成员依据一定的医学道德原则、规范和准则，对医务人员、医疗卫生单位的行为活动的道德价值所做的判断。

2. **医学伦理评价的分类** 从评价的主体看，医学伦理评价有两种类型：一种是社会评价，即医德行为当事人之外的组织或个人通过各种形式对医务人员的职业行为进行善恶判断，一般通过社会舆论和传统习俗来完成。另一种是自我评价，即医务人员对自己的行为在内心深处进行善恶判断。医务人员自我裁定、反省等自我评价往往要比社会评价更为重要和深刻。

在医疗实践中，人们总是通过社会评价和自我评价，支持、赞扬和鼓励对社会、对他人有利的行为，批评、谴责和抵制对社会、对他人有害的行为，从而鼓励医务人员扬善避恶，择善而行。

（二）医学伦理评价的作用

1. **医德裁决作用** 医学伦理评价是维护医德原则和规范的重要力量，是普遍设置于医务人员和患者心中的"道德法庭"。它依据一定的医德原则和规范，对医务人员的行为进行善恶、荣辱的评判和裁决。这种褒贬具有一定的权威性，能促进医务人员自觉地、积极地按照医德原则和规范去选择行为。

2. **医德教育作用** 医学伦理评价可具体明确医德责任及其程度，说明衡量行为善恶的标准，展示作为善恶根据的动机、效果及其相互关系，能使医务人员从医德评价中深刻了解怎样克服某些医德缺陷，正确选择医德行为。因此，广泛的医德评价活动是医务人员接受教育的有效形式，它促使医务人员形成正确的医德观和高尚的医德品质，在医疗过程中努力使善良的动机和有益的效果统一起来。

3. **医德调节作用** 医学伦理评价是使医德原则和规范转化为医德行为的重要杠杆。通过社会舆论的作用，当人们受到赞赏时会感到荣幸，受到批评时会产生痛苦；当自我评价"问心无愧"时会欣喜自慰，受良心谴责时则会无地自容。医德评价对防止医疗过失、调整医患关系、提高医德素质都具有重要意义。

4. **医德促进作用** 随着医学科学的发展，诊治疾病的一些新技术、新手段常常与传统的伦理观念发生矛盾，带来许多伦理道德方面的新课题。如安乐死、器官移植、辅助生殖技术等，通过医德评价，可以正确判断它们的伦理价值，解决其中的伦理矛盾，统一认识，推动护理科学和医药卫生事业的发展。

（三）医学伦理评价的意义

在医疗实践活动中，医学伦理评价有以下重要意义：

1. **有利于医务人员医德品质的形成** 医学伦理评价对医务人员医德品质的培养和形成，起着非常重要的作用。在医德评价过程中，医务人员和其他社会成员获得了什么是道德的、什么是不道德的、什么是善、什么是恶的观念和意识，这对于医务人员提高医德认识是非常关键的。同时，医德评价还能深入医务人员的内心，引起良心内省，产生光荣与耻辱，正义与非正义的医德情感，并促使其调整自己的行为，逐步培养高尚的医德品质。

2. 有利于改善医疗卫生单位医德医风 医学伦理评价活动借助于社会舆论、传统习俗和医务人员的内心信念,传播、弘扬符合医德原则规范的行为,树立医德典范和医德榜样,引导和促使医务人员积极效仿,对医务人员违背医德要求的医疗行为活动,医学伦理评价则进行批评、谴责,达到约束和控制不良医疗行为的作用。

第二节 医学伦理评价的标准、依据和方式

评价标准是一个由诸多层次和诸多因素构成的标准系统,只有根据广大群众的健康利益及社会进步而确定的评价标准,才是客观的、科学的医德评价标准。医德评价不仅要解决医疗行为善恶的标准问题,而且还要解决医德评价的依据。人们在进行医学伦理评价时,主要依据医务人员在医学行为中的动机与效果、目的与手段是否统一。医德评价最一般的方式为社会舆论、内心信念和传统习俗这三种无形而深刻的伦理力量。

一、医学伦理评价的标准

医学伦理评价标准也称医学道德评价标准,是指衡量医务人员的医德行为的善恶及其社会效果优劣的尺度。目前,国内公认的医学伦理标准,主要有以下几个方面:

1. 有利 医学伦理评价的三个有利标准也可以分别称它们为疗效标准、科学标准、社会标准。这三个标准是医学道德评价的基本标准,它们是互相联系,缺一不可的整体。

(1) 是否有利于患者疾病的缓解、治愈和康复 也称疗效标准。这是评价和衡量医务人员行为善恶的最根本的标准。

(2) 是否有利于医学科学的发展 也称科学标准。只有有利于医学科学发展的医疗行为才是道德的行为。

(3) 是否有利于社会的可持续发展 也称社会标准。医学是社会系统中的子系统,医学实践活动与社会发展息息相关。医务人员的医疗行为活动,必须有利于提高整个人群的健康水平,符合人类生存环境的保护和改善,着眼于社会的进步和发展。

2. 自主 自主权是患者的基本权利,也是和谐的医患关系存在的前提条件。医务人员要尊重患者的自我决定权,维护患者的切身利益。在医疗实践中,尽量做到患者知情同意和知情选择,除非是某些出于为患者利益考虑的特殊情况,任何违背患者自主权的医疗行为都是不道德的。

3. 公正 公正是指人际交往中待人处事公道、平等、合乎道理。医疗实践活动中的公正包括两个方面的含义:一方面是"分配公正",指公正合理地利用和分配有限的卫生资源;另一方面是"对待公正",指医务人员一视同仁,公正、平等对待每一位患者。

4. 互助 医疗实践活动及医学科学的发展,越来越呈现出既高度分化又高度综合的新趋势,这就需要医务人员之间的相互支持和帮助,多学科之间互相协助。这样,医学才能发展,医务人员才能更好地做好医疗服务工作。所以,互助也是医学道德评价的重要标准。

二、医学伦理评价的依据

(一) 动机与效果的统一

动机是指人们实施一定具体行为的主观愿望或意图,效果是指人们的行为所产生的客观结果。一般说来,动机和效果是一致的,好的动机常常引出好的结果,不好的动机往往引出不好的结果。但在医疗过程中,因受到多种因素的制约,动机和效果往往出现偏差,好的动机可能带来不良的后果,不良的动机却产生了好的结果。在动机和效果不一致的情况下,进行伦理评价就要既看动机又看效果,以伦理实践的全过程为依据,做出正确判断。

现实生活是复杂的,对待医疗动机也不能简单化。在医务人员中,有不少人是为了治病救人,但也掺杂着图报答和求名利的思想。在医疗实践中,医务人员的动机可能是单纯的,也可能是复合的;双重动机或多重动机是经常存在的。针对复杂情况,在评价过程中要运用辩证观点,善于抓住主要方面予以评价。

(二) 目的与手段的统一

目的是指医务人员经过努力后期望达到的目标;手段是实现这一目标而采取的措施、方法和途径。目的与手段是相互联系、相互依存的。目的决定手段,手段服从目的。在进行医德评价时,要坚持从目的与手段相统一的观点进行评价。作为医务人员,不仅要有正确的目的,还必须认真选择恰当的手段来实现预期目的。选择医学手段,应遵循以下四条原则:

1. **最佳原则** 即选择的诊疗手段应该是最佳的。一是疗效最佳,即在当时当地技术水平和其他条件下达到最佳的疗效;二是安全性高,毒副作用和损伤最小;三是痛苦小,即诊疗过程中尽量减轻患者的痛苦;四是耗费最少,尽可能减轻患者的经济负担,节省卫生资源。

2. **有效原则** 即选择的诊疗手段经过实践证明是有效的。临床应用的一切诊疗手段,包括各种新技术、新设备和新药品,必须经过严格的动物实验,证明是行之有效的,否则均不能使用。

3. **一致原则** 即诊疗手段的选择应与病情的发展相一致,一切从患者的实际出发,根据病情发展各个阶段的特点给予相应的有效的治疗和护理。任何大病小治或小病大治的行为都是违反这一原则的。

4. **社会原则** 即治疗手段的选择应考虑社会后果,一切会给社会带来不良后果的诊疗手段都不能采用,包括毒菌扩散、环境污染、滥用麻醉药品等。

(三) 个人与集体的统一

在个人与集体的关系中,集体利益高于个人利益,整体利益高于局部利益,这是医德活动中评价医务人员与其他人及社会关系中应该重视的一个问题。

集体和个人的关系是辩证统一的。一方面,要提倡团队精神,依靠集体力量,把集体和广大患者的利益放在第一位;另一方面,也要尊重个人,重视个人的力量和作用,关心和照顾个人正当的利益。

三、医学伦理评价的方式

医学伦理评价是医学领域中道德调节作用的体现,是通过社会舆论、传统习俗和内心信念三种方式来实现的。前两者是来自社会的评价,属于客观评价;后者是自我评价,属于主观评价。在医学伦理评价时三者相辅相成,都起着评判裁决的作用。

(一)社会舆论

在日常生活中,社会和个人总是要对现实生活中的人和事发表各种各样的认识和看法,表明自己的态度倾向和情感褒贬,这就是社会舆论。社会舆论有两种形式:一种是有组织、有目的的正式舆论,即通过大众传媒、团体或行政部门对医务人员的行为进行善恶判断。另一种是人们自发形成的非正式舆论,它不仅包括患者及其家属,还有社会上的其他人及同行等对医务人员的道德评价,其评价对医务人员的行为也起着舆论调节、导向的作用。特别是同行之间的道德评价,能从医学科学本身的特点和规律出发进行更深层次的分析和评判,因而有着独特的作用。社会舆论对医务人员的某些品质和行为的赞扬、肯定或贬斥、否定,往往能够造成特殊的社会道德氛围,形成强大的力量,达到扬善去恶的目的。

(二)传统习俗

传统习俗是人们在漫长的历史发展过程中逐步积累和形成的一种普遍的、稳定的、世代相传的行为方式和心理倾向特征。医学道德的传统习俗,一方面能够增强医务人员的医德信念;另一方面又形成一种社会舆论,对医务人员的行为进行约束。医德传统习俗的形成是以一定的历史条件、社会环境、民族情绪、民族文化为背景的,其内容良莠不齐,对于其在医学伦理评价中的作用,要做具体的分析,区别对待,取其精华,去其糟粕。

(三)内心信念

内心信念俗称"良心",是一个人对自己行为进行善恶评价的内在道德信念,是医务人员进行医德选择的内在动机和医德品质构成的基本前提。一个具有强烈内心信念的医务工作者,能够自觉按照医德要求对自己的医德行为进行自我评价、自我调整和自我完善,从而改正和避免不道德行为。

在医学伦理评价中,社会舆论、传统习俗和内心信念三种方式是紧密联系、相互影响的。医务人员的内心信念的形成,离不开社会舆论和传统习俗,而社会舆论和传统习俗在医学伦理评价中作用的发挥,必须通过医务人员的内心信念来实现。

第三节 医学伦理评价的实施

医学伦理评价的实施,是指在进行医学伦理评价时所要采取的操作步骤和方法。基本可分为两大类,即定性评价与定量评价。

一、医德的定性评价

医德定性评价是指在一定范围、环境、条件或时限内,通过社会评价、组织评价、患者评价、同行评价、自我评价等多种形式,对医务人员的医德行为给予定性的评价。在使用定性评价时应严肃认真,每一评价步骤都应该实事求是、公正合理。

1. 组织和领导考查 这种方法是组织及领导通过听取汇报、调查走访、征求意见、召开座谈会等形式收集信息,对单位或医务人员的医德进行归纳、整理而做出的评价。对医德医风好的单位和个人给予表扬奖励,反之给予批评和惩罚。这种方法具有指导、检查、督促和落实的作用。在实际操作中应防止报喜藏忧、弄虚作假和官僚主义作风,必要时可进行随机检查和调查,以增强评价的真实性。

2. 听取患者意见 广泛征求患者的意见,从中客观地分析评判单位或某医务人员的医德表现,对其医德进行综合评价,是最直接、最具体、最普遍的一种方法。值得注意的是少数患者的反映可能具有或然性和片面性,个别患者因医院条件和医务人员技术水平及个人要求未得到满足而反映失实。弥补的办法是广泛听取意见,排除或然性;对收集到的各种反映进行综合分析,排除片面性。

3. 同行互评 同行互评能站在专业的角度具体分析医务人员的医疗行为是否符合医德要求。但要注意到青年与老年、上级与下级医护人员之间的差别,要注意防止掺入某些成见和感情因素。

在定性评价中,还有一些方法,如设立医德医风意见箱、公开医德医风举报电话、聘请医德医风监督员、实行院长接待日、召开各种座谈会、请新闻媒体监督、问卷调查、走访、医务人员挂牌服务和公开医疗收费价格等。

对获得的医德定性评价信息,可以按照"非常满意、比较满意、满意、不满意、未表态"和"高尚、良好、一般、不良、低劣"两种形式,做进一步处理。第一种形式用"是否满意"来评价医德,属外在性质;第二种形式用"是否高尚"来评价医德,属内在性质,在实际操作中可以兼而用之。

二、医德的定量评价

医德的定量评价是指把医德所包含的具体内容加以量化,经过系统分析得出评价结论。这种方法操作简单,实用性强,能够对具体问题进行具体分析,可以克服定性评价中存在的模糊性、主观性、表面性等弊端。医德定量评价的具体内容通常是依据医疗单位和医务人员的服务意识、服务态度、敬业精神、遵章守纪情况、医疗技术水平等因素确定的。

1. 四要素评价法 它是指从"德、能、勤、绩"四个方面进行的定量评价。为了全面、准确、客观、公正和便于操作,可以将德、能、勤、绩分解为若干子项。如在"能"的方面可以把学术技术地位、学术技术深度、科研能力、处理和解决疑难问题能力、学历和履行岗位能力等内容设置进去。可以规定重要的项目实行一票否决。通过计算综合得分而得出量化结果,并用简单的文字表述和结论性判断概括定量评价结果。

2. 百分制评分法 百分制是最常见、最易操作的一种医德评价方式。首先,根据医德建设需要和医德评价标准,列出考核主项和子项,针对具有普遍性或倾向性的问题设置扣分标准。如拟定与医德医风有关的内容:服务态度、服务思想、工作作风、敬业精神、协作精神、技术水平、科学态度、劳动纪律、行为举止、廉洁行医、遵纪守法、虚心好学、关心集体等,给每项内容设置分值进行评价。其次在诸项得分之外另列奖分、罚分项目和额度,根据情况予以评定。这样可以突出重点,拉开档次。

3.综合指数法　综合指数法是指将反映评价对象的各项指标的数值差异,通过线性组合来构造综合指标而进行评价的一种方法。该方法通过确定综合指数计算模式,划定指数范围,进行等级评价或指数顺应评价。其过程是:首先,根据医德的构成要素和评价需要,确定评价指标;其次,计算医德各指标的综合平均变动程度;最后,依据综合指数进行等级评价或指数顺位评价。

4.模糊综合评价法　模糊综合评价法是以模糊数学为基础,针对评价对象在定性和定量上的模糊性,应用模糊关系合成的原理,根据多个评价因素对被评判事物隶属等级状况进行综合评价的一种方法。它将各个要素从系统中抽出来,对每个要素先个别进行模糊评判,再根据各要素对总体作用的大小,确定相应的权数,把权数和评判结果复合,得出一个较为清晰的结论。随着计算机的普及和广泛应用,可以将其操作步骤编成程序,进行测评。

医德评价的量化,使医德评价由自发的、笼统的状况转化为有组织的、有计划的活动,逐渐把"软任务"变成"硬指标",从而使医德评价更加科学、规范。实践证明,采用医德评价的量化方法,对于医务人员医德修养的提高和医学科学技术的发展,都具有十分重要的意义。

第四节　医学伦理监督

医务人员高尚的医德品质的形成,离不开一定的约束和监督。在加强社会主义医德医风建设中,医德监督是不可缺少的重要因素。

一、医学伦理监督的含义和作用

(一)医学伦理监督的含义

医学伦理监督是指通过各种有效的途径和方法,去检查、评估医疗机构及医务人员的医疗卫生行为是否符合医德原则和行为规范,从而监督其树立良好医德医风的活动。

(二)医学伦理监督的社会作用

医学伦理监督是按照医德标准和原则,对医务人员履行医德规范的情况所进行的检查和督促的一种社会活动。在医疗卫生部门广泛深入地开展医德监督活动,可以提高广大医务卫生人员的医德品质,督促他们自觉地严格遵守医德原则和规范,对于维护医疗卫生活动的正常秩序,更好地提高医疗卫生工作的质量和水平,促进医学科学的发展,保护人民健康,加强社会主义精神文明建设,都具有十分重要的意义和作用。

1.医学伦理监督是搞好医德医风建设的重要保证　开展医学伦理监督是纠正医疗行业不正之风、提高医学伦理教育效果的一种有力手段。通过各种有效途径和方法对医务人员的行为进行检查和督改,有利于在医务人员中形成遵守医德光荣、违反医德可耻的风尚,营造一种良好的医德氛围和集体舆论环境,有利于促进良好医德医风的形成。

2.医学伦理监督是培养医务人员良好医德品质的重要条件　医务工作者医德品

质的形成是一个由他律向自律的转化,是由外化向内化演进的过程。实现这个转化和演进,需要一定的主客观条件。主观条件是医务人员进行医德修养的自觉性,客观条件则是对医务人员进行医德教育和医德监督。医务人员要培养良好的医德品质,必须在一定的约束和监督下,通过不断学习、体会,用医学伦理规范时时对照督促自己,才有可能完成。医学伦理监督是培养医务人员良好医德品质不可缺少的重要条件。

二、医学伦理监督的方式

1. 法律监督　马克思主义认为,道德与法律是对立统一的关系,一方面,道德是通过说服教育和榜样感化的自律性行为规范,它是通过社会舆论的赞扬和谴责、表彰和批评的方式来实现的,而法律则是通过禁令或强制性的他律性规范,依靠审讯和裁决来强制执行的;另一方面,道德与法律在某些内容上又是相互依存、相辅相成的,在一定条件下二者是可以相互转化的。道德教育和道德舆论的作用有助于提高法律的尊严和功效,而法律则能够加强道德的影响威力。

道德以扬善为基本特征,但对治恶也是一个不可缺少的方面。法律监督以强制为特征,是更有效的治恶手段。以法律来监督道德行为,对于各种非道德行为无疑会起到震慑作用。对非道德行为的惩罚无异于是对道德行为的褒扬。特别是在社会转型时期,法律监督可以给人们以确定的价值定向,有助于迅速扭转社会行为的失范状态。这一手段是其他手段所无法替代的,对道德活动可从根本上起到了有效的保障作用,如我国已经出台的《中华人民共和国执业医师法》《医疗事故处理条例》等卫生法规,对增强医务人员的责任感和提高遵守医德规范的自觉性,具有十分重要的促进和保证作用。

2. 舆论监督　舆论监督是一种直接、快捷、震慑力大、影响面广的医德监督实施方式。在我国有组织、有领导、有目的地形成舆论监督,是构成医德监督的主要组成部分,对医务人员的行为起着积极的导向作用。人们自发形成的舆论监督经常成为前者的必要补充,并受其支配、影响和制约,同样对医务人员的医德发展起约束和导向作用。在多元化价值观念并存的现代社会,加强舆论监督与引导对促进社会主义医德医风建设,有着越来越重要的作用。

3. 制度监督　依据医德原则和规范,建立健全有关医德医风建设的规章制度,使医务人员的行为有章可循,违章必究,奖惩有据,奖罚分明,这是强化约束机制,规范行业行为,加强医德监督的重要措施。目前,不少医院及上级行政领导部门都建立了一系列具体的规章制度,如医疗质量评估考核制度、医德医风考评制度等。这些制度反映了医德建设的要求,为医务人员提供了正确的行为导向,有利于医务人员在规章制度的正确导向和有效约束下,强化医德观念,履行医德义务。

4. 社会监督　社会监督又称群众监督。动员广大人民群众直接参与医学伦理监督,这是近年来医疗卫生部门实施医学伦理监督改革的重要举措。建立完善的监督机制以强化社会监督是当前搞好医德医风建设的一个重要渠道。各级医疗卫生机构应增加管理的透明度,推行挂牌服务等公开服务承诺制度,建立投诉制度,成立社会监督员等监督组织,建立与社会监督相配套的约束机制,完善社会监督的各项制度。

5. 自我监督　自我监督是医务人员以医德原则和规范为标准,自我检查、自我约束、自我改造的过程。在医疗实践中,医务人员的许多工作是在没有他人监督下进行的,社会舆论、规章制度等监督手段是很难直接发生作用的。在这种环境下工作的医务人员主要靠自己的职业良心,靠自己的自控、自律能力来处理各种医德行为。自我监督是医德监督的一个重要方面,是医务人员发挥主观能动性、加强自身修养的重要方式。

三、医学伦理监督的原则和方法

(一)医学伦理监督的原则

1. 综合监督原则　即法律监督、舆论监督、制度监督、社会监督和自我监督相结合的原则。其中,自我监督属于内部监督,其他四种形式属于外部监督。医学伦理监督与一般意义上的各种监督活动相比较,要重要得多和复杂得多,只有坚持以自我监督为主,兼顾综合监督的原则,才能取得满意的监督成效。

2. 坚持标准原则　医德监督的标准就是人民群众的健康利益,即所谓的医疗标准、科学标准和社会标准。以有利于患者疾病的缓解和根除,有利于医学科学的发展和社会进步,有利于人类生存环境的保护和改善为评价监督的标准。只有坚持标准原则,才能避免犯主观主义,取得良好的效果。

3. 民主监督原则　医德监督必须注重发扬民主,动员人民群众和社会各界广泛参与,广开言路,不拘形式,并及时反馈监督信息。一切涉及医务人员违反医德规范的群众来信来访和报刊电视批评,都要认真核实,及时妥善处理,这是搞好医德监督的一个基本原则。否则,医德监督就难以落实和推进。

4. 教育原则　医学伦理监督的目的归根到底是为了使医务人员树立正确的医德观念。对医务人员的医学伦理过失不能简单地惩处了事,最重要的是要从积极的方面给予疏导、教育和引导,使之从过失中吸取教训,积极遵守医学伦理规范。在医学伦理监督中既要坚持教育原则又要严格要求,不姑息迁就,正确引导,这是取得良好监督成效的重要保证。

(二)医德监督的方法

以上医德监督的原则,对整个医务人员的医德监督过程具有普遍的指导意义,但毕竟还不是具体的监督方法。因此,为了达到医学伦理监督的目的,必须根据医学伦理监督的特点,采取相应的监督方法,其中主要内容有:①坚持不懈地对医务人员进行医德教育;②制定明确而具体的医德守则和公约,以便公开监督;③把医德监督同经济手段、法律手段结合起来;④建立医德奖励和处罚制度。

总之,医德监督的方法很多,应该在实践中不断总结和发展,与时俱进,以便创造出更多更切实可行的方法在实践中推广和实施。

问题分析与能力提升

一天,某医院急诊收治一名脑出血患者行开颅手术,术后连夜送至重症监护室。值班护士仔细护理患者并随时监测生命体征。凌晨5时,护士发现患者突然出现呼吸急促、双侧瞳孔不等大等异常现象,迅速向值班医生报告,并打开呼吸机,做好二次手术的准备。后经开颅发现,患者脑部又有一动脉破裂出血。由于发现及时,医护密切配合抢救,患者得救。

问题:如何对该事件中医护人员的行为进行正确评价?

提示:

(1)医学伦理评价是人们依据一定的医德标准,对医务工作者和医疗卫生单位的职业行为和活动做出道德与不道德的判断。对于对社会和他人有利的行为给予赞扬和鼓励;对于对社会和对他人有害的行为,给予谴责和抵制。

(2)从医学伦理评价的标准看,本案医护人员的行为符合医学伦理评价标准中的疗效标准,即医护人员经过仔细监测、迅速报告、密切配合、及时手术,成功地挽救了患者的生命,这一行为有利于患者病情的缓解和痊愈。这种行为是道德的,值得广大医务工作者学习。

(3)从医学伦理评价的依据来分析,好的动机产生好的效果,其所采取的医护手段与目的一致,其行为体现了护理人员具备了良好的道德修养和道德品质。

思考题

1. 简述医学伦理评价中的三个有利标准。
2. 简述医学伦理评价的依据。
3. 医学伦理学评价的方式有哪些?
4. 在医学实践中,如何做才能使目的和手段达到统一?

(南阳医学高等专科学校　石保山)

第十章 医德教育与修养

学习目标

- ◆ 说出 加强医德修养的途径和方法。
- ◆ 阐述 医德教育的原则和方法；医德修养的内容和境界。
- ◆ 分析 医德教育的意义、过程和特点。

案例选读

让我们再试试

一名35岁的年轻男子被摩托车撞了，肝和肾都破裂了，伤势很严重。被送到某医院救治，已经花了8万元钱，效果还是不好。就在患者家属准备放弃时，负责治疗的陈医生追上了去结账的患者的哥哥，说道："你的弟弟太年轻了，他的孩子还那么小，你们能不能再搏一把？"哥哥问："有把握吗？"医生回答："不好说。"哥哥继续问："花多少钱？"医生表示"尽量节省吧"。陈医生和科室的其他医务人员为了救这个患者，日夜轮班，守护了整整13天。最后，经过10多天的努力，患者终于被救过来了。

【探析】①本案例中陈医生和其他医务人员以高度的责任感和奉献精神，挽救了一位重伤员的生命，体现了高尚的医学伦理修养。②医务人员在职业活动中，不仅在技术上要达到精湛水平，面对患者还需要有高度的责任感和高尚的医学道德情操，只有这样才能使自己成为德才兼备的医学人才，担负起"救死扶伤，治病救人"的光荣使命。

衡量一名医学从业人员是否真正具有高尚医德，主要不是听他的言论，而是看他的实践。医疗实践是产生高尚医德的基础，是检验医德修养效果的标准，是推动医德修养的动力，是医德修养的目的。在医疗卫生服务的实践过程中施加优良医德医风的影响，使医德的基本原则和规范转化为医学从业人员内在的医德信念、医德品质和医德行为，从而最终达到培养医学生和医务人员立志做一名德艺双馨的医务工作者的目的。

第一节 医德教育

随着医疗卫生体制改革的不断深入,人们对医疗服务质量和医护人员道德素质的要求越来越高,因此,医德教育在当今医疗实践活动中有着重要的意义。

一、医德教育的含义和意义

(一)医德教育的含义

所谓医德教育,就是社会有计划有组织地向医务人员传授医学道德规范要求并使之接受和遵循,以便塑造良好医学品德的活动。

(二)医德教育的意义

1. 是培养合格医护人才的重要基础　合格的医学人才不仅需要具备扎实的专业知识和技能,同时也需要具备高尚的医德品质。尤其是在医学科技高度发达、医疗市场迅速发展的形势下,医务人员的道德素质受到更加广泛而深入的关注。没有医务人员高尚的医德品质作基础,医疗水平的提高难以真正实现,医务人员也很难做到"以救死扶伤为天职"。

2. 是形成良好医德医风的有力手段　医德教育的主要任务是将医德的基本原则和规范传达给医务人员,使他们认识、掌握、理解医德原则和规范,并能在医疗活动中灵活运用,而且能够将医德要求转化为自己的医德行为习惯。通过这一教育过程来增强医务人员的道德意识,改善和提高医疗服务质量,使患者的生命受到尊重和关爱,从而促进整个医疗领域中良好道德风尚的形成。

3. 是促进医疗卫生事业发展的重要动力　医疗卫生事业的发展,无论是医疗质量的提高,还是医学技术的进步,都离不开医务人员无私奉献的精神,而这种精神的形成与医务人员道德水平的提高密不可分。医务人员具有高尚的道德情操和无私奉献的精神,不仅能在日常工作中勤勤恳恳、任劳任怨,全心全意为患者服务,而且能以坚忍不拔的毅力、顽强的意志和献身科学的高尚品质积极投身于医学科学研究,为攻克医学难题、促进医学技术的进步做出自己的努力。

二、医德教育的过程和特点

(一)医德教育的过程

构成医德品质的基本要素有认识、情感、意志、信念及行为和习惯五个方面,也可以把它归纳为知、情、意、信、行。医德的教育,大体上也包含着上述的基本过程。

1. 提高医德认识　医德认识是指医务人员对医德的理论、原则、规范、范畴和准则的感知、理解和接受。认识是行动的先导,没有正确的医德认识,就难以形成良好的医德行为和习惯。因此,通过各种有效的方式,帮助医务人员提高对医德的认识水平,是医德教育的首要环节。

2. 培养医德情感　医德情感是指医务人员对医药卫生事业及患者所产生的爱慕

或憎恨、喜好或嫌恶的内心体验。医务人员对医德行为所产生的敬仰或喜爱、嫌恶或憎恨等情感是医务人员识别医疗卫生事业中善与恶、美与丑、正义与非正义的重要因素。情感具有很大的稳定性,良好的医德情感一旦形成,医务人员必然会在工作中表现出高度的爱护患者的行为,做到急患者所急、痛患者所痛,甚至为了患者,不惜牺牲个人的一切。因此,培养医德情感是提高医德水平的重要环节。

3. 锻炼医德意志　医德意志是指医务人员在履行医德义务中自觉克服所遇到的困难和障碍所需要的毅力。一个意志坚强的医务人员,能够经常排除各种障碍,始终不渝地去实现自己的信念和诺言,对于本身职业所承担的义务,表现出真诚和强烈的责任感。通过医德教育,对医德有了正确的认识后,就会乐于践行、锲而不舍,在医疗实践中,永葆白衣天使的良好形象。

4. 树立医德信念　医德信念是医务人员发自内心的真诚信仰和强烈责任感。医务人员一旦牢固地树立了科学的医德信念,就能自觉地、坚定不移地依照自己确定的信念来选择自己的医学行为,并能依据自己确定的信念来鉴定自己的行为和别人行为的善恶是非。因此,树立医德信念是医学伦理教育过程的中心环节。

5. 养成良好的医德行为和习惯　医德行为是衡量一个医务人员医德水平的高低与医德好坏的重要标志。在医德教育过程中,不仅要求医务人员自觉地按照社会主义医德的基本原则和规范行事,还要求将良好的医德行为变成医德习惯。医务人员逐步养成良好的医德习惯,是医德教育中更高的要求。

医德认识、医德情感、医德意志、医德信念、医德行为和习惯,五个方面构成医德教育的基本过程。这五个方面,相互之间并不是割裂的,而是相互制约、相互渗透和相互促进的。

(二) 医德教育的特点

医德教育对象的特殊性决定了它是一项复杂的系统工程,但仍有规律可循。

1. 医德教育的实践性　医学是一门实践性很强的学科。医学是关于人的生命健康的科学,医学服务的对象是人。同样,医德教育的目的指向是对患者的服务质量及医患沟通等。通过医德实践,即在医疗实践中践行医德行为,在医疗服务和医患沟通的同时,得到医德教育效果的反馈,可以有效地强化和提升医德教育理论。因此,实践性特点体现了医德教育目的指向,又是医德教育理论发展的必然。

2. 医德教育的长期性　医德教育是一个长期的过程,贯穿于医学生整个学习过程乃至以后的整个职业生涯。应从医学院校对医学生进行医学教育的初期就引入医德教育课程,并在医学教育各环节中同步进行医德教育,促使医学生的医德修养在整个医学学习阶段实现从他律到自律、从内化到外化的知行转化。

3. 医德教育的系统性　医德教育的系统性表现在以下两个方面:①医学院校学生医德教育实施具有系统性。从基础课程到临床课程,从理论环节到实践环节,从人文课程到医学专业课程,伴随着医学教育层次的深入,医德教育层次也逐渐推进。医德教育在密切联系医学教育的同时,自身又是一个整体,具有独立的结构系统。②医学院校学生医德教育理论具有系统性,包括专业技术领域内技术性的医德教育、医学生职业素质方面的道德教育及在实践环节中的医德实践教育等,所涉及的专业领域广,综合性很强。

三、医德教育的原则和方法

(一)医德教育的原则

医德教育原则是在长期实践中总结和概括出来的,它反映了医德教育的客观规律,是实施医德教育所必须遵循的。

1. 目的性原则　目的性原则是指医德教育必须有明确的教育目标和方向。通过教育,培养造就新一代社会主义医务人员,是医德教育的目的性原则。

2. 言行一致原则　言行一致原则包括两方面的含义:一方面是指教育者本人的言行要一致;另一方面是指医德教育理论与实践要统一。

3. 积极疏导原则　积极疏导原则是指对医务人员应采取正面教育、积极疏导,以理服人,说服诱导的方法,帮助医务人员提高医德认识水平的原则。在医德教育中坚持积极疏导原则,首先要尊重和信任医务人员,切忌家长式或训导式的教育;其次要坚持正面教育,以理服人,动之以情,循循善诱,以提高医务人员的医德认识,调动他们自我教育的积极性。

4. 因人施教原则　教育者面对的对象是活生生的个体,都有其独特的个性。个性差异决定了对受教育者不能搞一刀切,应从个体的实际医德水平出发,分层次、分阶段进行,必要时还应对个人进行单独教育。否则,医德教育就只能流于形式,难以达到预期的目的。

(二)医德教育的方法

医德教育的方法是人们在医德教育过程中经过不断的实践摸索出来的,好的教育方法可以使医德教育收到事半功倍的效果。医学伦理教育的方法应该是灵活多样的,但又不能是主观随意的,应根据医德本身的特点和教育对象的实际情况来确定。

1. 思想教育与专业教育相结合　医德教育具有明显的医德专业特点,其教育目的是提高医务人员的道德素质,提高医疗领域的道德水平。因此,医德教育只有同专业教育相结合,才能体现其专业特色,引起医务人员的学习兴趣,激发他们的学习热情,使其业务素质与道德素质的提高同步进行,成为德才兼备的医学人才。

2. 理论讲授与实践活动相结合　理论教育是医德教育的重要组成部分,通过理论讲解,使受教育者认识和理解医学伦理的基本理论、原则和规范,从而提高医德认识,确立医德观念,增强道德判断力,形成良好的道德品质。

3. 典型示范与舆论扬抑相结合　"榜样的力量是无穷的"。典型人物集中体现了一定时代的道德要求和较高的道德水平,具有很强的说服力、感召力和感染力,以及示范、激励和导向作用。在医德教育中,运用典型人物的模范作用,尤其是本地区道德模范的先进事迹,有利于引起受教育者的共鸣,激发起学习的热情。

4. 个人表率与集体影响相结合　俗话说"正人先正己",教育者的表率作用是医德教育成败的关键。医德教育者要身体力行、表里如一,医德教育才有说服力。同时,教育者还要注意集体对其成员的影响。每个受教育者都生活在一定的群体中,集体成员间能够相互熏陶、相互影响。教育者应注意营造良好的集体氛围,发挥集体的正面教育功能,以促进教育者医德品质的完善和提高。

第二节 医德修养

医德修养是医德活动的重要组成部分之一,它是医务人员的自我培养和锻炼的过程,也是医务人员提高医德品质的内在因素。

一、医德修养的含义和意义

(一)医德修养的含义

医德修养是指医务人员在医学伦理方面所进行的自我教育、自我锻炼和自我陶冶的过程,以及在此基础上所达到的医德境界。它包括两方面的内容:一是医务人员按照社会主义医德原则和规范所进行的磨炼意志、实践医德的过程;二是医务人员在医德实践中经过长期努力、提高锻炼所达到的医德境界或医德水平。

(二)医德修养的意义

1. 有利于形成良好的医德观念和医德品质　全心全意为患者服务是社会主义医德的基本原则,也是医务人员应当树立的首要观念。医务人员在这样的观念指导下,能够一切为患者着想,做到急患者之所急、想患者之所想,为了患者的利益而自觉做出贡献和奉献。

2. 有利于医务人员医德评价能力的提高　医德评价要求医务人员对医德行为做出善恶判断,这就要求医务人员有较高的医德评价能力,从而正确地选择医德行为。医德修养的结果直接表现为医务人员医德评价能力的提高,是推动医务人员实现更高境界的动力,也是医务人员提高自己的医德评价能力的重要手段。

3. 有利于形成良好的医德医风,有利于社会主义精神文明建设　医务人员的医德修养高,就能使患者在治疗疾患的同时,感受到社会主义医德的高尚和社会主义大家庭的温暖,加强医务人员医德修养有利于整个社会的精神文明建设。

二、医德修养的内容、境界和理想

(一)医德修养的内容

医务人员要按照医德原则及规范所提出的要求从不同方面对自己进行自我教育、自我提高。具体来说,包括以下几方面。

1. 医德理论修养　医德理论修养是医务人员医德行为的指南,掌握了医德理论,才能明确什么是正确的医德行为,什么是错误的医德行为。

2. 医德意识修养　医务人员要依据医德原则及规范要求,及时剖析自己的思想和行为,勇于自我批评,克服不良意识,形成良好的医德情感和医德观念,只有这样,才能有高尚的医德行为。

3. 医德行为修养　医务人员只有在科学的医德理论指导下,在高尚的医德意识支配下,才能在医疗活动中养成良好的医德行为习惯。

(二)医德修养的境界

医德修养境界指医务工作者从一定的医学伦理观念出发,在医学伦理修养过程中所形成的医德觉悟、思想感情、情操的状态和水平。由于医德原则和规范有着不同的层次和不同的要求,医务人员对于医德原则和规范的接受和理解处于不同的水平上,因而医德境界也必然不同。医学伦理修养境界归根到底是一定社会条件和社会实践的产物。一般来说,医务人员境界的高低主要取决于三个因素:人生观、世界观、职业观。在中国当前的社会条件下,医务人员的医学伦理修养境界一般说来可以分成利己主义、先公后私和无私奉献三个层次:

1. 利己主义　这是一种低级的医德境界,属于这种境界的医务人员是极少数的,他们的医疗行为动机是以个人的私利为标准,把医疗职业作为获取个人名利的手段,把医术作为走后门、谋私利的资本。尽管是极少数,但危害大,影响坏,必须重点加强教育,使之逐步转变。

2. 先公后私　这一层次医德境界的医务人员占多数,他们基本上树立了为人民健康服务的思想,对工作认真负责,能够以患者的利益为重。能正确处理个人、集体、国家三者的利益关系。这种层次的医德境界是符合社会主义人道主义要求的。处于这种境界的医务人员经过医德学习、教育和修养,其中有一部分人可以向高层次崇高的医德境界转化。

3. 无私奉献　这是一种崇高的医德境界,处在这种境界的医务人员是少数,但代表了医德修养发展的共产主义方向,具有榜样示范和导向作用。他们树立了共产主义的人生观和世界观,具有毫不利己、专门利人的奉献精神,对工作极端负责,处处以患者的利益为重,他们高尚的医德行为具有自觉性、坚定性和一贯性,达到了"慎独"境界。

就目前医疗队伍的状况看,上述医德境界的三个层次,第一和第三种都占少数,第二种占大多数。医务人员的医德境界作为一种客观存在,在或长或短的时间里是具有相对稳定性,但也不是永恒的、一成不变的,随着环境的变化,医德的教育和医务人员自我修养的提高,其医德境界也不断地提高。我们提倡先公后私和无私奉献的境界,反对利己主义的境界。提高医德境界主要依靠自己在医疗实践中学习、锻炼和修养。

(三)医德理想的含义、作用和实现

1. 医德理想的含义　理想是人们在现实可能性基础上对美好未来的构思和设计,并以此作为自己的奋斗目标。医德理想是医务人员在医学伦理修养中,基于一定的医德原则、规范的要求,所追求和向往的医德关系状态和医德理想人格。医德理想是医务人员行为的目标,它指导着医务人员在医疗实践中努力成为什么样的人,达到何种医德境界。

2. 医德理想的作用　医德理想作为医务人员主观能动性的表现,一旦形成和确立,就必然要对其主体产生作用。

首先,医德理想为医务人员确定方向和目标。人们总是以某种理想作为奋斗目标,构成自己全部的精神生活。正确的、崇高的医德理想可以引导医务人员走上充实、闪光的人生道路;错误的、卑下的医德理想可以误导医务人员走进利己、狭隘的人生死胡同。

其次,医德理想是医务人员在人生道路上前进的动力。世界前进、社会发展、事业繁荣,都是有意识的人创造的。医德理想是激励医务人员向着既定目标奋斗进取的动力,是人生力量的源泉。医德理想所提供的动力的大小与医德理想的层次密切相关,不同层次的医德理想发挥作用的力度是有差异的。一般来说，医德理想的层次越高，其所提供的动力就越大，反之则越小。

再次，医德理想是医务人员的精神支柱。有无这种精神支柱，医务人员的思想境界、精神风貌、情操兴趣和生活态度就会大不相同。医务人员如果有崇高的医德理想作为自己的精神支柱，就不会自暴自弃、心灰意冷，被困难、挫折所压倒；就能始终在自己认定的目标上，虽经历漫长的岁月而仍奋斗不息；就能在医德发展的阶梯上攀登得更高，从而成为医德高尚、人格完善的人。

医德理想和医德现实有着密切的联系。医德理想来源于医德现实，是对医德现实的正确反映，但又不等于医德现实，是医德现实的升华。而医德现实中又包含有医德理想的因素，医德理想是以概括医德现实中一切有生命力和发展前途的东西为基础的，是医德现实中真、善、美的集中体现。一个合乎实际的、积极向上的、能够实现的医德理想，总是以医疗卫生事业发展的客观现实、以确实存在的实际可能性为依据，脱离医德现实的理想，必然陷于空想，更为重要的是，医德理想可以转化为现实。当然，理想转化为现实是有条件的，是一个艰苦奋斗的过程，这一过程的实现要靠医务人员的开拓、奋斗。

3. 医德理想的实现　医务人员要实现自己的理想，首先必须以科学而正确的世界观和人生观为指导。医德理想是医务人员的世界观和人生观在医学道德奋斗目标上的体现。剥削阶级世界观、人生观推崇的是金钱万能，享乐至上，不可能指导医务人员形成正确的医德理想。只有科学、正确的无产阶级世界观和人生观，才能指导医务人员树立远大的医德理想，确立崇高的医德追求目标，并为实现自己的理想目标而进行不懈的努力。其次，确立正确的医德理想必须从实际出发。一方面要全面正确地认识社会实际，根据社会和医疗卫生事业的客观需要确立并不断调整医德奋斗目标；另一方面，要正确认识自我，从自身实际出发，科学估价自己的条件和潜能，选择经过努力可以达到的个人奋斗目标，并善于把自己的近期、中期和长远奋斗目标结合起来。第三，要有为实现崇高的医德理想而奋斗的实际行动。医德理想的选择和确立只是第一步，医德理想的实现只能靠奋斗去争取。因此广大医务人员一定要努力学习，深入实践，从现在做起，从平凡的小事做起，少说空话，多做实事。切忌坐而论道、流于空谈、只有决心不见行动，应该以只争朝夕的精神向着理想的目标前进。

三、医德修养的途径和方法

(一) 医德修养的途径

医务人员为了达到提高医德品质的目的，在医德修养方面，还必须遵循正确的途径。从根本上说，医学实践是医德修养的途径。

1. 医学实践是医德修养的基础　医德是调整医学领域中人与人之间的利益关系的准则。如果离开了医学实践，医务人员的医德行为就无从表现，也就无法对医务人员的行为进行善恶的判断，当然也就谈不上医德修养的必要性，从而也就无法有效地培养和提高自己的医德品质。可见，脱离医学实践，医德修养就成了一句空话。

2. 医学实践是检验医德修养的标准　医德本身就具有知行合一的特点，医德修养同样也不能脱离医学实践。医务人员的医德修养的效果如何，只有通过医学实践来对照检查,改正和克服自己不符合医德原则和规范的言行,从而不断地加强医德修养,提高自己的医德水平。

3. 医学实践是促进医德修养提高的动力　当前,社会主义市场经济的发展、医学的发展和卫生事业改革的深入,给医德提出了许多新的要求。这就需要医务人员及时地把握这些要求,通过加强自身的医德修养来适应变化了的医学实践。此外,医务人员良好医德品质的形成,是一个长期的实践过程。只有在实践中不断地进行修养,才能使自己的医德品质得到提高。

4. 医学实践是医德修养的目的和归宿　医德修养本身并不是目的,而是提高医务人员医德品质的手段。医务人员之所以要通过医德修养具备良好的医德品质,归根到底是为了在医疗实践中更好地为患者服务、为医学的发展和社会进步服务。所以医学实践既是医德修养的目的,也是医德修养的归宿。

(二) 医德修养的方法

医德修养除了有正确的途径外,还必须有科学的方法。

1. 躬亲实践　躬亲实践是指医德修养要在实践中进行。这是医德修养的根本方法。医德修养之所以能够培养和提高医务人员的医德品质,就在于医德不是单纯的内心体验,而是要在医学实践中改造主观世界来指导自己的行为。医务人员只有在医学实践中进行自我教育、自我改造,才能提高医德水平;而医德修养的成果也只有服务于医学实践,才是有价值的。具体来说,医务人员在医德修养中应该做到:

(1) 学习理论,提高认识　医务人员要正确地进行医德修养,就必须要学习和掌握医德的理论知识,这是进行医德修养的前提,也是进行实践的基础。医务人员只有掌握了医德理论,才有明辨善恶的能力。

(2) 学习榜样,吸取力量　先进模范人物是时代的代表。在医疗卫生战线中这样的先进模范人物是很多的。如在抗"非典"斗争中,医疗卫生战线就涌现出了以钟南山为代表的一大批模范先进人物。他们的先进事迹感人至深,不仅是医务人员学习的榜样,也是全国人民学习的榜样。作为医务人员,我们应该向他们学习,要在自己的工作中加强医德修养,为我国的医疗卫生事业做出自己应有的贡献。

(3) 反躬内省,自觉改造　医务人员要长期地反复进行"内省",这是高尚医德的一种表现形式,也是培养良好医德品质的重要方法。古人云:"人非圣贤,孰能无过?"医务人员在医学实践中,难免出现这样或那样的失误。因此,要经常反省和检查自己的思想、行为是否符合医德要求,自觉地改正错误。同时,医务人员还应该借助外部的信息,包括医德舆论、他人的评价来检查自己的行为,好的行为应坚持,错误的行为要勇于修正。只有这样,才能提高自我修养,培养高尚的医德品质。

2. "慎独"的医德修养方法　"慎独"既是一种医德境界,也是一种医德修养的方法。"慎独"是我国伦理学特有的范畴。儒家在《礼记·中庸》中就有:"莫见乎隐,莫显乎微,故君子慎其独也。"就是说不要以为事情做得隐蔽,没人看见,也不要以为事情太小,不引人注目,就可以放松对自己的要求。这里作为医德修养的途径和方法,是指医务人员单独与患者接触,无人监督,有做各种坏事的可能时,仍然能够遵守医德原则和规范,不做任何损害患者的不道德的行为。"慎独"品质的根本要求是坚持医德修养的高度自觉性、坚定性、一贯性。

医务人员要做到"慎独",应做到以下四点:

(1) 要有坚定的社会主义医德信念　医务人员必须要有坚定的社会主义医德的信念,这个信念是支配医务人员行为的力量,是衡量当代医务人员行为的标尺。社会主义医务人员应在医疗卫生工作的实践中,树立坚定的社会主义医德信念,并以此信念来调控自己的职业行为。

(2) 要在"隐"和"微"上下功夫　医务人员在别人看不见和无人监督的地方,也要自觉地按医德的原则和规范约束自己的行为。"勿以善小而不为,勿以恶小而为之。"要从大处着眼,小处入手,坚持不懈地进行医德修养。

(3) 要敢于承担风险　对于医务人员来说,做到"慎独"不仅要求在无人监督的时候不做坏事,还要求在医疗卫生工作实践中敢于承担风险。特别是在抢救患者时要坚决果断、勇于负责。

(4) 要经过长期艰苦的锻炼　"慎独"是一种境界,不是一朝一夕就能达到的,需要医务人员经过长期艰苦努力。社会不断进步、医学科学不断发展,人们对医德的要求也会不断提高,这就决定了医务人员的医德修养是一个无止境的过程。

总之,医务人员要在医疗卫生实践中,要通过认识主观世界,改造客观世界,检验自己的言行,在自我修养上下功夫,不断提高自身的医德修养。

问题分析与能力提升

某医院举办医德建设座谈会,部分医生、护士、行政管理干部参加了座谈。李护士认为:"护士是与患者接触最多的医务人员,护士的医德也很重要。在学校伦理学课程上老师讲的很多伦理知识,当时感觉枯燥乏味,在实际工作中我们深深体会到它的重要性和实用性,如对护患双方权利和义务的正确理解、护患情感和信任的建立和维持等,这些都需要我们在实践中用心去体会和真正做好……"医务科王科长说:"良好医德的养成,既要靠学校和单位的医学伦理教育,还要靠社会各方面对医德建设的必要的监督,更离不开医务人员在医疗实践中自我教育、自我改造、自我提高的修养过程,也要靠医务人员在实践中严格遵守医德规范,严格要求自己的言行……"

请你根据所学内容对以上观点进行伦理分析。

提示:

(1) 李护士的观点是正确的。"三分治疗,七分护理",护理工作是医疗工作的重要组成,伦理道德修养同样重要。医德教育具有很强的实践性,必须要与临床医疗实践活动紧密联系起来,这样才能具体、生动、形象地体现出医德规范的要求和重要性,便于受教育者接受;相反,空洞的说教,则让人感到枯燥无味,这是很难受到新时期大学生喜欢的。理论和实际联系不够密切,这是过去医学伦理教育存在的一个弊端,这也可能是李护士当时感觉枯燥乏味的一个重要原因。提高医务工作者的医德品质,仅靠医德教育是不够的,还必须强调医务人员在医德意识方面进行的自我分析、自我教育和自我改造。李护士正是在护理实践中才真正体会到学习医德知识、提高医德水平的重要性和学好医德理论的途径。

(2) 王科长的观点是正确的。培养医务人员良好的医德品质,提高医务人员的医德境界,既要靠外在的医德教育、医德评价和医德监督,也离不开医务人员的自我教育。医务人员只有主动地将医德原则和规范转化为内心信念,将他律转化为自律,才能养成自觉的医德行为。如果自身不学习、锻炼、反省和改造,医德教育也难以发挥应有的作用,医务人员就难以真正养成良好的医德观念和医德品质。

思考题

1. 医学伦理教育的原则是什么？
2. 简述加强医学伦理修养的途径和方法。
3. 医务人员应当如何提升医德修养境界？
4. 联系实际谈谈怎样才能养成大医风范。

（南阳医学高等专科学校　石保山）

第十一章 卫生法基础

学习目标

- ◆ 说出 卫生法的概念和特征。
- ◆ 阐述 卫生法的原则和作用；卫生法律责任的特点和种类。
- ◆ 分析 卫生法律体系及卫生法律关系的构成要素。

案例选读

《中医药法》的亮点

《中华人民共和国中医药法》(以下简称《中医药法》)是第一部全面、系统体现中医药特点的综合性法律，历经33年(于1983年由已故著名中医学家董建华首次提出)讨论，最终于2016年12月25日由第十二届全国人大常委会第二十五次会议通过，并于2017年7月1日起正式实施，将党和国家关于发展中医药的方针政策用法律形式固定下来，对于中医药行业发展具有里程碑意义。

【探析】①将党和国家的中医药方针政策法律化、制度化，以法律形式明确中医药发展的基本方针、原则和制度。②《中医药法》有助于中医药的传承发展，保障中医药特色优势发挥。遵循中医药发展规律，建立符合自身特点的管理制度。③《中医药法》有助于强化政府责任和作用、建立中医药事业稳定发展的保障机制。鼓励社会力量发展中医药，形成多元化发展的格局。

卫生法是我国法律体系的重要组成部分，它以卫生法律关系为调整对象，具有鲜明的特征和重要的原则。卫生法律关系纵横交错，可以分为民事、行政和刑事法律关系。在我国，卫生法律责任包括民事责任、行政责任和刑事责任。

第一节 卫生法概述

一、卫生法的概念和基本特征

(一)卫生法的概念

"卫生"一词,最早见于我国战国时期的医学典籍《黄帝内经》,其中《灵枢》就有题为《营卫生会》之篇章。在古代,"卫生"一词的含义主要是指"养生",有"护卫生命"的意思。"卫生"一词,在《辞海》中的解释是为增进人体健康、预防疾病,改善和创造合乎合理要求的生态环境、生活条件所采取的个人和社会措施。卫生也泛指为了维护人体健康而进行的一切个人和社会活动的总和。

我国的卫生法是由一系列调整卫生社会关系的法律法规构成的。狭义的卫生法,仅指由全国人民代表大会及其常务委员会所制定的卫生方面的专门法律。目前我国没有专门的卫生法,只有以公共卫生与医政管理为主的单个法律法规构成的一个相对完整的卫生法体系。广义的卫生法包括被授权的其他国家机关所制定和颁布的、从属于卫生法律的、具有普遍约束力的卫生法规、规章,以及宪法和其他规范性法律文件中有关卫生的条款和规定。目前,在卫生领域,有12个专门法律,39个专门行政法规,170余个部门规章。其中的12部:《传染病防治法》《国境卫生检疫法》《职业病防治法》《食品安全法》《药品管理法》《执业医师法》《母婴保健法》《献血法》《人口和计划生育法》《红十字会法》《精神卫生法》和《中医药法》。主要行政法规有:《医疗机构管理条例》《医疗事故处理条例》《突发公共卫生事件应急条例》《护士条例》等。这些法律、行政法规和规章的实施,对于监督和维护公共卫生和医疗秩序,保障和促进公民健康,发挥了重要作用。

(二)卫生法的基本特征

卫生法作为我国法律体系的重要组成部分,具有法律的一般属性。但由于调整对象是围绕人体健康生命权益而产生的各种社会关系,又有其独有的特点。

1. **多元性** 首先,卫生法是法学这一社会学科与医学、卫生学、药物学等自然学科相结合的产物。卫生法的许多具体内容是依据基础医学、临床医学、预防医学和药物学、生物学的基本原理、研究成果而制定的。卫生法与医学等自然科学紧密联系,相互交叉、相互促进。其次,从卫生法的内容上看,卫生法是一种行政法律规范和民事法律规范相结合的法律。在我国卫生机构和卫生人员提供卫生服务时,其与患者的关系多是由行政法律规范来调整的,但医患关系受民事法律规范的制约。我国将患者的权利纳入了行政法律规范,同时又规定侵害患者权利的行为要承担一定的民事赔偿责任,对严重的侵权行为还要追究相应的刑事责任。因此,卫生法具有多元性。

2. **规范性** 法的规范性是指人们在社会生活中处理相互关系时应遵循由各种法的制定机关所颁布的具有普遍约束力的行为规则。按照对人们行为规定或限定的范围或程度,法律规范可以分为强制性规范与任意性规范。从卫生法的规范性质上看,卫生法是一种强制性规范与任意性规范相结合的法律。在大多的卫生法律法规中都规定了"国家卫生监督制度""卫生许可"或"资格认证"制度及"报告"或"申报"制度等。当然,卫生法中也有许多"可以"条款,对于这些条款可以选择适用,也可以放弃适用。

3. 技术性　医药卫生工作是一项科学技术性很强的工作。卫生法的内容中含有大量的医学技术成果,既显示了卫生法的技术性、专业性,也说明了卫生法的普遍性、广泛性。医学技术成果是卫生法的立法依据,也是卫生法的实施手段。离开了医学技术,卫生法是难以生存和发展的。在众多卫生法的规范中,也都包含着大量的操作规程、技术常规和卫生标准。

4. 国际性　卫生法是具有明显国际性的国内法。随着经济全球化不断深入,世界各国人民之间交往日益密切,疾病的流行也没有地域、国界和人群的限制。因此,各国卫生法在保留个性的同时,都比较注重借鉴和吸收各国通行的卫生法规。我国的卫生法在立法时把一些具有共性的卫生要求、卫生标准载入法律,使其具有了明显的国际性。

二、卫生法的调整对象

法律的调整对象是法律规范所调整的社会关系或所规范的行为。尽管许多社会关系与卫生法有关,但卫生法并不调整所有与卫生有关的社会关系,只是调整卫生活动过程中所发生的社会关系。这些卫生法律关系主要包括卫生行政法律关系和卫生民事法律关系。卫生法的调整对象主要包括国家卫生行政机关、医疗卫生保健组织、企事业单位、个人、国际组织之间及其内部在卫生活动中形成的各种社会关系。

1. 卫生行政法律关系　卫生行政法律关系是一种纵向法律关系,关系主体的法律地位不平等,享有的权利和承担的义务不对等。这种关系表现为在对于企事业单位、社会团体及公民进行卫生工作的组织、领导、监督、评估等活动中间形成的权利义务关系。通常表现为卫生行政隶属关系和卫生职能管辖关系,如卫生行政部门与管辖区域的各类医院、诊所的监督管理关系。

2. 卫生民事法律关系　卫生民事法律关系是一种横向法律关系,关系主体的法律地位是平等的,享有的权利和承担的义务也是对等的。卫生民事法律关系又称卫生服务法律关系,卫生民事法律关系最常见的是医疗卫生机构和个人为患者提供医疗卫生服务时,双方形成的法律关系,通常称医患关系。但是由于医药卫生的特殊性,医患关系又不同于一般的民事法律关系,例如某些传染性疾病的患者必须接受强制隔离治疗措施。如果按照一般的民事法律关系来调整,将无益于医患双方权益的保护。

三、卫生法的基本原则

卫生法的基本原则是卫生立法的指导思想和基本依据,对调整各种因保护人体健康而发生的社会关系具有普遍指导意义。

1. 保护公民健康原则　健康是一项基本人权。世界卫生组织把健康定义为"身体、精神及社会适应的完美状态"。卫生法的制定和实施把维护人体健康作为卫生法的最高宗旨,使每个公民都依法享有改善卫生条件,获得基本医疗保健的权利,以增进身体健康。

2. 预防为主原则　预防为主是我国卫生工作根本方针，也是卫生立法及执法必须遵循的一条重要原则。卫生法实行预防为主原则，首先是由卫生工作的性质所决定的，其次是由我国经济发展水平所决定的。但是，预防为主也并不排斥医疗。预防与医疗是一个相互连通、相互依存、相辅相成的有机整体，两者都是促进人体健康的方法。无病防病、有病治病、防治结合是预防为主原则的完整体现。

3. 公平原则　公平原则是伦理道德在卫生法上的反映，是指国家在配备卫生资源、协调卫生保健活动时要以利益均衡作为价值判断标准，使每个社会成员都能普遍享受到卫生保健服务。公平原则的基本要求是合理配置可使用的卫生资源。我国的公共卫生资源比较缺乏，再加上卫生资源分布上的不合理，城乡之间、地区之间和不同群体之间，对医疗卫生资源的占有和使用很不均衡，总体呈"倒金字塔"式的分布。因此，不断增加和合理分配卫生资源成为卫生法的一个主要课题。但真正的公平是每人都达到最高可能的健康水平而不仅仅是获得相同数量或相同水平的卫生服务。

4. 患者自主原则　患者的自主原则是患者权利的核心，是患者在疾病诊治过程中就有关自身疾病的医疗问题所做出的自主选择和自我决定权利。具有独立人格和正常理性的患者，有权根据自己的医疗需求自主选择医生和医疗机构，有权根据自己对疾病的认知理解，比较诊治方案的优劣，权衡诊治效果的利弊，自主决定是否接受某项医学决策，尤其是对有伤害、有风险的医学决策做出自主选择。患者自主原则要求医务人员在通常情况下，有义务主动提供足量信息、适宜环境和必要条件，以尊重和保证患者自主享有择医权、疾病认知权、知情同意权、隐私权、赔偿请求权等权益。我国现行的卫生法律、法规都从不同角度对以上权利做出了明确、具体的规定。

5. 保护社会健康原则　保护社会健康原则，本质上是协调个人利益与社会健康利益的关系，它是世界各国卫生法公认的目标。人具有社会性，要参与社会的分工和合作，所以，就要对社会承担一定的义务。这个义务就是个人在行使自己的权利时，不得损害社会健康利益。为了保护社会健康，国家不断增加公共卫生方面的介入。例如，国家干预烟草生产和销售，禁止在某些公共场所吸烟等。

6. 国家卫生监督原则　卫生行政部门或国家法律授权的卫生职能部门，应对管辖范围内的社会组织和个人贯彻执行国家颁布的卫生法律、法规、规章和标准的情况，进行监察和督导。卫生监督包括医政监督、药政监督、卫生防疫监督和其他有关卫生监督。实行国家卫生监督原则，必须坚持依法办事，严格执法，同一切违反卫生法的行为做斗争；必须把专业性监督与社会监督、群众监督紧密结合起来，以保证有一个良好的社会卫生环境。

四、卫生法的渊源

法的渊源简称法源，包括法的创制方式和法律规范的外部表现形式。我国卫生法的渊源包括：

1.《宪法》和基本法律　《宪法》是我国的根本大法。它集中体现统治阶级的意志和利益，规定国家的根本制度，规定公民的基本权利。《宪法》作为根本法，具有最高法律效力，是国家进行立法活动的基础，是制定普通法律的依据。在我国《宪法》中有许多条款对保护公民健康做出了明确规定，如"国家发展医疗卫生事业，发展现代医药和我国传统医药……保护人民健康"。这些规定是我国卫生法的立法基础，也是卫生法的基本渊源。

2. 法律　法律作为卫生法的渊源,包括由全国人民代表大会制定颁布的基本法律和由全国人大常委会制定颁布的非基本法律。我国目前还没有专门的卫生基本法律,但在一些已经颁布的基本法律中,已有与卫生有关的条款,如《刑法》的危害公共卫生罪、滥用职权罪、玩忽职守罪、非法行医罪等,《婚姻法》对禁止结婚的血亲关系、禁止结婚的疾病的规定等,都与卫生法有着重要的关系。除基本法律外,我国还有许多以卫生法为主要内容的法律,这些法律是我国卫生法的重要渊源。如《执业医师法》《中医药法》等。这些法律在全国范围内有效,各级行政机关和地方立法机关制定的卫生法规,都不得与之相抵触。

3. 卫生行政法规　卫生行政法规是国务院发布的关于卫生行政管理方面的规范性文件,如《护士条例》《医疗机构管理条例》《医疗事故处理条例》等。这类规范性文件在全国范围内有效,且高于地方卫生法规和部门规章。

4. 卫生行政部门规章　卫生行政部门规章是由国务院各有关部门在各自的职责范围内,依据国家法律、法规制定的与卫生行政管理有关的行政性规范文件。如《医疗机构管理条例实施细则》(原卫生部)、《护士执业资格考试办法》(原卫生部、人力资源和社会保障部)、《处方管理办法》(原卫生部)等文件。

5. 地方卫生法规、规章　地方卫生法规是由各省、直辖市、自治区人民代表大会及其常委会制定的医药卫生方面的条例、办法等规范性文件和民族自治地方的权力机关制定的医药卫生方面的自治条例和单行条例。这些规范性文件只能在制定机关管辖范围内有效。如《河南省食品卫生条例》。

地方卫生规章是由各省、直辖市、自治区、县和民族自治地方的行政机关,以卫生行政机关为主,制定的卫生条例、规章等。这类规范性文件的法律效力在卫生法体系中属于最低的,只适用于所管辖区域的特定领域。如河南省卫生厅制定的《河南省护士管理办法实施细则》。

6. 卫生标准　卫生标准、卫生技术规范和操作规程也是卫生法渊源的一个重要组成部分,可分为国家和地方两级,前者由国家卫生行政主管部门制定颁布,后者由地方政府卫生行政部门制定颁布。

7. 法律解释　法律解释专指由国家机关对特定的法律规范的内容和含义所做的说明。我国法律解释从主体地位及其效力来划分,主要有立法解释、司法解释和行政解释。

8. 卫生国际条约　卫生国际条约是指我国与外国缔结的或者我国加入并生效的有关卫生方面的国际法规范性文件。如《国际卫生条例》等。

第二节　卫生法律关系

一、卫生法律关系的概念

法律关系是指法律规范在调整人们行为的过程中所形成的权利和义务关系。卫生法律关系是指卫生法所调整的国家机关、企事业单位、其他社会团体及公民在医疗卫生管理监督和医疗卫生预防保健服务过程中所形成的权利和义务关系。卫生法律关系与卫生关系既有联系又有区别。卫生关系是一种未经卫生法调整的社会关系,这种关系一旦纳入卫生法调整的范围就变成卫生法律关系,受到卫生法的保护。在实践中,卫生关系往往与卫生法律关系是一体的。

卫生法律关系主要有卫生行政法律关系和卫生服务法律关系两大类。在卫生行政法律关系中当事人之间的法律地位是不平等,从整个社会范围的角度看表现为一种行政监督管理和被监督管理的关系,如卫生行政机关与各种医疗卫生专业机构、其他行政相对人之间的关系;在一个单位内部则是一种管理与被管理的关系,如医疗卫生专业机构与其工作人员之间的关系。在卫生服务法律关系中,双方当事人的法律地位是平等的,所享有的权利和承担的义务也是对等的。一般情况下,服务方和接受方也都是自愿的。如在医患法律关系中,医疗机构和医务人员享有对患者进行诊疗的权利,同时也承担为患者诊断、治疗疾病、救死扶伤的相应义务。患者有向医疗机构支付一定的医疗费用的义务,但也有获得相应治疗和护理的权利。

二、卫生法律关系的构成要素

卫生法律关系同其他法律关系一样,都是由主体、客体和内容三个方面的要素构成的。这三个要素必须同时具备,缺一不可。每一个具体的卫生法律如果缺乏其中任何一要素,就无法形成或继续存在。

(一)卫生法律关系的主体

法律关系主体是法律关系的参加者,即在法律关系中一定权利的享有者和一定义务的承担者。在我国,法律关系主体一般包括国家、机构和组织及公民(自然人)。卫生法律关系的主体是参与卫生法律关系并享有卫生权利和承担卫生义务的卫生行政部门、卫生机构、卫生社会团体、企事业单位和公民(自然人)等。法律关系的主体一般也称为当事人。双方当事人中享有权利的一方,称为权利主体;负有义务的一方,称为义务主体。

在卫生法律关系主体中,包括国家卫生和计划生育委员会、中医药管理局、食品药品监督管理局及其所属的各级行政部门等在内的国家卫生行政机关是卫生法律关系中的最重要主体,处于管理者的地位。而作为卫生法律关系主体的公民(自然人),又分为特定主体和一般主体,特定主体主要指在医药卫生机构中服务的卫生技术人员,一般主体主要指需求医药卫生预防保健服务的所有自然人,包括居住和停留在我国领域的外国人和无国籍自然人。

(二)卫生法律关系的客体

法律关系的客体是法律关系主体的权利和义务所指向的一定的对象,是一定利益的法律形式。任何外在的客体,一旦它承载某种利益价值,就可能成为法律关系客体。由此可见,卫生法律关系的客体是指卫生法律关系主体的权利和义务所共同指向的对象。

1. 公民的生命健康利益 生命健康利益是人身利益的一部分,包括公民的生命、身体、生理功能等。人的生命健康权是卫生法律关系的最高层次的客体,也是各种卫生法律关系的共同客体。保障公民的生命健康利益是我国卫生法的基本目的。

2. 行为 指卫生法律关系中的主体行使权利和履行义务的活动,如行政许可、卫生审批、医疗服务等。以行为作为客体的情况比较多,例如卫生执法行为、诊疗行为等。当然,行为可分为合法行为和违法行为两种形式。合法行为被法律所确认和保护,违法行为将受到法律制裁。

3. 物　指存在于现实生活中并允许进入卫生法律关系运行过程的,具有一定经济价值和使用价值,且能被人支配、利用的物质财富,如食品、药品、化妆品、保健品、医疗器械等。作为卫生法律关系客体的物,与主体的行为相联系,最能体现主体的物质利益。

4. 智力成果　指人们的脑力劳动所创造的成果,又称精神财富,如医学著作、专利、新发明的医疗器械等。加强卫生领域智力成果的保护,是保护和发展医学技术、提高人民健康水平的要求,也是卫生法的一项根本任务。

(三)卫生法律关系的内容

法律关系的内容是法律关系主体所享有的权利和承担的义务,即法律权利和法律义务。因此,卫生法律关系的内容包括卫生权利和卫生义务。

1. 卫生权利　卫生权利是指有权在卫生法规定的范围内,根据自己的意愿为一定行为或者不为一定行为;有权在卫生法规定的范围内,要求义务主体为一定行为或者不为一定行为;当卫生权利遭受侵害或者义务主体不履行卫生义务时,有权请求人民法院给予法律保护,以便实现自己的某种利益。

2. 卫生义务　卫生义务是卫生法律关系中的义务主体,依照卫生法规定,为了满足权利主体的某种利益而为一定行为或者不为一定行为的必要性。卫生义务是一种法定义务,如果义务主体不履行或者不适当履行这种义务,就要承担相应的法律责任。当然对于权利主体超出法定范围的要求,义务主体不承担义务。

三、卫生法律关系的产生、变更和消灭

在实践中,卫生法律关系不是永恒不变的。

1. 卫生法律关系的产生　指在卫生活动中,卫生法律关系主体之间因某种事实的存在,而形成了权利和义务关系。如患者的就医行为引起医患法律关系的产生。

2. 卫生法律关系的变更　指卫生法律关系主体、客体及内容三者中的任何一项或几项发生变化。如患者就医过程中发生医疗事故,可引起卫生法律关系内容的变更。

3. 卫生法律关系的消灭　指因某种事实的存在使卫生法律关系主体之间权利义务关系的终止和消失。这里包括三种情形:一是义务方全部履行完毕应尽义务;二是权利主体放弃或失去主张权利的资格;三是权利主体或义务主体不存在。

4. 卫生法律关系产生、变更和消灭的条件　能够引起卫生法律关系产生、变更和消灭的客观条件和情况被称作法律事实。法律事实主要包括法律事件和法律行为两大类。法律事件可分为自然事件和社会事件两类。社会事件如进行国家卫生政策的调整、传染病流行等现象。卫生法律行为是最重要的法律事实,包括合法行为和违法行为两类。卫生法律关系的产生、变更和消灭大多数是由当事人的行为引起的。

第三节 卫生法律责任

一、卫生法律责任的概念和特征

1. 卫生法律责任　法律责任是指法律规定违法行为人所应承担的带有强制性的责任。它是行为人违法行为必然产生的法律后果。卫生法律责任是指卫生法律关系主体由于违反卫生法律规范的规定，所应承担的带有强制性的法律后果。

2. 卫生法律责任的特征　卫生法律责任的特征：①卫生法律责任是违反卫生法律规范的后果；②承担卫生法律责任必须有卫生法律、法规和规章的明确规定；③卫生法律责任具有国家强制性，以国家强制力作为后盾；④卫生法律责任必须由国家授权的专门机关在法定职权范围内依法予以追究，其他任何组织和个人都不能行使这种职权。

二、卫生法律责任的种类

根据违法行为的性质、社会危害程度不同，卫生法律责任可以分为卫生民事责任、卫生行政责任和卫生刑事责任。在不同情况下，行为人所承担的法律责任也不同。在某些特殊情况下，行为人还有可能同时承担两种或两种以上的责任。

（一）卫生民事责任

卫生民事责任是指医疗卫生机构、卫生工作人员和从事生产经营健康相关产品的管理相对人及其他主体违反了卫生法律规定，侵害公民健康权时，对受害人应承担的损害赔偿责任。卫生民事责任的构成必须同时具备行为违法性、有损害事实存在、违法行为与损害结果之间有因果关系、行为人主观方面有过错等要件。卫生法涉及的承担民事责任的方式主要是赔偿损失。在法律允许的范围内，卫生民事责任可以由双方自行协商解决。

（二）卫生行政责任

卫生行政责任是指卫生行政法律关系主体违反行政法律规范且尚未构成犯罪所必须承担的法律后果。追究卫生行政责任的方式有两种：

1. 行政处分　指国家机关、企事业单位根据法律赋予的权限，对其所属内部人员违反卫生行政管理秩序时给予的一种行政制裁。根据《公务员法》的规定，行政处分主要包括警告、记过、记大过、降级、撤职、开除。

2. 行政处罚　是由法定的国家行政机关，在其管辖范围内，对违反卫生法律规范的机关、组织或公民的一种行政制裁。根据我国《行政处罚法》的有关规定，卫生行政处罚的种类主要有警告、罚款、没收违法所得、没收非法财物、责令停产停业、暂扣或吊销有关许可证等。如依据《执业医师法》规定吊销医师执业证书等。

（三）卫生刑事责任

卫生刑事责任是指卫生活动中的行为人违反卫生法律法规，实施刑法所禁止的已构成犯罪的行为而应承担的法律后果。卫生刑事责任的规定是直接引用刑法中的有关条款。我国《刑法》对违反卫生法行为的刑事责任做了明确规定,主要有生产、销售假药罪,生产、销售不符合卫生标准的食品罪,生产、销售不符合标准的医用器材罪,医疗事故罪,非法行医罪等。

根据我国《刑法》规定,承担刑事责任的方式是刑罚。刑罚分为主刑和附加刑。主刑分为拘役、管制、有期徒刑、无期徒刑和死刑,只能单独适用;附加刑分为罚金、剥夺政治权利和没收财产,可以附加、独立适用,也可以多项同时适用。对于外国人犯罪,还可以独立适用或者附加适用驱逐出境。

第四节 学习卫生法的意义和方法

一、学习卫生法的意义

1. 有助于建设社会主义法治国家 依法治国就是广大人民群众在党的领导下,依照宪法和法律的规定,通过各种途径和形式管理国家事务,管理经济和文化事业,管理社会事务,保证国家各项工作都依法进行,逐步实现社会主义民主的制度化、法律化。通过学习卫生法,有助于了解与自己从事工作密切相关的卫生法律法规,明确在医药卫生工作中享有的权利和承担的义务,增强卫生法律意识,正确履行岗位职责,确保卫生行政机关做到依法管理,医务人员做到依法行医。

2. 有助于促进卫生事业的发展 卫生事业是政府实行一定福利政策的社会公益事业,按照依法治国方略的要求,卫生事业也将逐步走上法治管理的轨道。学习卫生法,可以培养一批既有丰富专业知识又掌握卫生法律法规的高素质卫生管理队伍,有助于实现依法治理卫生行业、促进卫生事业的可持续发展的目标。

3. 有助于维护公民健康权 随着社会经济的不断发展,社会卫生问题日益突出,人类面临各种疾病的威胁也是层出不穷。卫生法的制定和实施对于消除污染、保护环境、防止疾病传播等方面做出强制性的规定。学习卫生法知识,树立卫生法制观念,有助于自身和他人的健康权受到侵害时,正确运用法律武器维护合法权益。

二、学习卫生法的方法

1. 理论联系实际的方法 理论联系实际是我们党一贯倡导的优良学风,也是我们学好卫生法的根本方法。学习中要求既要积累理论知识,掌握卫生法的基本内容;又要学会运用理论解决实际问题,把所学的理论知识运用到今后的学习、生活和工作中去。

2. 历史考察的方法 任何一部卫生法律规范都有它产生的背景和发展完善的过程。随着时代的发展,国家也在不断制定和颁布新的卫生法。所以,学习卫生法要从历史发展的角度,对卫生法的产生和发展进行历史发展的考察,从而全面把握卫生法律精神。

3. 比较分析的方法 比较分析法就是在同一中求差异,在差异中求同一,通过分析比较,揭示人类社会发展的规律,进而培养学生的历史思维能力。卫生法的法律体系较多,在学习时要对各种卫生法律规范进行横向、纵向、逆向、因果、系统的比较分析,找出它们的不同点和相同点,进而更好地掌握卫生法律知识。

问题分析与能力提升

女青年李雯(化名)在其男朋友黄强(化名)的陪同下到某市人民医院做无痛人工流产手术。手术过程中,医院安排八九名某医学院的实习生来观摩手术。这些实习生进出手术室时,在门口等待的黄强曾试图阻拦,但医生告诉他安排实习生来观摩事先已征得了李雯的同意。但是,当天下午李雯告诉黄强,自己因被全身麻醉,始终处于昏迷状态,根本不知道观摩的事。李雯认为医院侵犯了自己的隐私权,最后一纸诉状将医院告到某市某区法院,要求医院赔礼道歉,并赔偿自己各项损失2万元。

请问:医院是否侵犯了患者的隐私权?以后遇到类似情况应如何做?

提示:

公民的个人隐私权应当受到法律保护,在未经当事人许可情况下,观摩这种具有很强隐私性的手术,侵犯了李雯的隐私权。作为实习生观摩这种手术,应征得当事人的同意。医院再有类似行动,应拿出书面的文件由患者来签字后方可。

思考题

1. 卫生法的基本原则有哪些?
2. 简述卫生法律关系的构成要素。
3. 简述卫生法中的行政责任的特点。
4. 结合临床实践试述学习卫生法的现实意义。

(南阳医学高等专科学校　杨金运)

第十二章 医疗机构管理法律制度

学习目标

- ◆ 说出 医疗机构的概念和分类；申请设置医疗机构的条件和审批制度。
- ◆ 阐述 医疗机构执业登记的条件、登记的内容；开展医疗活动的条件和规则。
- ◆ 分析 医疗机构执业的条件和规则；医疗机构监督管理及相关的法律责任。

案例选读

假护士骗婴案

2016年11月21日凌晨，一名女子假扮护士溜入某医院产科住院部，以检查为由，在产妇及其亲属在场的情况下，将其新生儿抱走。虽然案件在短时间内即被侦破，孩子最终回到亲人身边，但婴儿在医院被"骗走"事件，折射出现代医院管理存在疏漏。

【探析】①犯罪嫌疑人假扮护士，佩戴口罩帽子，大面积有效遮盖，增加医疗机构监管难度；②依据《医疗机构管理条例》，医院没有权利检查他人并限制其行为；③尽快健全医疗机构管理法规制度，明确医疗机构的权利和义务，不断提高医疗质量和服务水平，成为新时期医疗体制改革发展的基本思路。

医疗机构管理法律制度是国家机关依据法律授权而制定的关于医疗机构设置与管理的法律、法规、条例和规章等具有强制力的规范性文件的总和。它对医疗机构及其他卫生组织的设立、职能、权利和义务、法律责任等都做了明确的规定。为了加强对医疗机构的管理，促进医疗卫生事业的发展，保障公民健康，1994年2月26日国务院颁布了《医疗机构管理条例》，8月29日原卫生部发布了《医疗机构管理条例实施细则》，均自1994年9月1日起施行。

第一节 医疗机构管理法律制度概述

医疗机构的任务是从事疾病诊断、治疗、预防、保健活动,以救死扶伤、防病治病、为人民的健康服务为宗旨。为了保证救死扶伤、防病治病使命的完成,必须加强和完善医疗机构管理的法律制度。

(一)医疗机构的概念

医疗机构是指依据《医疗机构管理条例》和《医疗机构管理条例实施细则》的规定,经登记取得《医疗机构执业许可证》,从事疾病诊断、治疗活动的卫生机构的总称。这一概念的内涵:医疗机构是依法成立的卫生机构;医疗机构是从事疾病诊断、治疗活动的卫生机构;医疗机构是从事疾病诊断、治疗活动的卫生机构的总称。

《医疗机构管理条例》第二条规定"本条例适用于从事疾病诊断、治疗活动的医院、卫生院、疗养院、门诊部、诊所、卫生所(室)及急救站等医疗机构"。我国的医疗机构是由一系列开展疾病诊断、治疗活动的卫生机构组成。其中,医院、卫生院是我国医疗机构的主要形式。此外,还有疗养院、门诊部、诊所、卫生所(室)及急救站等共同构成了我国的医疗机构。未经注册的"黑诊所""黑医院"不属于医疗机构。

(二)医疗机构的主要类别

卫健委为了贯彻落实《国务院关于发展城市社区卫生服务的指导意见》,推动社区卫生事业的发展,于2006年11月对《医疗机构管理条例实施细则》第三条进行了修订,按功能、任务、规模等,将我国医疗机构划分为以下十三个类别:①综合医院、中医医院、中西医结合医院、民族医医院、专科医院、康复医院;②妇幼保健院;③社区卫生服务中心、社区卫生服务站;④中心卫生院、乡(镇)卫生院、街道卫生院;⑤疗养院;⑥综合门诊部、专科门诊部、中医门诊部、中西医结合门诊部、民族医门诊部;⑦诊所、中医诊所、民族医诊所、卫生所、医务室、卫生保健所、卫生站;⑧村卫生室(所);⑨急救中心、急救站;⑩临床检验中心;⑪专科疾病防治院、专科疾病防治所、专科疾病防治站;⑫护理院、护理站;⑬其他诊疗机构。

按医疗机构的性质、社会功能及其承担的任务等,可分为非营利性医疗机构和营利性医疗机构。政府不举办营利性医疗机构,非营利性医疗机构在医疗服务体系中占主导地位。

(三)医疗机构管理立法发展

医疗机构管理,是指对医疗机构进行科学的规划设置、组织安排、调控监督,以提高医疗机构的工作效率、完善服务,实现其防病治病、保护公民健康的宗旨的活动。医疗机构管理是复杂的系统工程,它的运作直接影响医院的工作和发展前景,进而影响社会的安定。

新中国成立后,党和政府在国民经济十分困难的情况下,本着"先普及后提高,以加强基层卫生组织建设为重点"的原则,依靠国家、集体、群众三方面力量兴办医疗事业,使我国的医疗机构有了较大的发展。1951年政务院批准颁布了我国第一个医疗机构管理方面的行政法规《医院诊所管理暂行条例》。为了更好地发展医疗事业,实现医疗机构管理的效率最大化,我国先后制定了一系列的法律法规,如《医疗机构管理条例》《医疗诊所管理暂行条例》《县卫生院组织通则》等。

随着经济、社会的不断发展,国家实行了多层次、多形式和多渠道办医的方针,准许社会组织甚至个人举办医疗机构,允许军队、企事业单位的医疗机构向社会开放。这些措施推进了医疗事业的迅速发展,缓解了医疗供给之间的矛盾。同时,出于对医疗机构规范管理的需要,卫健委先后制定了《综合医院组织编制原则(试行草案)》《农村合作医疗章程(试行草案)》《全国城市街道卫生院工作条例(试行草案)》《全国医院工作条例》《医院工作制度》《医师、中医师个体开业暂行管理办法》《医院分级管理办法(试行)》等医疗卫生的部门规章。但由于立法层次较低,权威性不够,这些规章没有能发挥其规范医疗机构设立、登记、执业等活动中所应有的作用。

改革开放以后,社会主义市场经济的全面发展,促使我国医疗机构的规模迅速扩大,从业人员的数量急剧增加,医疗机构的急骤增长和人民群众对医疗服务质量要求的提高,对加强医疗机构的管理提出了一系列新的问题。而国家对医疗机构的管理中存在着政出多门、多头审批医疗机构、设置缺乏规划、布局不合理、管理缺乏规范性和科学性、管理无法可依、监督缺乏权威性等问题。针对这些问题,为了加强对医疗机构的管理,稳定正常工作秩序,保证医疗质量,促进医疗卫生事业的发展,保障公民健康,1994年2月26日,国务院发布了《医疗机构管理条例》,对医疗机构的规划布局、设置审批、登记执业、监督管理等做了明确的规定。此后,原卫生部又陆续颁布了《医疗机构管理条例实施细则》《医疗机构设置规划指导原则》《医疗机构基本标准(试行)》《医疗机构监督管理行政处罚程序》《医疗机构评审标准》《中外合资、合作医疗机构管理办法》等规章。各省、自治区、直辖市也相应制定了相关的地方条例。

2000年2月国务院办公厅转发国务院体改办等部门《关于城镇医疗卫生体制改革的指导意见》、卫健委等部委联合发布《关于城镇医疗机构分类管理实施意见》等规范性文件,2000年5月原卫生部、对外贸易经济合作部联合发布了《中外合资、合作医疗机构管理暂行办法》,同年12月,民政部、原卫生部联合发布了《关于城镇非营利性医疗机构进行民办非企业单位登记有关问题的通知》。之后,原卫生部单独或与有关部门联合又陆续制定了《医疗美容服务管理办法》《妇幼保健机构管理办法》《关于医疗机构冠名红十字(会)的规定》等新的规定,使我国医疗机构管理逐步走上了法制化轨道。

第二节 医疗机构的设置审批制度

各级卫生行政部门必须切实增强依法行政的意识,严格按照《医疗机构管理条例》及《医疗机构管理条例实施细则》等规定审批医疗机构,建立审批责任制,坚持谁审批,谁把关,谁负责。对医疗机构类别、规模等主要审批事项,要实行集体审议、集体决定。

一、医疗机构规划制度

2017年4月1日起施行新的《医疗机构管理条例》第六条、第七条明确规定:县级以上地方人民政府卫生行政部门应当根据本行政区内的人口、医疗资源、医疗需求和现有医疗机构的分布状况，制定本行政区域医疗机构设置规划。机关、企业和事业单位可以根据需要设置医疗机构，并纳入当地医疗机构设置规划。县级以上地方人民政府应当把医疗机构设置规划纳入当地的区域卫生发展规划和城乡建设发展总体规划。

《医疗机构管理条例实施细则》第八条至第十条规定：各省、自治区、直辖市应当按照当地《医疗机构设置规划》合理配置和合理利用医疗资源。《医疗机构设置规划》由县级以上地方卫生行政部门依据《医疗机构设置规划指导原则》制定，经上一级卫生行政部门审核，报同级人民政府批准，在本行政区域内发布实施。县级以上地方卫生行政部门按照《医疗机构设置规划指导原则》规定的权限和程序组织实施本行政区域《医疗机构设置规划》，定期评价实施情况，并将评价结果按年度向上一级卫生行政部门和同级人民政府报告。医疗机构不分类别、所有制形式、隶属关系、服务对象，其设置必须符合当地《医疗机构设置规划》。

2009年原卫生部发布的《医疗机构设置规划指导原则》指出：各级地方卫生行政部门要按本《医疗机构设置规划指导原则》制定当地《医疗机构设置规划》，合理配置、调整各级各类医疗机构，充分利用有限的医疗卫生资源，更好地为居民提供符合成本效益的医疗、预防、保健和康复等医疗卫生服务。

二、申请设置医疗机构的条件

1. 个人申请设置医疗机构的条件　根据卫健委《医疗机构管理条例实施细则》第十三条的规定，在城市设置诊所的个人，必须同时具备下列条件：第一，医师执业技术考核合格，取得"医师执业证书"；第二，取得"医师执业证书"或者医师职称后，从事五年以上同一专业临床工作；第三，省、自治区、直辖市政府卫生行政部门规定的其他条件。

2. 法人、个人合伙申请设置医疗机构的条件　法人、个人合伙申请设置医疗机构，应当具备下列条件：第一，作为申请设置医疗机构的法人来讲，其是依法设立的社会组织，具有民事权利能力和民事行为能力和独立承担民事责任的能力；有符合卫生法律、法规、规章要求的医疗卫生专业技术人才。第二，作为合伙申请设置医疗机构的合伙组织来讲，其每一个合伙人首先应当是具有完全民事行为能力人，能独立承担相应的民事责任；其次，其也应当有符合卫生法律、法规、规章要求的医疗卫生专业技术人才；此外，其还应当有一定的经济条件，能够对外承担相应的民事责任。

3. 机关、企业和事业单位按照国家医疗机构基本标准设置为内部职工服务的门诊部、诊所、卫生所(室)的条件　机关、企业和事业单位按照国家医疗机构基本标准设置为内部职工服务的门诊部、诊所、卫生所(室)的，应当具备下列条件：第一，有设置单位或者其主管部门设置医疗机构的决定；第二，有《设置医疗机构备案书》。

三、医疗机构审批制度

单位或者个人设置医疗机构，必须经县级以上地方人民政府卫生行政部门审查批准，并取得设置医疗机构批准书，方可向有关部门办理其他手续。

1. 申请　单位和个人申请设置医疗机构应当提交下列文件：设置申请书；设置可行性研究报告、选址报告和建筑设计平面图。不设床位或床位不满100张的医疗机构,向所在地的县级卫生行政部门申请;床位在100张以上的医疗机构和专科医院按照省级人民政府卫生行政部门的规定申请;机关、企业和事业单位按照国家医疗机构基本标准设置为内部职工服务的门诊部、诊所、卫生所(室),报所在地的县级卫生行政部门备案;国家统一规划的医疗机构,由原卫生部决定。

设置中外合资、合作医疗机构,经申请获原卫生部许可后,按照有关规定向有关部门提出申请,予以批准,发给"外商投资企业批准证书"。凭此证书到国家工商行政管理部门办理注册登记手续,并向规定的卫生行政部门申请领取"医疗机构执业许可证"。中外合资、合作医疗机构不得设置分支机构。

2. 受理与审批　卫生行政部门对设置医疗机构的申请,应当自受理之日起30天内进行审查,对符合医疗机构设置规划和卫健委制定的医疗机构基本标准的,发给设置医疗机构批准书;对不予批准的要以书面形式告知理由。

有下列情形之一的,设置医疗机构的申请不予批准:①不符合当地《医疗机构设置规划》;②设置人不符合规定的条件;③不能提供满足投资总额的资信证明;④投资总额不能满足各项预算开支;⑤医疗机构选址不合理;⑥污水、污物、粪便处理不合理;⑦省、自治区、直辖市卫生行政部门规定的其他情形。

第三节　医疗机构的登记和执业

医疗机构的登记和执业的相关规定,对于确保符合执业条件的医疗机构开展医疗卫生服务,保障人民身体健康有着十分重要的作用。

一、医疗机构的执业登记

执业登记,是指卫生行政机关依法对符合条件的医疗机构予以登记,发给医疗机构许可证,并准许其从事诊疗活动的一种登记制度。

(一)医疗机构执业登记的条件

1. 申请条件　《医疗机构管理条例》第十五条规定,医疗机构执业,必须进行登记,领取"医疗机构执业许可证"。第十六条规定,申请医疗机构执业登记,应当具备下列条件:①有设置医疗机构批准书;②符合医疗机构的基本标准;③有适合的名称、组织机构和场所;④有与其开展业务相适应的经费、设施、设备和专业卫生技术人员;⑤有相应的规章制度;⑥能够独立承担民事责任。

2. 审批　《医疗机构管理条例》第十九条规定:"县级以上地方人民政府卫生行政部门自受理执业登记申请之日起45天内,根据本条例和医疗机构基本标准进行审核。审核合格的,发给《医疗机构执业许可证》;审核不合格的,将审核结果以书面形式通知申请人。"

3. 不予登记　《医疗机构管理条例实施细则》第二十七条明确规定有下列情形之一者不予登记:①不符合《设置医疗机构批准书》核准的事项;②中外合资、合作医疗机构不符合《医疗机构基本标准》;③投资不到位;④医疗机构用房不能满足诊疗服务功能;⑤通信、供电、上下水道等公共设施不能满足医疗机构正常运转;⑥医疗机构规章制度不符合要求;⑦消毒、隔离和无菌操作等基本知识和技能的现场抽查考核不合格;⑧省、自治区、直辖市卫生行政部门规定的其他情形。

(二)医疗机构执业登记的内容

1. 执业登记事项　医疗机构执业登记的主要事项:①名称、地址、法定代表人或主要负责人;②所有制形式;③注册资金;④诊疗科目、床位(桌椅)等。门诊部、诊所、卫生所、医务室、卫生保健所、卫生站还应当核准附设药房(柜)的药品种类。

2. 变更与注销　医疗机构分立或者合并的,应当根据不同情况申请办理相应手续:保留医疗机构的,申请办理变更登记;新设置医疗机构的,申请设置许可和执业登记;终止医疗机构的,申请注销登记。

医疗机构改变名称、经营性质、场所、法定代表人或主要负责人、诊疗科目、床位,必须向原登记机关办理变更登记;机关、企、事业各单位设置的为内部职工服务的医疗机构向社会开放,应当按规定申请办理变更登记;医疗机构非因改建、扩建、迁建原因停业超过1年的视为歇业,必须向原登记机关办理注销登记。

二、开展医疗活动的条件与要求

1. 医疗机构开展医疗活动的条件

(1)医疗机构开展诊疗执业活动必须进行登记,领取"医疗机构执业许可证"后才可进行,任何单位或者个人未取得"医疗机构执业许可证"不得开展诊疗活动。

(2)医疗机构必须按照核准登记的诊疗科目开展诊疗活动。

(3)医疗机构执业必须遵守有关法律、法规和医疗技术规范。

(4)美容医疗机构必须经卫生行政部门登记注册并获得"医疗机构执业许可证"后方可开展执业活动。

(5)美容医疗机构和医疗美容科室应根据自身条件和能力在卫生行政部门核定的诊疗科目范围内开展医疗服务。

2. 医疗执业人员开展执业活动要求

(1)医师必须依法取得"中华人民共和国医师资格证书"和"中华人民共和国医师执业证书"才可在医疗、预防、保健机构中开展执业活动。

(2)医师必须按照医师执业证书注册的执业地点、执业类别、执业范围开展执业活动,从事相应的医疗、预防、保健业务。

三、开展医疗活动的规则

医疗机构开展医疗活动的规则主要有以下方面:

(1)医疗机构执业必须遵守有关法律、法规和医疗技术规范,加强对医务人员的医德教育。

(2)必须按照核准登记的医疗科目开展医疗活动,不得使用非卫生技术人员从事医疗卫生技术工作。

(3)医疗机构对危重患者应当立即抢救。对限于设备或者技术条件不能医治的患者,应当及时转诊。

(4)未经医师(士)亲自诊查患者,医疗机构不得出具疾病诊断书、健康证明书或者死亡证明文件;未经医师(士)、助产人员亲自接产,医疗机构不得出具出生证明书或者死亡报告书。

(5)医疗机构施行手术、特殊检查或者特殊治疗时,必须征得患者同意,并应当取得家属或者关系人同意并签字;无法取得患者意见时,应当取得家属或者关系人同意并签字;无法取得患者意见又无家属或者关系人在场,或者遇到其他特殊情况时,经治医师应当提出医疗处置方案,在取得医疗机构负责人或者被授权负责人员的批准后实施。

(6)医疗机构对传染病、精神病、职业病等患者的特殊诊治和处理,应当按照国家有关法律、法规的规定办理。

(7)医疗机构必须按照有关药品管理的法律、法规,加强药品管理。

(8)医疗机构必须承担相应的预防保健工作,承担县级以上人民政府卫生行政部门委托的支援农村、指导基层医疗卫生工作等任务。

(9)发生重大灾害、事故、疾病流行或者其他意外情况时,医疗机构及其卫生技术人员必须服从县级以上人民政府卫生行政部门的调遣。

四、医疗机构的监督

《医疗机构管理条例》第五章和《医疗机构管理条例实施细则》第六章监督管理部分,就医疗机构监督管理做出明确规定:

1. 监督管理主体 国务院卫生行政部门负责全国医疗机构的监督管理工作。县级以上地方卫生行政部门负责本行政区域内医疗机构的监督管理工作。中国人民解放军卫生主管部门负责对军队的医疗机构实施监督管理。

2. 监督管理权 县级以上人民政府卫生行政部门行使下列监督管理权:①负责医疗机构的设置审批、执业登记和校验;②对医疗机构的执业活动进行检查指导;③负责组织对医疗机构的评审;④对违反医疗机构管理的行为给予处罚。

3. 医疗机构监督办公室职责 《医疗机构管理条例实施细则》第六十八条规定,县级以上卫生行政部门设立医疗机构监督管理办公室。各级医疗机构监督管理办公室在同级卫生行政部门的领导下开展工作。第六十九条规定,各级医疗机构监督管理办公室的职责包括:①拟订医疗机构监督管理工作计划;②办理医疗机构监督员的审查、发证、换证;③负责医疗机构登记、校验和有关监督管理工作的统计,并向同级卫生行政部门报告;④负责接待、办理群众对医疗机构的投诉;⑤完成卫生行政部门交给的其他监督管理工作。

4. 医疗机构监督员职责 《医疗机构管理条例实施细则》第七十条规定,县级以上卫生行政部门设医疗机构监督员,履行规定的监督管理职责。医疗机构监督员由同级卫生行政部门聘任。医疗机构监督员应当严格执行国家有关法律、法规和规章,其主要职责是:①对医疗机构执行有关法律、法规、规章和标准的情况进行监督、检查、指导;②对医疗机构执业活动进行监督、检查、指导;③对医疗机构违反条例和本细则的案件进行调查、取证;④对经查证属实的案件向卫生行政部门提出处理或者处罚意见;⑤实施职权范围内的处罚;⑥完成卫生行政部门交付的其他监督管理工作。

5. 执业活动常规检查 《医疗机构管理条例实施细则》第七十二条规定,各级卫生行政部门对医疗机构的执业活动检查、指导主要包括:①执行国家有关法律、法规、规章和标准情况;②执行医疗机构内部各项规章制度和各级各类人员岗位责任制情况;③医德医风情况;④服务质量和服务水平情况;⑤执行医疗收费标准情况;⑥组织管理情况;⑦人员任用情况;⑧省、自治区、直辖市卫生行政部门规定的其他检查、指导项目。

6. 医疗机构评审制度 国家实行医疗机构评审制度,由专家组成的评审委员会按照医疗机构评审办法和评审标准,对医疗机构的执业活动、医疗服务质量等进行综合评价。医疗机构评审办法和评审标准由国务院卫生行政部门制定。县级以上地方人民政府卫生行政部门负责组织本行政区域医疗机构评审委员会。医疗机构评审委员会由医院管理、医学教育、医疗、医技、护理和财务等有关专家组成。评审委员会成员由县级以上地方人民政府卫生行政部门聘任。县级以上地方人民政府卫生行政部门根据评审委员会的评审意见,对达到评审标准的医疗机构,发给评审合格证书;对未达到评审标准的医疗机构,提出处理意见。

五、法律责任

《医疗机构管理条例》第六章罚则和《医疗机构管理条例实施细则》第七章处罚部分,就违反医疗机构管理相关法律法规的行为,做出明确的法律责任规定,由县级以上地方卫生行政部门分别情况处以行政处罚。具体法律责任如下:

(1)对未取得"医疗机构执业许可证"擅自执业的,责令其停止执业活动,没收非法所得和药品、器械,并处以3 000元以下的罚款;有下列情形之一的,责令其停止执业活动,没收非法所得的药品、器械,处以3 000元以上10 000元以下的罚款:①因擅自执业曾受过卫生行政部门处罚;②擅自执业的人员为非卫生技术专业人员;③擅自执业时间在3个月以上;④给患者造成伤害;⑤使用假药、劣药蒙骗患者;⑥以行医为名骗取患者钱物;⑦省、自治区、直辖市卫生行政部门规定的其他情形。

(2)对不按期办理校验"医疗机构执业许可证"又不停止诊疗活动的,责令其限期补办校验手续;在限期内仍不办理校验的,吊销其"医疗机构执业许可证"。

(3)转让、出借"医疗机构执业许可证"的,没收其非法所得,并处以3 000元以下的罚款;有下列情形之一的,没收其非法所得,处以3 000元以上5 000元以下的罚款,并吊销"医疗机构执业许可证":①出卖《医疗机构执业许可证》;②转让或者出借"医疗机构执业许可证"是以营利为目的;③受让方或者承借方给患者造成伤害;④转让、出借"医疗机构执业许可证"给非卫生技术专业人员;⑤省、自治区、直辖市卫生行政部门规定的其他情形。

(4)除急诊和急救外,医疗机构诊疗活动超出登记的诊疗科目范围,情节轻微的,给予警告;有下列情形之一的,责令其限期改正,并可处以3 000元以下罚款:①超出登记的诊疗科目范围的诊疗活动累计收入在3 000元以下;②给患者造成伤害。

有下列情形之一的,处以3 000元罚款,并吊销"医疗机构执业许可证":①超出登记的诊疗科目范围的诊疗活动累计收入在3 000元以上;②给患者造成伤害;③省、自治区、直辖市卫生行政部门规定的其他情形。

(5)任用非卫生技术人员从事医疗卫生技术工作的,责令其立即改正,并可处以3 000元以下罚款;有下列情形之一的,处以3 000元以上5 000元以下罚款,并可以吊销其"医疗机构执业许可证":①任用两名以上非卫生技术人员从事诊疗活动;②任用的非卫生技术人员给患者造成伤害。医疗机构使用卫生技术人员从事本专业以外的诊疗活动的,按使用非卫生技术人员处理。

(6)出具虚假证明文件,情节轻微的,给予警告,并可处以五百元以下的罚款;有下列情形之一的,处以500元以上1 000元以下的罚款:①出具虚假证明文件造成延误诊治的;②出具虚假证明文件给患者精神造成伤害的;③造成其他危害后果的。对直接责任人员由所在单位或者上级机关给予行政处分。

(7)医疗机构有下列情形之一的,登记机关可以责令其限期改正:①发生重大医疗事故;②连续发生同类医疗事故,不采取有效防范措施;③连续发生原因不明的同类患者死亡事件,同时存在管理不善因素;④管理混乱,有严重事故隐患,可能直接影响医疗安全;⑤省、自治区、直辖市卫生行政部门规定的其他情形。

(8)当事人对行政处罚决定不服的,可以在接到《行政处罚决定通知书》之日起15天内向做出行政处罚的上一级卫生行政部门申请复议。上级卫生行政部门应当在接到申请书之日起30天内做出书面答复。当事人对行政处罚决定不服的,也可以在接到《行政处罚决定通知书》之日起15天内直接向人民法院提起行政诉讼。逾期不申请复议、不起诉又不履行处罚决定的,由做出行政处罚决定的卫生行政部门填写《行政处罚强制执行申请书》,向人民法院申请强制执行。

问题分析与能力提升

不具备相应技术的某医院对王某腹部进行畸胎瘤切除手术,术后腹部置引流管一根。术后告知患者已康复让其出院,患者出院后不久引流管脱落后多次复诊,医院均未给予有效的诊疗,使原告出现生命危险。经南京市儿童医院抢救才保住性命,但腹部仍插有引流管,并诊断因被告手术失败使原告形成胰瘘,后原告经北京儿童医院治疗出院。

请问:本案中医院存在哪些过错?侵犯了患者的什么权利?

提示:

本案中某医院作为医疗机构在不具备相应技术的情况下为患者手术,侵犯了患者的生命健康权。医院限于技术条件不能诊治患者时,未履行转诊义务侵犯患者的知情权问题。

《医疗机构管理条例实施细则》第六十二条规定:"医疗机构应当尊重患者对自己的病情诊断治疗的知情权。在实施手术、特殊检查、特殊治疗时,应当向患者作必要的解释。因实施保护性医疗措施不宜向患者说明情况的,应当将有关情况通知患者家属。"上述法律规定即是对医疗机构告知义务和病人知情同意权的确认与保护。同时患者知情权也得其他法律法规的保护。《医疗机构管理条例》第三十一条规定:"医疗机构对危重患者应当立即抢救,对于限于技术条件不能诊治的患者,应当及时转诊。"

思考题

1. 简述医疗机构的概念。
2. 设置医疗机构应具备哪些条件?哪些条件下不得设置医疗机构?
3. 申请医疗机构执业登记应具备哪些条件?
4. 医疗机构的执业应遵守哪些规则?
5. 病历书写的要求是什么?

(南阳医学高等专科学校　李建效)

第十三章 执业医师法律制度

学习目标

◆ 说出 执业医师法的概念和医师的考核培训。
◆ 阐述 执业医师和执业助理医师资格考试制度和医师执业注册制度。
◆ 分析 医师执业的权利、义务、执业规则和法律责任。

案例选读

"神医"胡万林非法行医案

早在20世纪90年代，鼓吹"自然运动健康疗法"的胡万林名噪一时。这位只有小学文化程度的"神医"，因非法行医接连致人死亡而多次被职能部门查处。2000年9月30日，胡万林因犯非法行医罪，被判处有期徒刑15年。胡万林刑满出狱后，重操旧业，并且再次卷入一起"非法行医"命案。2013年，一名22岁的大学生云旭阳殒命农家宾馆，使得从公众视野中消失沉寂的胡万林再次浮出。这一次，胡万林又因非法行医罪被判处有期徒刑15年，并处罚金20万元。

【探析】①依据《执业医师法》的规定，只有依法取得执业医师证或执业助理医师证，并经注册，才能依法从事医疗卫生工作，否则，视为非法行医。②《刑法》第三百三十六条规定，未取得医生执业资格的人非法行医，造成就诊人死亡的，处10年以上有期徒刑，并处罚金。

为了加强医师队伍的建设，提高执业医师业务水平，规范执业医师考试、注册和执业规则，保障他们的合法权利，我们通过《中华人民共和国执业医师法》（以下简称《执业医师法》）等相关法律制度来维护执业医师队伍的秩序，以保障公众的身体健康和医疗安全。

第一节 执业医师管理法律制度概述

一、执业医师法的概念

执业医师法是调整医师资格考试、执业注册、考核培训和执业活动中产生的各种社会关系的法律规范的总称。

1. 医师的定义 医师是指依法取得执业医师资格或者执业助理医师资格，经注册在医疗、预防或者保健机构中执业的专业医务人员，包括执业医师和执业助理医师。

2. 医师的基本要求及职责 医师应当具备良好的职业道德和医疗执业水平，发扬人道主义精神，履行防病治病、救死扶伤、保护人民健康的神圣职责。全社会应当尊重医师；医师依法履行职责，受法律保护。

3. 医师执业法制建设 《执业医师法》第一条明确指出，《执业医师法》是为了加强医师队伍的建设，提高医师的职业道德和业务素质，保障医师的合法权益，保护人民健康而制定的。由第九届全国人大常委会第三次会议于1998年6月26日通过，自1999年5月1日起施行。

为了贯彻实施《执业医师法》，1999年原卫生部成立了国家医师资格考试委员会；原卫生部发布了《医师执业注册管理办法》（2017年4月1日）、《医师资格考试暂行办法》（1999年7月16日）、《关于医师执业注册中执业范围的暂行规定》、《传统医学师承和确有专长人员医师资格考核考试暂行办法》等规章；2003年8月，国务院颁布了《乡村医生从业管理条例》；2017年7月1日实施的《中医药法》对中医执业医师的执业资格进行了规定。《执业医师法》及其相关法律、法规、规章的颁布实施，对于依法治医起到了重要作用。

二、执业医师法的调整对象

1. 执业医师 执业医师是指具有医师执业证及其"级别"为"执业医师"且从事医疗、预防保健工作的人员，不包括实际从事管理工作的执业医师。执业医师类别分为临床、中医、口腔和公共卫生四大类。

2. 执业助理医师 执业助理医师指具有医师执业证及其"级别"为"执业助理医师"，在执业医师指导下从事医疗、预防保健工作的人员，不包括实际从事管理工作的执业助理医师。执业助理医师类别同样分为临床、中医、口腔和公共卫生四大类。

《执业医师法》明确规定，执业医师和执业助理医师必须参加国家统一组织的执业医师资格考试和执业助理医师资格考试，成绩合格，申请注册，取得执业医师证或者执业助理医师证，方能在经注册的医疗、预防、保健机构中按照注册的执业地点、执业类别、执业范围执业，从事相应的医疗、预防、保健业务。

未取得相应资格，或未经注册的人员不适用《执业医师法》，也不能从事医疗卫生专业活动。同时乡村医生，即虽经注册在农村从事医疗、预防、保健工作的，但尚未取得执业医师或助理医师资格的人员，也不适用于本法，而应适用于国务院颁布的《乡村医生从业管理条例》。

三、执业医师工作的管理

（一）行政管理

《执业医师法》规定，国务院卫生行政部门主管全国的医师工作，县级以上地方人民政府卫生行政部门负责管理本行政区域内的医师工作。国家对在医疗、预防、保健工作中做出贡献的医师给予奖励。

（二）协会管理

根据《执业医师法》关于医师可以依法组织和参加医师协会的规定，2002年1月9日，中国医师协会在北京成立。中国医师协会是以注册的执业医师和执业助理医师及单位会员自愿组成的全国性、行业性、非营利性的群众团体。中国医师协会的成立，标志着医师管理从行政管理为主向行业自律性管理为主的转变。

医师协会实行自愿原则，凡具有执业医师或执业助理医师资格的西医、中医、中西医结合医、民族医，以及预防、医疗、保健机构中的医务人员、医疗卫生管理人员、医学的协会、学会的管理工作者及医学科研工作者等，都可以申请加入中国医师协会。中国医师协会的重要工作是维护医师的合法权益，加强对医师的全方位培训，保证医师队伍建设的健康发展。

医师协会的作用主要体现在以下几个方面：

1. 对医师进行行会管理　医师协会是由医师组成的对自身进行监督管理的社团组织，在各国的医师管理体制中都是医师执业管理工作的重要组织机构。中国医师协会是在我国加入世贸组织和医疗卫生事业深化改革的新形势下应运而生的。标志着我国医师队伍的管理将由单一的卫生行政管理模式，逐步过渡到卫生行政管理和行业自律协同管理的模式。医师协会将会在行业管理中发挥越来越大的作用。

2. 以社团的身份维护医师的合法权益　中国医师协会下设维权委员会，其工作内容包括：为会员提供法律咨询和帮助，推进建立相应的风险转移机制；拟定协会维权工作的方案，协助有关部门制定医师行业发展的政策、法规，推动医学科学的发展；调查研究我国医师队伍的情况，向相关部门反映医师的执业情况，并研究从体制、机制上如何依法维护医师在执业活动中享有的合法权益。

3. 提供继续医学教育与培训交流　在国家医疗行政管理部门的监督指导下，结合国际国内医疗科技发展的最新趋势和前沿科技成果，有计划、有步骤地开展继续医学教育，组织医学各领域的前沿理论和实际操作技能培训，主办不同层次的医学学术会议和论坛，多方位、多层次、多角度总结交流医师工作经验，不断提高医师执业水平。

4. 促进医学科研成果转化　中国医师协会下设医学科技促进委员会，指导协会事业发展部开展医学科技咨询、评估、认证、推广及成果转化工作，指导、监督、评价事业发展部开展药物临床研究与协作和国内外医疗卫生技术设备、产品的咨询、评估工作，确保咨询、评估项目的科学性、公正性。支持临床适宜技术推广，促进各级医院、农村卫生院、社区医疗服务中心医师诊疗技术水平的提高。维护医师知识产权、专利技术和科研成果权益，积极推动医师专利技术、科研成果的转化，积极促进国际医药卫生科技合作，开展国际医学科技交流与经贸洽谈，多渠道融资、投资，建设以医师服务为主导的科技产业链。

第二节 医师资格考试和医师执业注册

一、医师资格考试的概念和种类

医师资格是指从事医师职业所应具备的学识、技术和能力的必备条件和身份。医师资格考试是评价申请医师资格者是否具备执业所必需的专业知识与技能的考试,是医师执业的准入考试。

医师资格考试类别分为临床医师、中医(包括中医、民族医、中西医结合)师、口腔医师、公共卫生医师四类。考试方式分为实践技能考试和医学综合笔试,实行国家统一考试,每年举行一次,考试时间由卫健委医师资格考试委员会确定,提前3个月向社会公告。

二、医师资格考试的条件

《执业医师法》第八条明确规定,国家实行医师资格考试制度。医师资格考试分为执业医师资格考试和执业助理医师资格考试。医师资格统一考试的办法,由国务院卫生行政部门制定。医师资格考试由省级以上人民政府卫生行政部门组织实施。

(一)执业医师考试条件

《执业医师法》和相关规章规定,具有下列条件之一的,可以参加执业医师资格考试:

(1)具有高等学校医学专业本科以上学历(指国务院教育行政部门认可的各类高等学校医学专业本科以上学历),在执业医师指导下,在医疗、预防、保健机构中试用期满1年的。

(2)取得执业助理医师执业证书后,具有高等学校医学专科学历(指省级以上教育行政部门认可的各类高等学校医学专业专科学历),在医疗、预防、保健机构中工作满二年;取得执业助理医师执业证书后,具有中等专业学校医学专业学历,在医疗、预防、保健机构中工作满5年的。

(3)以师承方式学习传统医学满3年或者经多年实践医术确有专长的,经县级以上人民政府卫生行政部门确定的传统医学专业组织或者医疗、预防、保健机构考核合格并推荐。

(4)在1998年6月26日前获得医士专业技术职务资格,后又取得执业助理医师资格,医士从业时间和取得执业助理医师执业证书后执业时间累计满5年的。

(5)临床医学、口腔医学、中医学(含民族医)、中西医结合医学专业的临床博士、硕士和七年制及以上的长学制毕业生,在学习期间具有相当于大学本科的1年毕业实习和1年以上的临床工作实践,可在毕业当年参加医师资格考试。

(6)公共卫生预防医学硕士、博士研究生在学习期间具有1年以上的临床实践训练或公共卫生实践的经历,可在毕业当年参加医师资格考试。

(二)执业助理医师考试条件

《执业医师法》规定,具有下列条件之一的,可以参加执业助理医师资格考试:

(1)具有高等学校医学专业专科学历或者中等专业学校医学专业学历,在执业医师指导下,在医疗、预防、保健机构中试用期满1年的。

(2)以师承方式学习传统医学满3年或者经多年实践医术确有专长的,经县级以上人民政府卫生行政部门确定的传统医学专业组织或者医疗、预防、保健机构考核合格并推荐。

《执业医师法》第十二条规定,医师资格考试成绩合格,取得执业医师资格或者执业助理医师资格。

三、医师执业注册

医师执业注册是指对具备医师资格者进行执业活动的管理。《执业医师法》规定,国家实行医师执业注册制度。取得执业医师资格或者执业助理医师资格的,可以向所在地县级以上人民政府卫生行政部门申请医师执业注册。国家卫健委负责全国医师执业注册监督管理工作。县级以上地方卫生行政部门是医师执业注册的主管部门,负责本行政区域内的医师执业注册监督管理工作。

医师经注册后,方可在医疗、预防、保健机构中按照注册的执业地点、执业类别、执业范围,从事相应的医疗、预防、保健业务。未经医师注册取得执业证书,不得从事医师执业活动。

(一)申请医师执业注册应当提交的材料

申请医师执业注册应当提交的材料包括:①医师执业注册申请审核表;②申请人照片,医师资格证书;③注册主管部门指定的医疗机构出具的申请人6个月内的健康体检表;④申请人身份证明;⑤医疗、预防、保健机构的拟聘用证明;⑥省级以上卫生行政部门规定的其他材料等。

(二)不予注册的规定

《执业医师法》第十五条和《医师执业注册暂行办法》相关条文规定,有下列情形之一的,不予注册:①不具有完全民事行为能力的;②因受刑事处罚,自刑罚执行完毕之日起至申请注册之日止不满两年的;③受吊销医师执业证书的行政处罚,自处罚决定之日起至申请注册之日止不满两年的;④甲类、乙类传染病传染期,精神病发病期以及身体残疾等健康状况不适宜或者不能胜任医疗、预防、保健业务工作的;⑤重新申请注册,经卫生行政部门指定机构或组织考核不合格的;⑥有国务院卫生行政部门规定不宜从事医疗、预防、保健业务的其他情形的。

(三)重新注册的规定

有下列情形之一的,应当重新申请注册:①中止医师执业活动两年以上的;②法定的不予注册的情形消失的。重新申请注册的人员,应当首先到县级以上卫生行政部门指定的医疗、预防、保健机构或组织接受3~6个月的培训,并经考核合格,方可依照法律的规定重新申请执业注册。

(四)注销注册的规定

医师注册后有下列情形之一的,其所在的医疗、预防、保健机构应当报告注册主管部门,办理注销注册:①死亡或者被宣告失踪的;②受刑事处罚的;③受吊销医师执业证书行政处罚的;④因考核不合格,暂停执业活动期满,经培训后再次考核仍不合格的;⑤中止医师执业活动满两年的;⑥身体健康状况不适宜继续执业的;⑦有出借、出租、抵押、转让、涂改医师执业证书行为的;⑧有国务院卫生行政部门规定不宜从事医疗、预防、保健业务的其他情形的。

注册主管部门对具有上述情形的,应当予以注销注册,收回医师执业证书。

(五)变更注册的规定

医师变更执业地点、执业类别、执业范围等注册事项的,应当到注册主管部门办理变更注册手续,并提交医师变更执业注册申请审核表、医师资格证书、医师执业证书以及省级以上卫生行政部门规定提交的其他材料。但是,经医疗、预防、保健机构批准的卫生支农、会诊、进修、学术交流、承担政府交办的任务和卫生行政部门批准的义诊等除外。

医师在办理变更注册手续过程中,在医师执业证书原注册事项已被变更,未完成新的变更事项许可前,不得从事执业活动。

(六)对不予注册、注销注册持有异议的法律救济

《执业医师法》规定,申请人对受理申请的卫生行政部门以不符合条件不予注册的决定有异议的,可以依法申请行政复议或者向人民法院提起诉讼。

当事人对卫生行政部门注销其注册的决定有异议的,可以自收到通知之日起15日内,依法申请行政复议或者向人民法院提起诉讼。

《医师执业注册管理办法》第十四条规定,对不符合注册条件不予注册的,注册主管部门应当自收到注册申请之日起20个工作日内书面通知聘用单位和申请人,并说明理由。申请人如有异议的,可以依法申请行政复议或者向人民法院提起行政诉讼。

(七)个体行医

申请个体行医的执业医师,须经注册后在医疗、预防、保健机构中执业满五年,并按照国家有关规定办理审批手续;未经批准,不得行医。《中医药法》规定,举办中医诊所的,只需将诊所的名称、地址、诊疗范围、人员配备情况等报所在地县级人民政府中医药主管部门备案后即可开展执业活动。

县级以上地方人民政府卫生行政部门对个体行医的医师,应当按照国务院卫生行政部门的规定,经常监督检查,凡发现有不合法情形的,应当及时注销注册,收回医师执业证书。

第三节 医师执业的权利、义务和规则

(一)医师执业权利

《执业医师法》第二十一条规定,医师在执业活动中享有下列权利:

(1)在注册的执业范围内,进行医学诊查、疾病调查、医学处置、出具相应的医学证明文件,选择合理的医疗、预防、保健方案。

(2)按照国务院卫生行政部门规定的标准,获得与本人执业活动相当的医疗设备

基本条件。

(3) 从事医学研究、学术交流，参加医师协会和专业学术团体。

(4) 参加专业培训，接受继续医学教育。

(5) 在执业活动中，人格尊严、人身安全不受侵犯。

(6) 获取工资报酬和津贴，享受国家规定的福利待遇。

(7) 对所在机构的医疗、预防、保健工作和卫生行政部门的工作提出意见和建议，依法参与所在机构的民主管理。

(二) 医师执业义务

《执业医师法》第二十二条规定，医师在执业活动中应当履行下列义务：

(1) 遵守法律、法规，遵守技术操作规范。

(2) 树立敬业精神，遵守职业道德，履行医师职责，尽职尽责为患者服务。

(3) 关心、爱护、尊重患者，保护患者的隐私。

(4) 努力钻研业务，更新知识，提高专业技术水平。

(5) 宣传卫生保健知识，对患者进行健康教育。

(三) 医师执业规则

《执业医师法》第二十三条至二十九条规定，医师在执业活动中应当遵守下列规则：

(1) 医师实施医疗、预防、保健措施，签署有关医学证明文件，必须亲自诊查、调查，并按照规定及时填写医学文书，不得隐匿、伪造或者销毁医学文书及有关资料。医师不得出具与自己执业范围无关或者执业类别不相符的医学证明文件。

(2) 对急危患者，医师应当采取紧急措施进行诊治；不得拒绝急救处置。

(3) 医师应当使用经国家有关部门批准使用的药品、消毒药剂和医疗器械。除正当诊断治疗外，不得使用麻醉药品、医疗用毒性药品、精神药品和放射性药品。

(4) 医师应当如实向患者或家属介绍病情，但应注意避免对患者产生不利后果。医师进行实验性临床医疗，应当经医院批准并征得患者本人或者其家属同意。

(5) 医师不得利用职务之便，索取、非法收受患者财物或者牟取其他不正当利益。

(6) 遇有自然灾害、传染病流行、突发重大伤亡事故及其他严重威胁人民生命健康的紧急情况时，医师应当服从县级以上人民政府卫生行政部门的调遣。

(7) 医师发生医疗事故，或发现传染病疫情，或发现患者涉嫌伤害事件，或发现非正常死亡时，都应当及时向所在机构或政府有关部门报告。

(四) 医师的考核和培训

1. **考核** 县级以上人民政府卫生行政部门负责指导、检查和监督医师考核工作。根据原卫生部《医师定期考核管理办法》，受县级以上人民政府卫生行政部门委托的机构或组织，应当按照医师执业标准，对医师的业务水平、工作成绩和职业道德状况进行定期考核。医师考核的结果，考核机构应当报告准予注册的卫生行政部门备案，并作为医师晋升相应技术职务的条件。对考核不合格的医师，县级以上人民政府卫生行政部门可以责令其暂停执业活动3～6个月，并接受培训和继续医学教育，经考核仍不合格的，则注销注册，收回医师执业证书。

2. **培训** 县级以上人民政府卫生行政部门应当制订医师培训计划，对医师进行多种形式的培训,为医师接受继续医学教育提供条件。应当采取有力措施,对在农村和少数民族地区从事医疗、预防、保健业务的医务人员实施培训。医疗、预防、保健机构应当按照规定和计划保证本机构医师的培训和继续医学教育。县级以上人民政府卫生行政部门委托的承担医师考核任务的医疗卫生机构,应当为医师的培训和接受继续医学教育提供和创造条件。

3. 表彰和奖励　医师有下列情形之一的,县级以上人民政府卫生行政部门应当给予表彰或者奖励:

(1)在执业活动中,医德高尚,事迹突出的。

(2)对医学专业技术有重大突破,做出显著贡献的。

(3)遇有自然灾害、传染病流行、突发重大伤亡事故及其他严重威胁人民生命健康的紧急情况时,救死扶伤、抢救诊疗表现突出的。

(4)长期在边远贫困地区、少数民族地区条件艰苦的基层单位努力工作的。

(5)国务院卫生行政部门规定应当予以表彰或者奖励的其他情形的。

(五) 法律责任

1. 行政责任　《执业医师法》规定:以不正当手段取得医师执业证书的,由发给证书的卫生行政部门予以吊销;对负有直接责任的主管人员和其他直接负责人员,依法给予行政处分。

医师在执业活动中,有下列行为之一的,由县级以上人民政府卫生行政部门给予警告或者责令暂停6个月以上1年以下执业活动;情节严重的,吊销其执业证书:①违反卫生行政规章制度或者技术操作规范,造成严重后果的;②由于不负责任延误急危患者的抢救和诊治,造成严重后果的;③造成医疗责任事故的;④未经亲自诊查、调查,签署诊断、治疗、流行病学等证明文件或者有关出生、死亡等证明文件的;⑤隐匿、伪造或者擅自销毁医学文书及有关资料的;⑥使用未经批准使用的药品、消毒药剂和医疗器械的;⑦不按照规定使用麻醉药品、医疗用毒性药品、精神药品和放射性药品的;⑧未经患者或者其家属同意,对患者进行实验性临床医疗的;⑨泄露患者隐私,造成严重后果的;⑩利用职务之便,索取、非法收受患者财物或者牟取其他不正当利益的;⑪发生自然灾害、传染病流行、突发重大伤亡事故及其他严重威胁人民生命健康的紧急情况时,不服从卫生行政部门调遣的;⑫发生医疗事故或者发现传染病疫情,患者涉嫌伤害事件或者非正常死亡,不按照规定报告的。

未经批准擅自开办医疗机构行医或者非医师行医的,由县级以上卫生行政部门予以取缔,没收其违法所得及其药品、器械,并处10万元以下的罚款;对医师吊销其执业证书。

阻碍医师依法执业,侮辱、诽谤、威胁、殴打医师或者侵犯医师人身自由、干扰医师正常工作、生活的,依照治安管理处罚法的规定给予治安行政处罚。

医疗、预防、保健机构对属于注销注册情形而未履行报告职责,导致严重后果的,由县级以上人民政府卫生行政部门给予警告;并对该机构的主要负责人依法给予行政处分。

卫生行政部门工作人员或者医疗、预防、保健机构工作人员违反执业医师法的有关规定,弄虚作假、玩忽职守、滥用职权、徇私舞弊,尚不构成犯罪的,依法给予行政处分。

2. 民事责任 《执业医师法》规定,医师在医疗、预防、保健工作中造成医疗事故的,依照法律或者国家有关规定处理,承担相应民事责任;未经批准擅自开办医疗机构行医或者非医师行医,给患者造成损害的,依法承担赔偿责任。

3. 刑事责任 《刑法》第三百三十五条规定,医务人员由于严重不负责任,造成就诊人死亡或者严重损害就诊人身体健康的,处3年以下有期徒刑或者拘役。

《刑法》第三百三十六条规定,未取得医生执业资格的人非法行医,情节严重的,处3年以下有期徒刑、拘役或者管制,并处或者单处罚金;严重损害就诊人身体健康的,处3年以上10年以下有期徒刑,并处罚金;造成就诊人死亡的,处10年以上有期徒刑,并处罚金。未取得医生执业资格的人擅自为他人进行节育复通手术、假节育手术、终止妊娠手术或者摘取宫内节育器,情节严重的,处3年以下有期徒刑、拘役或者管制,并处或者单处罚金;严重损害就诊人身体健康的,处3年以上10年以下有期徒刑,并处罚金;造成就诊人死亡的,处10年以上有期徒刑,并处罚金。

《执业医师法》规定,阻碍医师依法执业,侮辱、诽谤、威胁、殴打医师或侵犯医师人身自由,干扰其正常工作、生活,构成犯罪的,依法追究刑事责任。

问题分析与能力提升

某医院医师张某,利用双休日,应某乡镇卫生院院长邀请,为一患者进行手术,术中因处置不当,加上卫生院没有抢救设施,造成患者大出血死亡。

请问:张某应当承担怎样的法律责任?

提示:

(1)张某擅自跨地点执业,违反《执业医师法》规定。

(2)张某违反诊疗常规,处置不当。

(3)张某应当承担行政责任和民事责任,如果情节严重还要承担刑事责任。

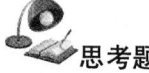

思考题

1. 医师的职责是什么?
2. 医师执业资格考试的具体规定是什么?
3. 医师执业注册的具体规定是什么?
4. 不予医师注册的情形有哪几种?
5. 哪些情况下医师应当办理变更执业注册手续?
6. 医师的执业规则有哪些?

(南阳医学高等专科学校 刘一凡)

第十四章 护士执业法律制度

学习目标

- ◆ 说出 我国护士条例中规定的护士的概念、护士执业制度的发展和医疗护理风险。
- ◆ 阐述 护士执业资格考试、执业注册及护患关系中患者的权利和义务。
- ◆ 分析 护士的权利和义务、执业规则及护士执业违法责任。

案例选读

打胎药错当保胎药，孕妇治疗后仍流产

怀孕近4个月身孕的孕妇在某市某新区妇幼保健院做例行检查发现，子宫内有11 mm的盆腔积液。在医院专家的建议下，她决定住院，接受保胎治疗。一日，孕妇疑似药物过敏，身上多处起红色疙瘩，医生为其停止输液治疗，开具了一些抗过敏药物及保胎药"地屈孕酮片"。当班护士却错发了打胎药"米非司酮片"，致怀孕5个多月孕妇流产。

【探析】①依据《护士条例》的规定，护士执业应当遵守法律、法规、规章和诊疗技术规范、常规。②依据《护士条例》的规定，本案当事人严重违反"三查七对一注意"的规章制度，属于责任事故，应承担法律责任。

执业护士管理法律制度主要涉及护士的立法沿革、护士职业资格考试制度、护士执业许可制度、护士的权利与义务及医疗护理风险和法律责任。为适应我国医疗卫生事业发展，促进护理工作可持续发展，我国的护理立法也将不断完善，并逐步与国际接轨。

第一节 护士执业法律概述

一、护士的概念

我国护士一词，来源于英语nurse，它主要有照料、抚养、看护等含义。起初，我国有关人士曾把它译成汉文"看护",在医学界及社会上被广泛采用,如1909年我国成立"中国看护组织联合会",若干地方建立看护学校等。1914年,护理专家钟茂芳在第一届"中国看护组织联合会"上提出将从事护理工作的人员称为"护士",包含保护、爱护、育成等意义,从此以后,护士一词沿用至今。

现在所称护士,按照《护士条例》规定,是指经执业注册取得护士执业证书,依照条例规定从事护理活动,履行保护生命、减轻痛苦、增进健康职责的卫生技术人员。要符合以下条件:①经过专业的护理教育和培训;②通过国家护士资格考试;③在政府相关部门进行执业注册;④必须从事护理方面的工作,并履行护士职责。未通过国家护士资格考试或仅仅通过了国家资格考试而未注册,在医院从事卫生工作的人员叫护工,而不称为护士。这里护士的概念是对一门职业的从业人员的统称,不同于护理职称序列中的"护士"。

二、护士管理立法

国际上,护士管理立法源于20世纪初。1903年美国北卡罗来纳、新泽西等州首先颁布了《护士执业法》,作为护士执业的法律规范。英国于1919年率先颁布了《英国护理法》。随后,荷兰、芬兰、意大利、美国、加拿大、波兰等一些欧美国家也相继颁布了护理法。1953年世界卫生组织发表了第一份有关护理立法的研究报告。1953年国际护士会制定了《护士伦理学国际法》,并分别于1965年和1973年再修订,并一直沿用至今。1968年国际护士会成立了护理立法委员会,并专门制定了世界护理法上划时代性的纲领性文件——《系统制定护理法规的参考指导大纲》,为各国的护理立法提供了系统而又权威性的指导,有力地促进了护理事业的发展。

在旧中国,1936年,国民政府卫生署曾公布过《护士暂行规则》。新中国成立后,政府和有关部门十分重视护理队伍的稳定、护理人才的培养和护理质量的提高,卫健委先后发布了《医士、药剂士、助产士、护士、牙科技士暂行条例》(1952年)、《卫生技术人员职称及晋升条例(试行)》(1979年)、《关于加强护理工作的意见》(1979年),1982年原卫生部发布了《医院工作制度》和《医院工作人员职责》,1988年制定了包括护士在内的《医务人员医德规范及其实施办法》等规章和文件,1993年3月26日发布了《护士管理办法》,自1994年1月1日起施行。为了维护护士的合法权益,规范护理行为,促进护理事业发展,保障医疗安全和人体健康,《护士条例》于2008年1月23日国务院第206次常务会议通过,自2008年5月12日起施行。《护士条例》是我国第一部关于护士管理方面的行政法规,对护士资格、考试、注册和执业等护理活动进行了具体规定,标志着我国护理管理工作正逐步走上规范化、法制化轨道。此外,我国香港特别行政区制定有《香港护士注册条例》,台湾在1991年5月颁布了《护理人员法》及其实施细则。

第二节 护士执业考试和注册

一、护士执业考试

国家护士执业资格考试是评价申请护士执业资格者是否具备执业所必需的护理专业知识与工作能力的考试。卫健委负责组织实施护士执业资格考试。

(一)报名

1. 报名条件　按照《护士执业资格考试办法》规定,凡在中等职业学校、高等学校完成国务院教育主管部门和国务院卫生主管部门规定的普通全日制3年以上的护理、助产专业课程学习,包括在教学、综合医院完成8个月以上护理临床实习,并取得相应学历证书的,可以申请参加护士执业资格考试。

2. 报名材料　申请参加护士执业资格考试的人员,应当在公告规定的期限内报名,并提交以下材料:①护士执业资格考试报名申请表;②本人身份证明;③近6个月二寸免冠正面半身照片3张;④本人毕业证书;⑤报考所需的其他材料。

3. 报名地点　申请人为在校应届毕业生的,应当持有所在学校出具的应届毕业生毕业证明,到学校所在地的考点报名。学校可以为本校应届毕业生办理集体报名手续。申请人为非应届毕业生的,可以选择到人事档案所在地报名。

(二)考试

护士执业资格考试实行国家统一考试制度。统一考试大纲,统一命题,统一合格标准。护士执业资格考试原则上每年举行一次,具体考试日期在举行考试3个月前向社会公布。

护士执业资格考试报考专业分为西医护理专业和中医护理专业两类,考试包括专业实务和实践能力两个科目,一次考试通过两个科目为考试成绩合格。为加强对考生实践能力的考核,原则上采用"人机对话"考试方式进行。

护士执业资格考试成绩于考试结束后45个工作日内公布。考生成绩单由报名考点发给考生。考试成绩合格者,取得考试成绩合格证明,作为申请护士执业注册的有效证明。

(三)证书的取得

具有护理、助产专业中专和大专学历的人员,参加护士执业资格考试并成绩合格,可取得护理初级(士)专业技术资格证书;护理初级(师)专业技术资格按照有关规定,通过参加全国卫生专业技术资格考试取得。具有护理、助产专业本科以上学历的人员,参加护士执业资格考试并成绩合格,可以取得护理初级(士)专业技术资格证书;在达到《卫生技术人员职务试行条例》规定的护师专业技术职务任职资格年限后,可直接聘任护师专业技术职务。

二、护士执业注册

依照《护士条例》和《护士执业注册管理办法》的规定,护士执业,应当经执业注册取得《护士执业证书》后,方可按照注册的执业地点从事护理工作。未经执业注册取得《护士执业证书》者,不得从事诊疗技术规范规定的护理活动。卫健委负责全国护士执业注册监督管理工作。省、自治区、直辖市人民政府卫生行政部门是护士执业注册的主管部门,负责本行政区域的护士执业注册管理工作。

(一)申请执业注册的条件

1. 申请护士执业注册应当具备的条件　①具有完全民事行为能力;②在中等职业学校、高等学校完成国务院教育主管部门和国务院卫生主管部门规定的普通全日制3年以上的护理、助产专业课程学习,包括在教学、综合医院完成8个月以上护理临床实习,并取得相应学历证书;③通过国务院卫生主管部门组织的护士执业资格考试;④符合国务院卫生主管部门规定的健康标准。

申请护士执业注册应符合的健康标准:①无精神病史;②无色盲、色弱、双耳听力障碍;③无影响履行护理职责的疾病、残疾或者功能障碍。

2. 申请护士执业注册应当提交的材料　①护士执业注册申请审核表;②申请人身份证明;③申请人学历证书及专业学习中的临床实习证明;④护士执业资格考试成绩合格证明;⑤省、自治区、直辖市人民政府卫生行政部门指定的医疗机构出具的申请人6个月内健康体检证明;⑥医疗卫生机构拟聘用的相关材料。

护士执业注册申请人隐瞒有关情况或者提供虚假材料申请护士执业注册的,卫生行政部门不予受理或者不予护士执业注册,并给予警告;已经注册的,应当撤销注册。

(二)申请执业注册的时间和部门

1. 时间　护士执业注册申请,应当自通过护士执业资格考试之日起3年内提出。逾期提出申请的,除应当具备执业注册条件之外,还应当提交在省、自治区、直辖市人民政府卫生行政部门规定的教学、综合医院接受3个月临床护理培训并考核合格的证明。

2. 申请部门　申请护士执业注册的,应当向拟执业地省、自治区、直辖市人民政府卫生主管部门提出申请。收到申请的卫生主管部门应当自收到申请之日起20个工作日内做出决定,对具备规定条件的,准予注册,并发给护士执业证书;对不具备规定条件的,不予注册,并书面说明理由。

3. 注册期限　护士执业注册有效期为5年。护士执业注册有效期届满需要继续执业的,应当在护士执业注册有效期届满前30日向执业地省、自治区、直辖市人民政府卫生主管部门申请延续注册。护士申请延续注册,应当提交下列材料:①护士延续注册申请审核表;②申请人的《护士执业证书》;③省、自治区、直辖市人民政府卫生行政部门指定的医疗机构出具的申请人6个月内健康体检证明。

收到申请的卫生主管部门自受理延续注册申请之日起20日内进行审核,对具备条例规定条件的,准予延续,延续执业注册有效期为5年;对不具备规定条件的,不予延续,并书面说明理由。有下列情形之一的,不予延续注册:①不符合规定的健康标准的;②被处暂停执业活动处罚期限未满的。

(三)执业注册的变更

护士在其执业注册有效期内变更执业地点等注册项目,应当向拟执业地省、自治区、直辖市人民政府卫生主管部门报告,并提交护士变更注册申请审核表和申请人的

《护士执业证书》,办理变更注册。收到报告的卫生主管部门应当自收到报告之日起7个工作日内为其办理变更手续,护士变更注册后其执业许可期限也为5年。护士跨省、自治区、直辖市变更执业地点的,收到报告的卫生主管部门还应当向其原执业地省、自治区、直辖市人民政府卫生主管部门通报。

(四)执业注册的注销

注销护士执业注册是基于特定事实的出现,由卫生行政部门依照法定程序收回护士执业证书。

护士执业注册后有下列情形之一的,原注册部门办理注销执业注册:①注册有效期届满未延续注册;②受吊销《护士执业证书》处罚;③护士死亡或者丧失民事行为能力。护士有行政许可法规定的应当予以注销执业注册情形的,原注册部门应当依照行政许可法的规定注销其执业注册。

(五)护士执业记录制度

建立护士执业记录制度是进行护士执业注册变更、延续的依据,卫生行政部门进行监督管理的反映,医疗卫生机构评价护士成绩、晋升职称、进行奖惩的基础材料。

县级以上地方人民政府卫生主管部门应当建立本行政区域的护士执业良好记录和不良记录,并将该记录记入护士执业信息系统。护士执业良好记录包括护士受到的表彰、奖励及完成政府指令性任务的情况等内容。护士执业不良记录包括护士因违反《护士条例》及其他卫生管理法律、法规、规章或者诊疗技术规范的规定受到行政处罚、处分的情况等内容。

三、护士守则

护士守则,是护理执业行为的基本规范。全国护理工作者应以《护士守则》为准则,恪尽职守,诚信服务,为人民群众的健康努力工作。

(1)奉行救死扶伤的人道主义精神,履行保护生命、减轻痛苦、增进健康的专业职责。

(2)对患者一视同仁,尊重患者,维护患者的健康权益。

(3)为患者提供医学照顾,协助完成诊疗计划,开展健康指导,提供心理支持。

(4)履行岗位职责,工作严谨、慎独,对个人护理判断及执业行为负责。

(5)关心爱护患者,保护患者的隐私。

(6)发现患者的生命安全受到威胁时,应当积极采取保护措施。

(7)积极参与公共卫生和健康促进活动,参与突发事件时的医疗救护。

(8)加强学习,提高执业能力,适应医学科学和护理专业的发展。

(9)积极加入护理专业团体,参与促进护理专业发展的活动。

(10)与其他医务工作者建立良好关系,密切配合、团结协作。

第三节 权利和义务

一、护士执业权利与义务

(一) 护士的权利

权利是指公民依法应享有的、可以得到辩护的权能和利益,或者法律关系主体在法律规定的范围内,为满足其特定的利益而自主享有的权能和利益。其中利益核心,是权利的目的。利益是指对人对事的好处,比如对身体健康需要的满足。只有在法律上得到认可的利益才能成为权利,表现为法律所认定的正当利益。

法律上的权利,来自法律规定,法律规定了权利主体有资格享有相关权利,并由国家强制力保证实施,法律权利都具有不容许侵犯的权威性。权利还表现为一种自由,权利主体可以按个人意志去行使或放弃该项权利。

护理工作是一种脑力与体力并举,与人的健康及生命密切相关的工作,是一项责任重、高风险和高强度的专业。护士们经常面临各种危机突发和多变的情况,处于与患者、家属、医生、其他护士、医疗服务管理者等复杂的人事关系之中。岗位的特殊赋予执业护士一些特殊的执业权利,并用法律的形式予以肯定和明确,从而增强护理人员对护理专业崇高的使命感及安全感,使他们能发挥自己的最大潜能,尽职尽责为公众服务。护士在执业活动中的权利包括以下方面:

1. **劳动报酬权** 护士执业,有按照国家有关规定获取工资报酬、享受福利待遇、参加社会保险的权利。任何单位和个人不得克扣护士工资,降低或者取消护士福利待遇。这是执业护士最基本的权利,也是《宪法》对公民权利规定的具体体现。

2. **职业保护权** 护士执业,有获得与其所从事的护理工作相适应的卫生防护、医疗保健服务的权利。从事直接接触有毒有害物质、有感染传染病危险工作的护士,有依照有关法律、行政法规的规定接受职业健康监护的权利;患职业病的,有依照有关法律、行政法规的规定获得赔偿的权利。因为执业护士长期与患者打交道,遭受细菌、病毒、药品侵袭感染的概率比常人多得多,享有职业保护是保护执业护士人身权利的需要。

3. **学术研究交流培训权** 护士有按照国家有关规定获得与本人业务能力和学术水平相应的专业技术职务、职称的权利;有参加专业培训、从事学术研究和交流、参加行业协会和专业学术团体的权利。这项权利是不断提高护士队伍业务水平的需要,同时有利促进鼓励护理人员不断学习,接受培训,参加学术交流,更新知识,从而推动护理事业的整体发展。

4. **对疾病诊疗护理的知情权** 护士有获得疾病诊疗、护理相关信息的权利和其他与履行护理职责相关的权利,可以对医疗卫生机构和卫生主管部门的工作提出意见和建议。知情权是做好护理工作的前提条件和自身要求,也是对护士的职业尊重。

5. **受表彰和奖励权** 国务院有关部门对在护理工作中做出杰出贡献的护士,应当授予全国卫生系统先进工作者荣誉称号或者颁发白求恩奖章,受到表彰、奖励的护士享受省部级劳动模范、先进工作者待遇;对长期从事护理工作的护士应当颁发荣誉证书。县级以上地方人民政府及有关部门对本行政区域内做出突出贡献的护士,按照省、自治区、直辖市人民政府的有关规定给予表彰、奖励。

(二)护士的义务

义务是指法律对公民或法人应当做出或禁止做出一定行为的约束,也就意味着义务主体必须响应权利人的要求,针对客体做出或不做出某一特定的行为。义务是法律上个人对社会和他人应履行的责任,所以义务往往同使命、职责具有同等的意义。护士的法定义务,即要求护士应当或必须做到的事项,如护士尽不到义务,可视为违法。义务与权利相对应,是相辅相成,互为条件的。《护士条例》赋予了执业护士一些重要和特殊的权利,同样也规定执业护士应承担必要的义务:

1. 护士执业应当遵守法律、法规、规章和诊疗技术规范、常规　这就要求执业护士必须认真学习,熟悉掌握与自己职业相关的法律、法规及规章规范,只有按国家和行业的法规、规范办事,才能正确地履行护士的职责。

2. 护士在执业活动中,发现病情危急者应当立即通知医师,紧急情况下,为抢救垂危患者生命,应当先行实施必要的紧急救护　这是挽救生命的需要,如果见死不救对执业护士来讲就是失职渎职,就应追究其法律责任。

3. 护士如果发现医嘱有错误,应当及时向开具医嘱的医师提出,必要时还应当向科室负责人或医疗服务管理人员报告　医嘱是护士对患者实施观察评估和治疗的法律依据,应准确及时地执行医嘱,随意篡改医嘱或无故不执行医嘱均属违法,如发现医嘱有错误应马上指出,若医生执意坚持医嘱,则应报告有关负责人。这是护士的责任,也是护士的义务,对患者负责,呵护生命是护士的天职。

4. 护士应当尊重、关心、爱护患者,保护患者的隐私　护士应该在临床护理中,建立良好的护患关系,给患者全面的身心护理,尊重其人格、尊严、信仰及价值观。为治疗、检查护理的需要,坦诚地与患者沟通,严格保守患者的个人隐私,防止产生不必要的道德或法律问题。

5. 护士有义务参与公共卫生和疾病预防控制工作　发生自然灾害、公共卫生事件等严重威胁公众生命健康的突发事件,护士应当服从县级以上人民政府卫生主管部门或者所在医疗卫生机构的安排,参加医疗救护。健康是人类共同追求的目标,护理的目标是使每个人达到最大程度的健康。一旦社会上出现了自然灾害、公共卫生突发事件,护理人员要像南丁格尔那样,投身于紧急的医疗救护之中,用自己的实际行动,为人民的健康,为护理事业的发展做出自己应有的贡献。

二、患者的权利与义务

(一)患者的权利

1. 生命健康权　生命健康权是患者最根本和最重要的权利。《民法总则》第一百十条规定,公民享有生命健康权。《执业医师法》第二十四条规定,对急危患者,医师应当采取紧急措施进行诊治;不得拒绝急救处置。《护士条例》第十七条规定,护士在执业活动中,发现患者病情危急,应当立即通知医师;在紧急情况下为抢救垂危患者生命,应当先实施必要的紧急救护。《医疗事故处理条例》第十二条规定,医疗机构应当制定防范、处理医疗事故的预案,预防医疗事故的发生,减轻医疗事故的责任。《医务人员医德规范及实施办法》第三条规定,救死扶伤,实行社会主义的人道主义。时刻为患者着想,千方百计为患者解除病痛。尽最大可能地促进患者的康复。医务人员在任何工作中,应严格遵守操作规程,防范差错事故的发生,避免给患者的健康带来损害,减少对患者生命安全的威胁。

2. 平等医疗权　医疗权是患者最基本的权利,是生命健康权的延伸。广义的医疗权包括护理权。不能保证公民起码的医疗权,健康权就是一句空话。我国《宪法》第四十五条第一款规定,中华人民共和国公民在年老、疾病或丧失劳动的情况下,有从国家和社会获得物质帮助的权利。国家发展为公民享受这些权利所需要的社会保险、社会救济和医疗卫生事业。

(1)除特殊情况外(如条件不具备),医院不得拒绝患者的求医,并应提供与医院等级相适应的医疗服务。患者尤其是急诊患者有得到及时医疗服务的权利。任何人都无权拒绝患者的就医要求。

(2)在条件不具备时,医院应依患者病情的紧急程度,对患者提供评估、紧急医疗措施及转院。只要医疗上允许,患者在被转送到另一医疗机构前,必须先得到有关转送的原因及其可能的其他选择的详细说明。患者将转去的医疗机构必须已先同意接受患者的转院。

(3)患者有权利获得连续性的医疗服务。医生应告诉患者有关其出院后或治疗结束后的保健注意事项,如有需要也应告诉患者复诊、复查的时间。患者医疗权应是平等的、公正的。平等的、公正的医疗权是指相同的疾病应获得相同的治疗。因此,医护人员不能因为患者的地位高低、权利大小等而给予不同的治疗护理。

3. 医疗自主权　自主权是指患者就有关自己的医疗问题做出决定的权利。《医疗机构管理条例》第三十三条规定,医疗机构施行手术、特殊检查或者特殊治疗时,必须征得患者的同意。《执业医师法》第二十六条规定,医师应当如实向患者或者其家属介绍病情,但应注意避免对患者产生不利后果。医师进行实验性临床医疗,应当经医院批准并征得患者本人或者其家属同意。患者对医生的诊治手段(包括实验)有权知道其作用、成功率或可能发生的并发症等情况;这些治疗手段只有在患者同意后方可实施。患者也有权拒绝某一诊治手段和人体实验,不管是否有益于患者。《医疗事故处理条例》第十一条规定,在医疗活动中,医疗机构及其医务人员应当将患者的病情、医疗措施、医疗风险等如实告知患者,及时解答其咨询;但是,应当避免对患者产生不利后果。医疗自主权的内容有以下方面:

(1)患者有权自主选择到任何一家合法医疗机构接受医疗服务。

(2)患者有权自主决定接受或不接受任何一项医疗护理服务(特殊情况下如患者生命垂危、神志不清不能表达意见时可由患者家属决定);在任何医疗处置或治疗前,医生应告知其有关的详情,包括目的、危险性、其他可选择的方法等,以帮助患者做出决定。在未经患者完全了解并同意,或得到患者的重要亲属或经患者授权的委托代理人许可时,医生不能擅自治疗,除非在紧急情况中(须有医院负责人的许可)。根据我国法律规定,患者在接受手术、特殊治疗、特殊检查、人体实验时,必须签署同意书。此外,当治疗上有重要的改变,或当患者要求改变治疗时,患者有权利得到正确的信息。

(3)患者有权拒绝非医疗性活动:患者有权利在法律允许的范围内拒绝任何检

查、检验或治疗,并获知所做决定可能引起的后果。患者的意愿应受到尊重,但是医生必须向患者详细告知拒绝行为的危险或损害。由于患者的拒绝可能会产生不良后果,因此患者需要在相应文件上签字后方可行使此项拒绝的权利。

(4)患者有权决定出院时间:在接受治疗时,如果觉得需要征求其他医生的意见,患者有权向医生提出会诊的要求,有权根据自主原则自付费用和与其指定的专家讨论病情,或自己向其他医生或医疗机构咨询。如果患者此时决定与医务人员治疗行为相悖,患者需签署一项声明进行说明;有权决定转院治疗,但在病情极不稳定或随时有危及生命可能的情况下,应签署一份书面文件,说明是在医生已经充分说明的前提下做出转院决定的。

(5)患者对于手术中切除的器官、组织的使用有决定权。

(6)患者有权选择是否参加医学研究计划:医院方面必须事先取得患者的书面同意,才会请患者参加医院所进行的医学研究计划。院方也必须事先向患者解释清楚研究计划各方面的详情。

患者的自主权并不是无限制性的。必须服从国家法律法规的特别规定。如在烈性传染病、严重精神病的发病期间,患者入院治疗、出院、转院等均必须服从国家法律关于进行强行隔离治疗的规定和医务人员的管理,必须尊重和遵守医嘱。患者的自主权还必须以严格遵守医疗机构的规章制度为前提。另外,当患者无法实施或不具备条件实施自主权时由法定代理人代行患者的决定。一位具有自主能力的患者应包含以下几种处理事情的能力:了解、推理、熟虑及自主选择。所以对于不具备这些能力的患者,他的自主权必须由家属或代理人代行。凡意识不清楚(如昏迷、幻觉)、不具备思考能力(如低潮、激动、智障、精神病、老年痴呆),或不具备法定地位(未成年人、被剥夺权利的罪犯)都必须由适当的人代行。

4.知情同意权　知情同意权,是指患者有权知道自己的病情,并可以对医务人员所采取的医疗措施决定取舍。知情同意的实质是患者方在实施患者自主权的基础上,向医疗方进行医疗服务授权委托的行为。知情同意权由知情、理解、同意三个要素构成。从完整意义上来说,知情同意权包括了解权、被告知权、选择权、拒绝权和同意权等权利,是患者充分行使自主权的前提和基础。

《医疗机构管理条例》第二十六条规定,医疗机构必须将《医疗机构执业许可证》、诊疗科目、诊疗时间和收费标准悬挂于明显处所;第三十条规定,医疗机构工作人员上岗工作,必须佩戴载有本人姓名、职务或者职称的标牌;第三十七条规定,医疗机构必须按照人民政府或者物价部门的有关规定收取医疗费用,详列细项,并出具收据。《侵权责任法》第五十五条规定,医务人员在诊疗活动中应当向患者说明病情和医疗措施。需要实施手术、特殊检查、特殊治疗的,医务人员应当及时向患者说明医疗风险、替代医疗方案等情况,并取得其书面同意,不宜向患者说明的,应当向患者的近亲属说明,并取得其书面同意;第五十六条规定因抢救生命垂危的患者等紧急情况,不能取得患者或者其近亲属意见的,经医疗机构负责人或者授权的负责人批准,可以立即实施相应的医疗措施。

(1)知情同意的主体　知情同意的主体有下列3种情形。第一是患者,即18周岁以上的成年人,具有法律上完全的民事行为能力,即有同意的能力。第二是法定代理人,即未成年人的监护人,依次为父母、祖父母、外祖父母、兄、姐,其他愿意担任监护

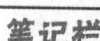

人的个人或者相关组织,经未成年人被监护人住所地的居委会、村委会或民政部门同意的;精神病患者的监护人依次为配偶、父母、成年子女,第三是委托代理人,公民、法人可以通过代理人实施民事法律行为。

(2) 知情同意的形式　知情同意具有不同的形式,包括暗示性同意、口头同意和书面同意等形式。暗示性同意是指一般的护理操作有患者的配合就足够了。口头同意即在为患者第一次使用某种药物治疗、采血进行某些检查等术前准备的情况下,当患者没有给予暗示性同意时,护士应与患者交流有关信息并得到其口头的同意。书面性同意是表示同意最正式的形式,常用于一些会带来危险的操作、输血、HIV 检查或特殊药物治疗。其优点是签字能证明患者已被告知过可能发生的危险,成为事后举证的证据。但它仅是证据,患者没有因此而失去权利。如果医护人员在匆忙中没有给予正确的解释,那么这种同意是无效的,不管患者是否签署了同意书,都可以随时撤回。

(3) 特殊情况　在危及生命的紧急情况下,无论患者就诊时还是在治疗过程中,只要拖延会给患者的生命安全造成威胁,医护人员即可从患者的最高利益出发实施抢救措施,不需要知情同意。另外,对于不能完全行使民事行为能力的昏迷、精神病发作期、痴呆等患者,需由其法定代理人代为行使知情同意权。

在护理工作中,护士对患者做的每一项操作都应该说明目的、过程,要求患者如何配合、注意事项,使患者知情后愿意接受,并自觉配合护士操作,而绝不能在不做任何解释的情况下强迫患者接受治疗。对大多数护理操作来讲,获取患者的口头同意就足够了。有些侵害性较大的操作如 PICC 导管置入等须获得患者书面同意。在履行知情同意职责的时候,护士应做到以下 4 个方面:护士必须熟知所实施操作的必要性、益处和风险;护士清楚、简洁地向患者介绍该方面的信息;护士保证核实患者确已理解相关内容;支持患者所做出的任何决定。

5. 隐私保护权　医疗隐私权是指患者享有的私人信息和私人生活依法受到保护,不被他人非法侵犯、知悉、收集、利用和公开的一种人格权利。《护士条例》第十八条规定,护士应当尊重、关心、爱护患者,保护患者的隐私。《执业医师法》第二十二条规定,医师在执业活动中履行下列义务:关心、爱护、尊重患者,保护患者的隐私。《侵权责任法》第六十二条规定,医疗机构及其医务人员应当对患者的隐私保密。泄露患者隐私或者未经患者同意公开其病历资料,造成患者损害的,应当承担侵权责任。该法条明确规定了患者隐私权的保护。

患者的医疗隐私权主要包括一切与公共利益无关的个人信息,如患者的身体健康状况、恋爱婚姻、家庭状况、个人日记、信札、生理缺陷、传染病、性病、家族性遗传病等。侵害患者隐私权的行为方式包括两个方面:一是刺探或以其他方式了解患者的隐私,二是泄露因业务或职务关系掌握他人的秘密。确定是否存在侵害隐私权并不是以是否故意或过失为要素条件,只要泄露了患者不愿公开的个人生活秘密就可构成侵害隐私权。患者的保密权包括 3 部分:一是为患者保密,二是对患者保密,三是保守医务人员秘密。

6. 安全保障权　安全保障权是指患者到医疗机构治病有权获得良好的治疗,避免耽误病情,延误治疗时机,危害生命健康的权利。

《医疗机构管理条例实施细则》第五十五条规定,医疗机构应当按照卫生行政部门的有关规定、标准加强医疗质量管理,实施医疗质量保证方案,确保医疗安全和服务质量,不断提高服务水平。第五十二条规定,医疗机构应当严格执行无菌消毒、隔离制度,采取科学有效的措施处理污水和废弃物,预防和减少医院感染。第五十九条规定,医疗机构不得使用假劣药品、过期和失效药品及违禁药品。

患者有权要求医疗场所保持整洁、安宁、安全、卫生,以防止遭受意外灾害或被感染疾病。其主要事项有3个方面:医疗机构应保持整洁、秩序安宁、不得妨害公共卫生及安全;医疗机构负有维护其建筑物处于安全状态的义务,其建筑物的构造、设备应具备防火避难等必要设施外,应建立紧急灾害应变措施;医院应建立医院感染控制,避免患者感染其他疾病;危急患者享有及时医疗照护的权利,医师应立即救治,不得无故拖延;患者有权要求转诊,争取较好的医疗照护,以确保其生命安全。

除了以上权利外,患者还有人格权、肖像权、名誉权、损害赔偿权、对医疗机构的批评建议权等其他权利。尤其是精神病患者、传染病患者,特别是艾滋病患者除享有普通患者享有的一些权利外,他们还具有一些特殊的权利,同时在某些权利方面有一定的限制。

(二)患者的义务

患者的义务是指在医疗过程中应当履行的责任。患者在一定意义上属于社会弱势群体,法律应给其特定的保护。但这并非指其"零义务",患者应该有其对他人和社会的最低限度的法律道德责任。患者履行自己的义务不仅是对自己的健康负责,也是对医生护士的尊重。患者履行法律、道德义务从根本上来说是为了更好地实现自己的利益。因此,获得相应的权利,则必然要履行相应的义务。作为患者或患者的家属也同样要遵守这样的原则。其义务主要有:

1. 积极参与、配合医疗　从现代整体医学模式的角度来分析,患者在医疗过程中同医师一样都处于主体的地位,患者配合义务是医学本质的内在要求。在治疗过程中,不仅应有医护人员的主动热情服务、科学诊断和治疗及熟练的护理技术,患者也有义务如实陈述病情,尽自己所知提供现病史、过去史、住院史、用药史及其他有关情况准确而完整的资料,并有义务向负责其医疗的医护人员报告意外的病情变化。

2. 遵从医嘱　在治疗过程中,医护人员为患者治疗付出了辛勤的劳动,患者应尊重医护人员的人格和劳动。患者有义务遵照医生为自己所采取的治疗措施和检查安排计划;遵照医护人员执行医疗计划和规章制度;还有义务遵守约定,如果不能遵约,则要报告给主管医生或有关人员,积极配合医疗机构和医务人员进行一切检查治疗。

3. 遵守医院各项规章制度与规定　为了保证医疗卫生工作的顺利进行,医疗卫生部门制定了一系列的规章制度,目的在于维护、保持医院的正常秩序。患者应自觉地遵守这些规章制度,爱护公共财物,不影响他人治疗,不将疾病传染给他人,把自己的需要与医疗卫生工作的需要协调统一起来。

4. 尊重医护人员的人格　医疗过程中,医疗服务当事双方主要是一种平等的民事主体之间的民事关系,尊重医护人员的人格是医疗行为实施的良好的前提条件。在治疗过程中,医护人员为患者治疗付出了辛勤的劳动,患者应尊重医护人员的人格和劳动。不应轻视医护人员及其他患者,要尊重他们的人格,更不能打骂、侮辱医护人员。《护士条例》第三条规定,全社会应当尊重护士。这里的"全社会"首先包含了护理人员的服务对象。

5. 支付合理医疗费用　按照民法等价有偿的原则,医疗服务接受者在享受医疗服务的同时,即负有支付相应医疗费用的义务。其应支付费用的范围主要包括:药品费、诊疗费、各项物理化学检查费、住院的床位费、水电费、护理费、运输费等。在我国未实现全民免费医疗以前,医疗服务仍然是一种有偿服务。虽然目前我国正在大力推行城乡居民基本医疗保险和城镇职工医疗保险制度,但医疗服务的有偿性却未曾变化。

6. 病愈后及时出院　医院的床位和医疗资源有限,只有及时周转才能保证广大患者对医疗的需求,因而患者病愈后应及时出院。

7. 协助医院进行随访工作　有些患者出院后,还要继续跟踪随访观察治疗效果,这是医院对患者负责的表现,患者有义务配合随访。

8. 支持医学科学研究　医学科学的发展、医疗技术的提高,都离不开科学研究。人类自身既是科学研究的主体,又是科学研究的客体,在诊疗过程中,医护人员常需要对一些罕见、疑难病进行专门研究,以寻找预防、治疗的办法;还有一些疑难患者死前病因未能明确,需要进行尸体解剖;此外,新药的使用,新疗法的推广,都需要患者参与配合。发展医学科学是一项造福子孙后代的事业,支持医学科学研究是患者的一项义务。当然,这一义务的履行必须在其知情同意权与隐私权得到充分尊重与行使的前提下才能实现。

9. 捐献遗体、器官　在我国对于捐献遗体、器官还没有立法,应积极向人们宣传捐献遗体、器官的社会和现实意义,使人们解放思想、抛弃陈旧的传统观念,充分认识到遗体、器官的捐献是人生最后的奉献,也是应尽的责任和义务。

10. 接受强制治疗(急危者、戒毒、传染病、精神病等)　按照我国《传染病防治法》的相应规定,当患者患有某种可能危害公共卫生安全的疾病时,法律赋予医护人员享有强制治疗的权利。相应地,法律也赋予了患者应接受该种强制治疗的义务,该义务包括接受合理的人身自由的限制、工作权利及部分正常生活权利的限制。2006年2月12日,国务院公布了《艾滋病防治条例》,对艾滋病病毒感染者和艾滋病患者的义务做出了相关规定。第三十八条规定,艾滋病病毒感染者和艾滋病患者应当履行下列义务:①接受疾病预防控制机构或者出入境检验检疫机构的流行病学调查和指导;②将感染或者发病的事实及时告知与其有性关系者;③就医时,将感染或者发病的事实如实告知接诊医生;④采取必要的防护措施,防止感染他人。艾滋病病毒感染者和艾滋病患者不得以任何方式故意传播艾滋病。第三十九条规定,疾病预防控制机构和出入境检验检疫机构进行艾滋病流行病学调查时,被调查单位和个人应当如实提供有关情况。第六十二条规定,艾滋病病毒感染者或者艾滋病患者故意传播艾滋病的,依法承担民事赔偿责任;构成犯罪的,依法追究刑事责任。

三、医疗卫生机构在护士执业中的职责

1. 护士的配备　医疗卫生机构配备护士的数量不得低于国务院卫生主管部门规定的护士配备标准。医疗卫生机构不得允许下列人员在本机构从事诊疗技术规范规定的护理活动:未取得护士执业证书的人员;未依照《护士条例》第九条的规定办理执业地点变更手续的护士;护士执业注册有效期届满未延续执业注册的护士。在教学、综合医院进行护理临床实习的人员应当在护士指导下开展有关工作。

2. 护士的合法权益　医疗卫生机构应当为护士提供卫生防护用品,并采取有效的卫生防护措施和医疗保健措施。医疗卫生机构应当执行国家有关工资、福利待遇等规

定,按照国家有关规定为在本机构从事护理工作的护士足额缴纳社会保险费用,保障护士的合法权益。对在艰苦边远地区工作,或者从事直接接触有毒有害物质、有感染传染病危险工作的护士,所在医疗卫生机构应当按照国家有关规定给予津贴。医疗卫生机构应当制订、实施本机构护士在职培训计划,并保证护士接受培训。护士培训应当注重新知识、新技术的应用;根据临床专科护理发展和专科护理岗位的需要,开展对护士的专科护理培训。

3.加强护士管理

(1)设置专门机构或者配备专(兼)职人员负责护理管理工作　不得允许未取得护士执业证书的人员、未依照条例规定办理执业地点变更手续的护士及护士执业注册有效期届满未延续执业注册的护士在本机构从事诊疗技术规范规定的护理活动;在教学、综合医院进行护理临床实习的人员应当在护士指导下开展有关工作。

(2)应当建立护士岗位责任制并进行监督检查　护士因不履行职责等受到投诉的,医疗卫生机构应当进行调查;经查证属实的,医疗卫生机构应当对护士做出处理,并将调查处理情况告知投诉人。

第四节　医疗护理风险和法律责任

一、医疗护理质量缺陷的法律风险

(一)护理质量缺陷

护理质量缺陷是在护理工作中出现技术、服务、管理等方面的失误,从而导致患者对护理工作不满意的现象或给患者造成损害的现象。主要表现为患者对护理工作的不满意、护理差错与护理事故。护理质量缺陷表现形式如下:

1.患者不满意　患者不满意是指患者对护理服务的感知结果小于期望的恰当服务,并且超出容忍度而形成的一种心理状态。当患者对护理质量产生不满意的感觉时,如果问题能得到迅速而有效的解决,患者满意度就会维持和提高,否则就会发生纠纷。

2.护理差错　护理差错指在护理工作中,由于护理人员的过失,给患者造成精神及肉体的痛苦,或影响医疗护理工作的正常进行,但未造成严重后果和构成事故的护理活动。依照程度分为严重护理差错和一般护理差错。前者是指造成服务对象身心痛苦、影响诊疗,但未造成严重后果的;后者指造成服务对象轻度身心痛苦或无不良反应。常见的护理差错认定:

(1)需皮试的药物未做皮试给患者输注体内,或已皮试但皮试所用药物与实际应用的批号不一致,导致患者出现过敏反应,经积极抢救未造成不良后果者。

(2)静脉给药时,因药液外渗,而未及时发现,造成局部组织感染坏死者。

(3)未严格查对医嘱,造成药配制错误及患者加大或减少剂量,未造成不良后果者。

(4)违反无菌操作原则,注射后造成患者局部感染者。

(5)遗漏执行医嘱,影响正常的检查、手术及治疗者。

(6)为患者错发、漏发、多发、少发药物,给患者身心带来轻度伤害者。

(7)在理疗过程中,因拔火罐、使用热水袋造成患者局部烫伤者。

(8)护理不当发生压疮,经积极治疗无不良后果者。

3. 护理事故　护理事故指在护理工作中,由于护理人员的过失,直接造成患者死亡、残疾、组织器官损伤导致功能障碍等后果的事故。分为护理责任事故和护理技术事故。前者是由于玩忽职守、敷衍塞责,违反规章制度及护理常规造成;后者由于技术过失造成的。常见的护理事故认定:

(1)护理人员值班期间擅自离岗,导致患者危急情况下抢救不及时,造成严重后果者。

(2)值班护士不按护理常规巡视病房,对危急病情不能严格观察,以致延误或丧失抢救时机造成患者死亡者。

(3)不认真执行查对制度,造成药名、剂量及给药途径错误,导致患者不良后果者。

(4)严重违反操作规程,使患者身体健康受到损害者。

(5)在治疗过程中,发现自己处置错误,而又不去报告医生及护士长,也不采取补救措施,造成患者严重不良后果甚至死亡。

(6)器械护士在手术结束前,不认真清点手术器械,造成止血钳、纱布、剪刀等遗留于体内,给患者造成痛苦及损伤其他脏器者。

(7)为患者私自用药,干扰正常的治疗方案,使患者久治不愈或产生其他不良后果者。

(8)护理人员因不掌握治疗设备的性能及原理,或者操作不熟练,在应用过程中给患者带来不良后果者。

(9)因技术水平所限,对患者出现的异常情况不能够认识,以致延误诊疗时机造成不良后果者。

(10)紧急情况下在医师未到之前,由于护士本人的实践经验不足,为患者处置错误,给患者造成伤害者。

(二)护理意外

1. 护理意外的含义　护理意外是指护理人员能够证明自己已按照护理常规的要求尽到了护理责任,但患者却出现意外的情况。从法律角度讲,在不可预测、不可抗力、出于意志以外的原因所发生的事件为护理意外。护理意外不属于护理事故,但在实际工作中,由于意外者属于弱势并需照顾群体,因此意外事件的处理极易演变为护理纠纷,给管理者和护士带来了极大的压力,也造成了不同程度的经济损失。

2. 常见的护理意外　常见的护理意外表现为:①患者因翻身、起床或睡眠中不明原因不慎坠床;②患者不遵守医院管理制度离床;③药物注射如需皮试的药物,患者在皮试中过敏死亡者;④住院患者自杀或病情突然恶化而出现意外者;⑤精神患者在疾病恢复期,无法控制和预料的自伤、自残者;⑥小儿患者在正常的活动中,发生摔伤、玩耍不慎受伤,护理人员无法预防的。

(三)护理质量缺陷的报告处理程序

1. 保护患者　密切观察病情,立即通知医师,及时纠正错误,尽可能地将错误的危害降到最小。

2. 报告事件　24小时内及时逐级上报。护理事故和严重差错应立即报告。夜间通知夜班护士长和总值班。发生差错、事故单位或个人，有意隐瞒，不按规定报告，事后经领导或他人发现，按情节轻重给予严肃处理。上报程序：病房护士→病房护士长→护理部→院领导。

3. 封存物品　各种有关记录，疑似输血、输液、注射、药物等引起不良后果，医患双方应当场对现场实物封存。如需送检，双方当事人至少2人在场。

4. 填写文书　科室应及时据实认真填写"护理差错登记表"或"护理不良事件报告表"，由本人登记发生不良事件的经过、分析原因、后果及本人对不良事件的认识和建议。

5. 根源分析　①科室护士长应负责组织对缺陷、事件发生的过程及时调查研究，组织科内讨论，对发生缺陷进行调查，分析整个管理制度、工作流程及层级管理方面存在的问题，确定事件的真实原因并提出改进意见或方案。护士长将讨论结果和改进意见或方案呈交科护士长，科护士长要将处理意见或方案提出建设性意见，并在一周内连报表报送护理部。一般差错等不良事件每月以文字形式向护理部汇报。②护理部及护理安全管理委员会对护理缺陷进行调查核实和处理，并上报上级卫生管理部门。不隐报、瞒报。要认真做好对护理差错的根源分析，正确评价护理差错的发生情况，吸取经验教训，制订防范措施，积极改进。

6. 行政处理及赔偿　①发生护理医疗事故争议时，护士长应及时组织人员参与协调处理，协调失败，出现赔偿时，除保险公司认可赔付的金额外，由医院组织科室和责任人协商解决；②因责任或技术过失直接造成患者不良后果的，科室与个人承担医院损失金额的30%～50%，情节特别严重的医疗事件和二级以上的医疗事故，给予当事人院内行政处分，并按有关规定由司法机关依法追究刑事责任；③凡经鉴定确实属于并发症，不可避免的损伤、意外事件，或在操作中已严格执行操作规程，无过失行为，科室及当事人不受处罚。

二、常见护理质量缺陷的法律纠纷

(一)常见的护理质量缺陷的法律纠纷的表现

护理工作是医疗工作的重要组成部分，也是医疗工作中的"终端服务"，特别容易产生失误。对未定性或已定性的护理问题，医院与患者及其家属之间发生纠葛，对过失等有不同的看法，在未做出结论之前都称为护理纠纷。随着人们对医疗服务的需求日益增长，以及法律意识和维权观念的不断增强，由各种原因引发的护患纠纷呈不断上升趋势。

1. 侵权行为　侵权行为指医护人员对患者的合法权利实施不应有的侵犯，导致患者利益受损的行为。侵权行为主要表现为侵犯患者的自由权、生命健康权、隐私权等。如护士执业时，错误使用医疗器械，不按操作规程办事，造成患者身体受损；对患者使用恶性语言和不良行为，损害患者利益的，都侵犯了公民的生命健康权。

2. 失职行为　主观上的不良行为或明显的疏忽大意，而造成客观上的严重后果，均属失职行为。如护理过程中，打错针、发错药的行为；不认真执行消毒、隔离制度和无菌操作规程,使患者发生交叉感染的;擅离职守,不履行职责,贻误治疗或丧失抢救时机的行为等。如因过失致使护理对象残疾、死亡或组织器官损伤导致功能障碍的,则构成渎职罪。

(二)护理质量缺陷法律纠纷的原因

1. 社会方面的原因

(1)护士的配备数量不足 经过我国的不懈努力,医院医护比例倒置的问题尽管得到了扭转,但是,与世界其他国家比,我国仍然存在护理人力不足的问题。截止2016年年底,每千人口注册护士2.54人。世界卫生组织资料显示,早在1998年绝大多数国家的千人口护士之比已达到3以上。部分医疗卫生机构还存在重医疗、轻护理的倾向,随意减少护士数量。特别是有些医院认为护士不能为医院带来较大的经济效益,对护士队伍建设和护理工作发展没有纳入医院整体发展规划中。因此,实际工作中,护士缺编再加上工作定位不准,使她们在输液等日常操作中疲于奔命,很少有时间与患者交流沟通。

(2)护士的整体素质不高 我国大多数医院护士的主力军为中专毕业,具有高等学历的护士只有一少部分。由于目前高校护理专业先天不足,护士知识结构存在缺陷,并且我国校园的护理教育内容医疗化倾向较严重,一些医院重医轻护倾向,使护士的高等教育和继续教育得不到重视。还有部分护士责任心不够,一些护士不能全面、严格地履行护理职责,忽视基础护理工作,主动服务意识不强,导致护患关系紧张,影响了护理质量,甚至引发医疗事故。一些医院的护理工作简单化,护士仅注重执行医嘱,忽视了主动观察患者病情变化、巡视病房和基础护理等工作,忽视了对患者的生活照顾、心理护理和康复指导,忽视了与患者互相理解。

(3)护理管理工作的能力有待提高 目前,我国医院的护理管理人员基本上都是从护理人员中选拔的,应该说他们走上管理岗位后绝大多数非常努力,也积累了很多经验,但是与他们所承担的责任和所遇到的问题及挑战相比,这种努力就显得力不从心。确实有一些护理管理者,并不真正明白管理者其实就是带领大家朝着一个目标前进的组织者,管理工作观念陈旧,方法僵硬,无法为护士们营造更多思考和创新的空间,挫伤了护士们渴望成为护理人才的积极性等。如果不能激发出每个护士工作的积极性和聪明才智,就算不上是一个称职的管理者。

2. 护理人员方面的原因

(1)法律观念淡薄 长期以来,各级医疗机构和护理人员个人只重视护理人员的业务学习、技能培养,却忽略了法律知识培训。2002年9月1日开始实施的《医疗事故处理条例》已执行十多年了,尤其是随着2010年7月1日《侵权责任法》的颁布实施,医务人员法律意识有所增强,但是,仍有部分护理人员法制观念淡薄,缺乏法律意识及自我保护意识,尤其是缺乏证据保全意识,对患者权利认识不够全面、深刻,对护理质量的法律风险缺乏足够认识,从而引发纠纷。

(2)责任意识差 就医过程中患者需要了解很多方面的信息与知识,需要得到高质量的医疗护理服务,而有些护士缺乏责任心、护理工作不到位,对患者提出的问题和困难,有的不理不睬,有的语气生硬,面无表情,缺乏耐心的回答;对患者病情及有关治疗用药情况、治疗措施的目的、护理操作注意事项等未履行告知义务。有的在进行导尿、灌肠等护理操作时,不注意保护患者隐私,有的呼叫患者以床号代替姓名等,这些行为与做法都会引起患者及家属的反感与不满。如果我们的护士不懂得如何化解和处理这些误解,就不可避免地产生纠纷。特别是治疗效果不明显,花费较高的患者,更易产生护理纠纷。

(3)护患沟通不佳,宣传不到位 住院后患者角色发生改变,不同患者对护理要求也不尽相同。医院提供的服务很难满足所有患者及家属的要求,如果护士不及时掌握患者的心理及情绪变化,缺乏与患者的有效沟通,常会导致误会而引起护理纠纷。此外还有少数护理人员不能正确认识自我,价值目标不明确,从而产生了不少护患冲突。

(4)违反护理操作规程 个别护士在工作中不能严格执行各项规章制度和技术操作规程,如违反部门规章不按时巡视病房,有时脱岗;未遵医嘱擅自给患者用药,让家属帮忙换液体、取药;不认真执行医嘱,未能及时发现患者病情变化,错误估计病情;发现患者病情异常不能及时报告,延误治疗;滥用口头医嘱等导致护理纠纷的发生。

医嘱是护理人员对患者施行诊断和治疗措施的依据。一般情况下,护理人员应一丝不苟地执行医嘱,随意篡改或无故不执行医嘱都属于违规行为。但如发现医嘱有明显的错误,护理人员有权拒绝执行,并向医生提出质疑和申辩;反之,若明知该医嘱可能给患者造成损害,酿成严重后果,仍照旧执行,护理人员将与医生共同承担所引起的法律责任。

(5)专业知识不扎实,技术不精湛 护理专业是一门实践型的应用科学,要求护士要有娴熟的技术和扎实的理论知识,比如面对慢性病患者、长期住院患者和危重患者抢救时,如果护士的专业知识缺乏和操作不当,抢救不及时,会给患者带来技术性风险,让患者及家属产生不信任,而导致纠纷发生。

(6)工作态度不严谨,疏忽大意与渎职 个别护士工作中不严格执行"查对制度",疏忽大意,漠视护理制度和操作常规。疏忽大意虽然在一般情况下不是侵害行为,也不是一种犯罪行为,但若情节严重并造成严重后果,则可能构成侵权行为,甚至是犯罪行为。护士因疏忽大意而犯的渎职罪,大多不是在主观上出于故意,而是由于过失构成的,故称玩忽职守罪。护士应本着对患者生命健康高度负责的精神,谨慎而又精细地开展工作,切不可因疏忽大意而招致法律责任。

(7)护理文书书写不规范 ①记录不及时、不全面或不准确。由于工作繁忙或缺乏责任心,忽略了记录而后进行回忆式补记;甚至为应付检查、考核,重新抄写护理记录,致使护理文书缺乏原始性、真实性、客观性和时间性。②字迹不清或涂改。在患者多、工作量大时,护理记录可能出现字迹不清或涂改现象,若无医生、护士原始说明并签字,记录就会失去证据的客观性。③署名不实。个别护士法制观念淡薄,护士之间代签名或代医生签名,致使署名不实。在法庭上一旦进行笔迹鉴定,该病历就会失去法律效力。④患者或家属签字不规范。有些医疗护理行为要得到患者或家属的同意,需患者或家属在有关内容上签字。一些护士缺乏法律意识,签字不符合要求或未签字,处理医疗纠纷时无法证明医疗护理行为是否得到患者或家属的同意。

规范化的护理文件是患者获得救治的真实反映,是评价治疗效果的科学依据,同时又是医疗纠纷处理中法律依据,少数护士没有认识到它的重要性,一旦不认真记录,或漏记、错记等均可能导致误诊、误治引起医疗纠纷,并为记录者本人或医院造成不应有的损失。

(8) 收礼与受贿　患者康复或得到了护理人员的精心护理后,出于感激的心理而自愿向护理人员馈赠少量纪念性礼品,原则上不属于贿赂范畴,但若护理人员主动向患者索要巨额红包、物品,则是犯了索贿罪。

(9) 护生在临床实践中的法律责任　护生即医学生,她只能在执业护士的严密监督和指导下,为患者实施护理。如果在执业护士的指导下,护生因操作不当给患者造成损害,那么可以不负法律责任。但如果未经带教护士批准,擅自独立操作造成了患者的损害,那么她同样也要承担法律责任。所以,护生进入临床实习前,应该明确自己法定的职责范围。

3. 患者方面的原因　①当今社会,患方受缺乏医学专业知识的影响,不能认识到医疗行业的高技术性和高风险性,患者及家属对医疗服务的要求和期望值越来越高,对疾病的发生、发展、转归认识不足,不理解护士的护理工作,一旦与原有的期望与结果相差甚远,就易产生护理纠纷。特别是发生治疗效果差或患者死亡的,家属便可能从肉体及精神上的痛苦或经济损失的失衡心态转向对医护人员的怀疑和不信任,还会将不满发泄于护理人员身上。这就是常说的"患者治疗不满意,就拿护士来撒气"的现象。②患者受社会观念及传统思想的影响,不重视疾病的后期护理,认为护士只会打针、发药、伺候人,没有知识,所以对护士的信任度和依从性远远低于医生。

三、护理风险的防范与控制

在护理安全管理中,要本着预防第一的原则。护理质量缺陷的控制关键在预防,预防为主的思想是整个质量管理的核心。要做好环节安全的管理,重视事前控制,做好流程改造和系统改进。运用风险管理的措施有效降低护理质量缺陷的发生。

1. 规范和发展护理教育　护理人员素质的高低对于预防医疗护理风险的发生有着直接的影响。护理质量的提高可以减少人为因素引发的医疗护理风险,而护理质量与护理教育的状况密切相关。改革开放以来,我国的护理教育虽然有了长足的进步,但与社会经济和医学科学、护理专业的发展对人才的需求仍存在差距。因此,规范和发展护理教育迫在眉睫。而抓好护理教育需要做到:一是提高护理教学的办学质量;二是调整和优化护理教育的层次结构;三是规范护士继续教育;四是强化专科护理岗位和护理管理岗位护士的规范化培训,从整体上提高护理人员的素质。

2. 加强医德和法规教育　目前,在实际工作中,"以患者为中心"的整体护理理念尚未全面落实在实际工作中,护士的服务意识和服务理念与实际需要存在差距,医疗行为本身就具有高风险性,随时都有可能引发医疗纠纷,所以护理人员不仅要具有扎实的专业知识,还要具备良好的职业道德,而且要认真学法、守法、用法,积极主动地用法律手段维护护患双方的合法权益。护理人员的良好的法律素质和医德医风不仅关系到医疗护理行为的落实,而且还可以有效地降低医疗护理风险发生率。因此,护理人员应认真地履行防病治病,救死扶伤,保护人民健康的神圣职责,时刻把患者的痛苦和生命放在第一位,同时,加强法律知识教育,加强护理人员法律观念,强化责任意识,在工作中严格依法执业,自觉履行法律责任,使护理行为由道德规范与法律规范共同约束。

3. 健全护理规章制度　严格落实各项医疗操作规程、各项规章制度并严格的执业,这是确保医疗护理活动质量、维护患者安全的保障,也是实现自我保护的重要环节。护理质量控制直接影响整体医疗质量,要把护理质量的控制贯穿于整个医疗活动过程之中。护理人员要严格执行各项规章制度和技术操作规程,严格执行各种规章制度,做到有章可循,违章必究。要明确自己的执业范围,对疑难问题,及时请教、汇报,不擅自盲目处理。一旦发生失误,不论问题大小、轻重,要及时报告医生和护士长,不隐瞒情节,并立即采取有效的补救措施,把不良后果缩小到最低限度。

4. 提高专业技术水平 扎实的理论知识和熟练的操作技能是实现自我保护的基础。随着医学科学的发展,护士不仅要接受专业正规的学习和训练,还要在实践中勤奋学习,不断提高和更新自己的专业知识,尤其要提高对疑难、危重患者的护理水平,以适应护理工作发展的需要。特别是近几年来,国外先进仪器、先进技术的引进及机械科学、电子科学的发展,给医疗护理提供了很多方便,但同时也给护士提出了新的更高的要求,不但要熟练掌握基础护理常规技术,还要尽快熟练掌握使用新的仪器设备,更好地服务于患者。

5. 规范护理文书的书写 针对新形势下护理纠纷实行的举证责任倒置,必须规范护理文书的书写,维持护理文件的法律效力。护理记录应遵循客观、真实、准确、及时、完整等原则,护理记录的内容应以护理观察和具体的护理活动为重点,针对性记录患者症状、护理操作的内容、所用药物的药名、病情变化时采取的医疗护理措施、向患者宣教和告知的内容、创伤性护理操作时患者或家属的知情同意及签名等。护士要重视护理记录的书写。特别是重大事故和急危重患者抢救时,来不及写医嘱和护理记录时,应该在抢救结束后6小时内据实补记,并加以注明。执行口头医嘱,一定要复述核对,并及时补记。

6. 加强风险控制 风险控制是通过各种技术、经济手段将风险减少、分散和转移的行为。医疗护理行为本身就具有高风险性,凡有医疗护理行为就可能发生医疗风险,可能引发医疗纠纷,加强医疗护理风险防范和教育,强化风险意识,对于护理人员,要正确认识医疗护理风险,积极履行职责和任务,在医疗护理活动过程中,注重同患者及家属沟通,做好入院宣教,提前告知患者和家属目前医疗技术的局限性和高风险性,营造互相信任、相互尊重、相互配合的良好医患关系。采取更安全和有效的措施,减少和避免医疗护理风险。对于患者,加强医疗风险的教育,充分尊重患者的知情同意权,提供有关患者治疗信息,让患者了解目前医疗技术的局限性和高风险性;随时告知配合技巧及可能发生的意外情况;教育患者自觉履行制度;针对各病种的严重性、注意事项及可能引发的严重后果做好健康宣教,使他们了解未知的风险因素,主动承担起风险义务,取得患者和家属的理解,以转移风险及意外责任,将医疗护理风险造成的伤害降低到最低程度,减少护患纠纷的发生。

7. 参加职业保险,降低职业风险 目前,世界上大多数国家的护士几乎都参加职业责任保险。通过职业保险,保险公司可在政策范围内为其提供法定代理人,以避免其受法庭审判的影响或减轻法庭的判决。也可在败诉以后为其支付巨额赔偿金,使其不致因此而造成经济上的损失。这样受损害者由于能得到及时合适的经济补偿,从而减轻了自己在道义上的负罪感,较快达到心理平衡。因此,参加职业保险被认为是对护理人员自身利益的一种保护,它虽然并不摆脱护理人员在护理纠纷或事故中的法律责任,但实际上却可在一定程度上抵消其为该责任所要付出的代价。同时,在执业范围内,护理人员对他的患者负有道义上的责任,决不能因护理错误而造成患者经济损失。医院作为护理人员的法人代表,对护理人员所发生的任何护理损害行为,也应负有赔偿责任。因此,医院也应参加保险,以增强护理人员职业责任保险的效能。

四、法律责任

(一)行政责任

行政责任是违反行政法律和行政管理制度应承担的法律后果。

1. 卫生主管部门工作人员　卫生主管部门工作人员滥用职权、徇私舞弊,或者有其他失职、渎职行为的,依法给予处分或处罚。卫生行政部门实施护士执业注册,有下列情形之一的,由其上级卫生行政部门或者监察机关责令改正,对直接负责的主管人员或者其他直接责任人员依法给予行政处分:①对不符合护士执业注册条件者准予护士执业注册的;②对符合护士执业注册条件者不予护士执业注册的。

2. 医疗卫生机构　医疗卫生机构有下列情形之一的,由县级以上地方人民政府卫生主管部门依据职责分工责令限期改正,给予警告;逾期不改正的,根据国务院卫生主管部门规定的护士配备标准和在医疗卫生机构合法执业的护士数量核减其诊疗科目,或者暂停其6个月以上1年以下执业活动;国家举办的医疗卫生机构有下列情形之一、情节严重的,还应当对负有责任的主管人员和其他直接责任人员依法给予处分:①违反《护士条例》规定,护士的配备数量低于国务院卫生主管部门规定的护士配备标准的;②允许未取得护士执业证书的人员或者允许未依照本条例规定办理执业地点变更手续、延续执业注册有效期的护士在本机构从事诊疗技术规范规定的护理活动的。

医疗卫生机构有下列情形之一的,依照有关法律、行政法规的规定给予处罚;国家举办的医疗卫生机构有下列情形之一、情节严重的,还应当对负有责任的主管人员和其他直接责任人员依法给予处分:①未执行国家有关工资、福利待遇等规定的;②对在本机构从事护理工作的护士,未按照国家有关规定足额缴纳社会保险费用的;③未为护士提供卫生防护用品,或者未采取有效的卫生防护措施、医疗保健措施的;④对在艰苦边远地区工作,或者从事直接接触有毒有害物质、有感染传染病危险工作的护士,未按照国家有关规定给予津贴的。

医疗卫生机构有下列情形之一的,由县级以上地方人民政府卫生主管部门依据职责分工责令限期改正,给予警告:①未制定、实施本机构护士在职培训计划或者未保证护士接受培训的;②未依照本条例规定履行护士管理职责的。

3. 吊销护士执业证书的情形　护士在执业活动中有下列情形之一的,由县级以上地方人民政府卫生主管部门依据职责分工责令改正,给予警告;情节严重的,暂停其6个月以上1年以下执业活动,直至由原发证部门吊销其护士执业证书:①发现患者病情危急未立即通知医师的;②发现医嘱违反法律、法规、规章或者诊疗技术规范的规定,未依照本条例第十七条的规定提出或者报告的;③泄露患者隐私的;④发生自然灾害、公共卫生事件等严重威胁公众生命健康的突发事件,不服从安排参加医疗救护的。

护士在执业活动中造成医疗事故的,依照医疗事故处理的有关规定承担法律责任。

护士被吊销执业证书的,自执业证书被吊销之日起2年内不得申请执业注册。

4. 护士的人身安全不受侵犯 扰乱医疗秩序,阻碍护士依法开展执业活动,侮辱、威胁、殴打护士,或者有其他侵犯护士合法权益行为的,由公安机关依照治安管理处罚法的规定给予处罚。

(二)民事责任

护士在医疗机构工作,依法履行职责,属职务行为,履职工作中触及民事侵权事宜,一般由其所在的医疗机构承担民事责任。如果违反法律、法规、规章和诊疗护理规范、常规,造成患者人身损害的,按照侵权责任法规定承担相应责任。

(三)刑事责任

护士条例规定,非法阻挠护士依法执业,侵犯护士人身权利,情节严重、触犯刑法的,由司法机关追究刑事责任。依照我国《刑法》第三百三十五条规定,医务人员(指在医疗机构从事对患者救治、护理工作的医生和护士)由于严重不负责任造成就诊人死亡或者严重损害就诊人身体健康而构成医疗事故罪的,依法追究刑事责任。

问题分析与能力提升

患者,女性,34岁,因"不孕不育"就诊,行各项检查后,发现患有梅毒。门诊护士将该信息告知了科室其他护士和其他来就诊的患者。

请问:①该护士的行为是否违反了法律法规?②该护士的行为是否侵犯了患者的权利?侵犯了何种权利?

提示:

(1)该护士的行为违反了《护士条例》中"护士应该尊重、关心、爱护患者,保护患者的隐私"的规定。

(2)该护士的行为侵犯了患者的隐私权。

思考题

1. 简述护士执业注册的法律规定。
2. 护士在执业活动中的权利和义务有哪些?
3. 医疗机构在护士执业管理中的职责是什么?
4. 试述如何防范护理法律风险。

(南阳医学高等专科学校 刘一凡 田 雨)

第十五章 医疗事故处理法律制度

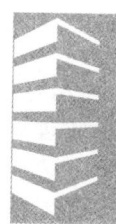

学习目标

◆ 说出 医患双方的权利义务、医疗事故的预防处置措施、病历资料的规范要求。
◆ 阐述 医疗事故的概念、构成要素、处理原则及医疗事故与医疗纠纷的区别。
◆ 分析 医疗事故技术鉴定的启动方式、鉴定内容、法律责任。

案例选读

手术导致面瘫

2010年4月25日,患者甲因右侧神经鞘瘤在某医院行切除术,术后出现口角向左偏斜加重,右眼睑不能完全闭合。医患双方协商签订了《医疗纠纷和解协议》,约定医院一次性赔偿各项费用4万元。在多次要求医院增加赔偿被拒绝后,甲到法院起诉。经法院审理,医院的治疗行为使甲右侧面神经损伤导致右侧面瘫,属于医疗事故。依法判决撤销协议,医院赔偿甲医疗费15万余元、精神抚慰金2万元,共17万余元。

【探析】①医疗纠纷不同于医疗事故,医疗纠纷发生后,按照《医疗事故处理条例》第二十条、第二十一条的规定,经申请,由医学会组织医疗事故技术鉴定专家进行审查鉴定,判定是否属于医疗事故。②依据《医疗事故处理条例》第二条、第四十六条、第五十二条的规定,经医学会鉴定属于医疗事故的,医院应依法承担责任,一次性支付赔偿;不属于医疗事故的,医院无须承担法律责任。法院审理时,可参考医学会的鉴定结论,如对医学会鉴定结论有异议,可进行司法鉴定。

第一节　医疗事故处理法律制度概述

(一) 医疗事故的概念和构成要件

医疗事故是指医疗机构及其医务人员在医疗活动中,违反医疗卫生管理法律、行政法规、部门规章和诊疗护理规范、常规,由于过失造成患者人身损害的事故。只有同时具备以下四个要件才能构成医疗事故:

1. 责任主体必须是医疗机构和医务人员　医疗机构是指依法取得医疗执业许可证的机构;医务人员是指依法取得执业资格并经注册的各类医疗卫生专业技术人员,他们必须在医疗机构执业,同时,医疗事故只发生在医疗机构和医务人员的医疗活动中。

2. 医疗机构和医务人员必须有违法行为　违法行为主要是违反医疗卫生管理法律、行政法规、部门规章和诊疗护理规范、常规等行为。

3. 医疗机构和医务人员的过失行为给患者造成人身损害　医疗事故中的过失是指医务人员对于可能给患者造成的损害应当预见而没有预见或虽然预见了但轻信可以避免的行为。

4. 过失行为和后果之间存在因果关系　若存在过失行为但没有造成损害后果,不应视为医疗事故;若存在损害后果,但医疗机构和医务人员没有过失,也不能认定为医疗事故。

(二) 医疗事故的分级

根据对患者人身造成的损害程度,《医疗事故处理条例》第四条将医疗事故分为四级:

一级医疗事故,是指造成患者死亡、重度残疾的医疗事故,分为甲、乙两等。

二级医疗事故,是指造成患者中度残疾、器官组织损伤导致严重功能障碍的医疗事故,分为甲、乙、丙、丁四等。

三级医疗事故,是指造成患者轻度残疾、器官组织损伤导致一般功能障碍的医疗事故,分为甲、乙、丙、丁、戊五等。

四级医疗事故,是指造成患者明显人身损害的其他后果的医疗事故。

关于具体的分级标准,原卫生部 2002 年 7 月 19 日颁布了《医疗事故分级标准(试行)》,该标准要求专家鉴定组在进行医疗事故技术鉴定、卫生行政部门在判定重大医疗过失是否为医疗事故,医疗事故争议双方当事人在协商解决医疗事故争议时,应当按照标准确定的基本原则和实际情况具体判定医疗事故的等级。

(三) 医疗纠纷与医疗事故

医疗纠纷是指患者与医疗机构及其医务人员在形成了医疗法律关系的基础上,就医疗法律行为的需求、采取的手段、期望的结果及双方权利义务的认识上产生分歧,并以损害赔偿为主要请求的行为。医疗纠纷具有以下特点:

1. 主体是医患双方　医疗纠纷产生在医患之间,其他人不成为主体。

2. 客体主要是生命权或健康权　生命权指公民依法享有生命不受非法侵害的权

利;健康权指公民的躯体和精神健康不受非法侵害的权利。在医疗服务中,当患者出现不良后果或感到存在不良后果的隐患,且认为是由医方的过失造成的,便产生了医疗纠纷。

3. 前提是形成医疗法律关系　医疗法律关系是指医务人员受患者的委托或其他原因,对患者实施诊断、治疗等行为所形成的法律关系。患者与医疗机构及其医务人员之间形成医疗法律关系后,双方对其各自或对方的权利义务在认识上出现偏差,便产生了医疗纠纷。

4. 产生于医疗服务中或服务后　医疗纠纷的产生不局限在服务过程中,只要医疗机构及其医务人员为患者提供相关医疗服务,出现的不良后果可在医疗服务过程中,也可在服务结束后。

5. 通过卫生行政或司法诉讼来解决　患者或其家属对医疗机构及医务人员提供的医疗服务认识不一致时,向卫生行政部门或司法机关提出诉求来解决责任认定与赔偿问题。

医疗纠纷与医疗事故既有联系又有区别,医疗纠纷不是法律术语,而医疗事故则是严格的法律概念,医疗事故肯定是医疗纠纷,但医疗纠纷不一定是医疗事故。医疗纠纷主要是患者与医务人员对医疗法律关系存在理解差异。广义而言,凡是患者或家属对患者诊疗护理过程不满意,认为医务人员在诊疗护理过程中有失误,对患者造成不良后果、伤残或死亡,以及诊疗过程中,加重了患者痛苦等情况,要求卫生行政部门或司法机关追究责任或赔偿损失的事件,在未表明事实真相之前,统称为医疗纠纷。医疗纠纷只有同时具备医疗事故的四个要件才构成医疗事故。因此,正确区分医疗事故与医疗纠纷,不仅公正地保护了患者及其家属的利益,而且使医务人员公平合理承担法律责任。

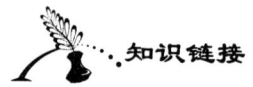

医疗纠纷发生状况

由于医疗纠纷发生在医患之间,涉及的当事人以医务人员、医院为一方,以患者及其家属为另一方,因此,也可称为医患纠纷。据中华医院管理学会调查统计,自2002年9月1日以来,我国医疗纠纷发生率平均每年上升22.9%。近年来,世界各国医疗纠纷发生率直线上升,如何有效预防和解决医疗纠纷,成为各国政府共同关注的涉及社会稳定的头等大事之一。由于国情不一,各国处理医疗纠纷的方法不尽相同:日本建立医患互信关系、德国采用庭外调解化矛盾、俄罗斯法律保护细致周全、美国由律师和保险公司处理。

第二节 医疗事故的预防与处置

对于医疗事故,关键在于事先科学预防与事后及时有效的处置。《医疗事故处理条例》在这方面做出一系列规定,通过预防、报告、调解、理赔等手段在法律框架内解决医疗事故,其目的是保护患者、医疗机构及其医务人员合法权益,保障医疗安全,维护医疗秩序。

(一) 医疗事故的预防

《医疗事故处理条例》要求各级医疗机构及其医务人员在医疗活动中,必须严格遵守医疗卫生管理法律、行政法规、部门规章和诊疗护理规范、常规,恪守医疗服务职业道德,保障医疗安全,防范医疗事故的发生:①医疗机构应对医务人员进行医疗卫生管理法律、行政法规、部门规章和诊疗护理规范、常规的培训和职业道德教育;②设置医疗服务质量监控部门或配备专(兼)职人员,负责监督医务人员的医疗服务工作,检查其执业情况,接受患者对医疗服务的投诉,向其提供咨询服务;③制定防范、处理医疗事故的预案,预防医疗事故的发生,减轻医疗事故的损害后果;④在医疗活动中,医疗机构及其医务人员应将患者的病情、医疗措施、医疗风险等情况如实告知患者,及时解答其咨询,但应避免对患者产生不利后果。

(二) 病历书写与管理

病历资料又称病案,它是对疾病的发生、发展情况和诊断、检查、治疗情况的客观记录,同时也是一种重要的书证。医患之间因诊断和治疗等问题发生争议时,病历资料对于认定医疗机构是否存在医疗过失起着其他证据难以替代的证明作用。为了保证病历资料客观、真实、完整,《医疗事故处理条例》就病历资料的书写、保管、查阅、复制和封存进行了详细的规定:

1. 任何单位和个人都不得涂改、伪造、隐匿、销毁或者抢夺病历资料。

2. 因抢救急危患者未能及时书写病历的,有关医务人员应当在抢救结束后6小时内据实补记,并加以注明。

3. 患者有权复印病历,包括门诊病历、住院志、体温单、医嘱单、化验单(检验报告)、医学影像检查资料、特殊检查同意书、手术同意书、手术及麻醉记录单、病理资料、护理记录及国务院卫生行政部门规定的其他病历资料。医疗机构应当提供复印服务,并在复印或者复制的病历资料上加盖证明印记。复印时,应当有患者在场,医疗机构可以按照规定收取工本费。

4. 发生医疗事故争议时,死亡病历讨论记录、疑难病历讨论记录、上级医师查房记录、会诊意见、病程记录等应当在医患双方在场的情况下封存和启封。封存的病历资料可以是复印件,由医疗机构保管。

5. 疑似输液、输血、注射、药物等引起不良后果的,医患双方应当共同对现场实物进行封存和启封,封存的现场实物由医疗机构保管。疑似输血引起不良后果,需要对血液进行封存保留的,医疗机构应当通知提供该血液的采供血机构派专员到场。

病历资料分客观性病历和主观性病历资料。主观性病历资料是记录医务人员对患者病情、治疗进行分析讨论的主观认识及其医疗行为事实的主观动机,不同的医生、病情的不同时期均可能出现不同的结果,甚至可以出现完全相反的意见和观点。主观性病历资料是不能复印和复制的,只能在医患双方共同在场的情况下封存和启封,由医疗机构负责保管。

(三) 医疗事故的报告制度

医疗事故报告制度对化解医患矛盾、保护双方当事人的利益具有重大意义。因此,《医疗事故处理条例》规定医务人员在医疗活动中出现医疗事故争议时,遵循以下报告制度:

1. **医疗机构的内部报告制度** 医务人员在医疗活动中有下列情形的,应当立即向所在科室负责人报告:①发生或发现医疗事故;②可能引起医疗事故的医疗过失行为;③发生医疗事故争议的。科室负责人应当及时向医疗服务质量监控人员报告;医疗服务质量监控人员接到报告后,应当立即进行调查、核实,并将有关情况如实向本单位负责人汇报,并向患者通报、解释。发生或者发现医疗过失行为,医疗机构及其医务人员应当立即采取有效措施,避免或者减轻对患者身体健康的损害,防止损害扩大。

2. **医疗机构的外部报告制度** 发生医疗事故的,医疗机构应当按照规定向所在地卫生行政部门报告,发生下列重大医疗过失行为的,医疗机构应当在12小时内向所在地卫生行政部门报告:①导致患者死亡或可能为二级以上医疗事故的;②导致3人以上人身损害后果;③国务院卫生行政部门和省、自治区、直辖市人民政府卫生行政部门规定的其他情形。

(四) 可疑物品的封存与检验

在解决医疗事故过程中,除了病历资料外,还有相关的物证,如可疑药物、容器、器械等物品。《医疗事故处理条例》规定在疑似输液、输血、注射、药物等引起不良后果时,医患双方应当共同对现场实物进行封存和启封,封存的现场实物由医疗机构保管;对于需要检验的,应当由双方共同商定或由卫生行政部门指定检验机构进行检验;双方无法共同指定时,由卫生行政部门指定。对于疑似输血引起不良后果的,需要对血液进行封存保留的,医疗机构应当通知提供该血液的采供血机构派员到场。

(五) 尸体检查

尸体解剖检查是确定患者死因的最好选择。所谓尸体检查,是指为了处理医疗事故争议,对死亡患者的尸体进行解剖、检验以查明死因的手段。《医疗事故处理条例》(以下简称《条例》)规定,在医患双方当事人不能确定患者死亡的原因或对死因有异议的,应当在患者死亡后48小时内进行尸检(具备尸体冻存条件的,可以延长至7天),导致患者死亡,医疗机构应该在12小时内向当时卫生行政部门报告。拒绝或拖延尸检,超过规定时间,影响对死因判定的,由拒绝或拖延方承担责任。为增加尸体检查的透明度,提高尸检结果的公正性和可信度,《条例》规定医患双方可以聘请法医病理人员参加尸检,也可以委派代表观察尸检过程。

第三节 医疗事故的技术鉴定

医疗事故技术鉴定是医疗事故争议处理的核心问题,它作为审理案件的一个参考,是一项考察医疗事故成立与否与医疗机构过错责任轻重程度的证据。司法实践表明,在医疗事故中,技术鉴定最终会成为法官判决案件的依据。医疗事故技术鉴定,由负责组织医疗事故技术鉴定工作的医学会组织专家鉴定组进行。

一、医疗事故技术鉴定的启动方式

《条例》规定医疗事故技术鉴定的启动方式有三种:

1. 卫生行政部门鉴定　卫生行政部门接到医疗机构关于重大医疗过失行为的报告,或医疗事故争议当事人要求处理医疗事故争议的申请后,对需要进行医疗事故技术鉴定的,由负责医疗事故技术鉴定工作的医学会组织鉴定。

2. 医患双方共同委任鉴定　医疗事故争议双方当事人共同委托负责医疗事故技术鉴定工作的医学会组织鉴定。

3. 司法鉴定　在医疗事故争议诉讼阶段,法院认为需要鉴定或者重新鉴定而自行从医学会建立的专家库中按照规定的方法随机抽取专家,组成专家鉴定组进行鉴定。

二、鉴定专家组成

1. 鉴定组织及分级管理　医疗事故的技术鉴定由中华医学会及其各地分会组织实施。鉴定可分为首次鉴定和再次鉴定,地(市)级医学会和省(直辖市、自治区)直接管辖的县(市)医学会负责组织首次鉴定;省(直辖市、自治区)医学会负责组织再次鉴定;必要时中华医学会可以组织疑难、复杂并在全国有重大影响的医疗事故争议的技术鉴定。中华医学会成立于1915年,是全国医学科学技术人员自愿组成的依法登记成立的学术性、公益性、非营利性组织。医学会与卫生行政部门没有行政隶属关系,与医疗机构也没有管理与被管理的关系或经济上的利害关系。这保证了医疗事故技术鉴定的客观性和公正性。

2. 专家库的建立　负责组织医疗事故鉴定工作的医学会按照一定条件选取医疗卫生专业技术人员组织专家库,专家库人员须符合法定的条件:①必须是依法取得相应执业资格的医疗卫生专业技术人员;②有良好的业务素质和执业品德;③受聘于医疗卫生机构或医学教学、科研机构并担任相应专业高级技术职务3年以上;④身体健康状况能够胜任医疗事故技术鉴定工作。此外,符合第②项规定并具备高级技术任职资格的法医也可以受聘进入专家库。鉴定专家由医学会聘请,可以聘请异地医疗卫生专业技术人员和法医进入专家库。

3. 专家鉴定组　专家鉴定组负责具体案件的技术鉴定工作。专家组成员由医患双方在医学会主持下从专家库中随机抽取,包括在异地专家库中抽取。对异地专家可按工作需要,采取函件咨询方式参加鉴定工作。鉴定专家组人数应是单数,涉及主要学科的专家不得少于鉴定组成员的一半;涉及死因、伤残等级鉴定的,应从专家库中随机抽取法医参加。

《条例》第二十六条明确规定专家鉴定组成员有下列情形之一的,应当回避,当事人也可以口头或书面方式申请其回避:①是医疗事故争议当事人或当事人近亲属的;②与医疗事故争议有利害关系的;③与医疗事故争议当事人有其他关系,可能影响公正鉴定的。

三、鉴定原则和依据

(一)鉴定原则

根据《医疗事故处理条例》等有关规定,医疗事故鉴定应坚持依法鉴定、科学鉴定、独立鉴定、合议制、"两鉴终鉴"等原则。

1. 依法鉴定　在实体上,应据相关法规和技术规范进行鉴定;在程序上,应遵守鉴定人员的资格、抽取、回避等规范。违反依法鉴定的,卫生行政部门应要求重新鉴定。

2. 科学鉴定　应根据医学科学原理和专业知识进行鉴定;在事实清楚、证据确凿的基础上,综合分析患者的病情和个体差异,做出鉴定结论;做到事实清楚、定性准确、责任明确。

3. 独立鉴定　应以事实为根据,以法律为准绳,不受其他因素的干扰进行鉴定;鉴定人不得接受双方当事人的财产或其他利益;任何单位和个人不得干扰医疗事故鉴定工作,不得威胁、利诱、辱骂、殴打专家鉴定组成员。

4. 合议制　鉴定组人员应为单数,鉴定结论应当半数以上通过,鉴定过程应如实记载。

5. 两鉴终鉴　医疗事故鉴定分为首次鉴定和再次鉴定。再次鉴定在行政处理上是终极鉴定,当事人不得再申请卫生行政部门鉴定,但可申请重新鉴定,或依法提起相关诉讼。

(二)鉴定依据

1. 医疗卫生管理法律　指全国人民代表大会及常务委员会制定的涉及医疗卫生管理,且符合《中华人民共和国立法法》第二章规定的规范性文件,如《中华人民共和国执业医师法》《中华人民共和国献血法》《中华人民共和国药品管理法》《中华人民共和国传染病防治法》《中华人民共和国母婴保健法》等。

2. 医疗卫生管理行政法规　是指国务院制定的涉及医疗卫生管理,且符合《中华人民共和国立法法》第三章规定的规范性文件,如《医疗事故处理条例》《医疗机构管理条例》《麻醉药品管理办法》《医疗用毒性药品管理办法》《精神药品管理办法》《放射药品管理办法》《血液制品管理条例》等。

3. 医疗卫生管理部门规章　是指原卫生部等国务院部、委和具有行政管理职能的直属机构制定的涉及医疗卫生管理,且符合《中华人民共和国立法法》第四章第二节规定的规范性文件,如《中华人民共和国护士管理办法》《外国医师来华短期行医暂行管理办法》《大型医用设备配置与应用管理暂行办法》《进口药品管理办法》《生物制品管理规定》《医药卫生档案管理暂行办法》等。

4. 诊疗护理技术操作规范、常规　是指根据医学科学原理和长期医学实践制定的,医疗机构及其医务人员在从事疾病诊断、治疗、护理活动时,应当遵守的行为准则和技术标准。

四、鉴定程序和要求

(一) 鉴定程序

医疗事故鉴定由专家鉴定组组长主持,并按照以下程序进行:

1. 双方当事人分别陈述意见和理由　陈述顺序先患方后医疗机构,通常情况下,医患双方的陈述时间分别为 20~30 分钟。

2. 专家鉴定组成员提问　通常情况下,在双方当事人各自叙述完毕,补充说明后,专家组的成员会根据各自专业的情况,针对性地提出各自的问题。在鉴定会上问及医疗机构的问题,多数集中在诊断、治疗、处置方式、用药的选择和适应证、禁忌证上。而问及患者及其家属的问题,多数集中在既往病史、现病史、发病前情况、核实医疗机构救治的经过等方面。

3. 双方当事人退场　双方当事人完成上述程序后退场,医学会在约定的时间内,出具鉴定报告,并告知领取的时间。

4. 专家鉴定分析　专家鉴定组对双方当事人提供的书面材料、陈述及答辩等进行鉴定分析,形成初步意见。

5. 形成鉴定结论　专家鉴定组成员经过讨论、合议,根据半数以上专家鉴定组成员的一致意见形成鉴定结论,专家鉴定组成员对鉴定结论的不同意见,应当予以注明。医学会参加医疗事故技术鉴定会的工作人员,会记录鉴定会全过程和专家的意见。

(二) 鉴定要求

当事人应根据医学会的通知,在法定时间内,提交有关医疗事故技术鉴定所需的材料、书面陈述及答辩意见。医疗机构提交的有关医疗事故技术鉴定的材料应包括以下内容:

1. 住院患者的病程记录、死亡病历讨论记录、疑难病历讨论记录、会诊意见、上级医师查房记录等病历资料原件。

2. 住院患者的住院志、体温单、医嘱单、化验单(检验报告)、医学影像检查资料、特殊检查同意书、手术同意书、手术及麻醉记录单、病理资料、护理记录等病历资料原件。

3. 抢救急危患者,在规定时间内补记的病历资料原件。

4. 封存保留的输液、注射用物品和血液、药物等实物,或者依法具有检验资格的检验机构对这些物品、实物做出的检验报告。

5. 与医疗事故技术鉴定有关的其他材料。

医疗机构无正当理由未按规定如实提供相关材料,导致医疗事故技术鉴定不能进行的,应当承担医疗事故责任。

调查取证阶段是医疗事故技术鉴定工作中最为重要的阶段,其直接关系到鉴定结论的客观性与正确性,与医患双方的切身利益息息相关。因此,在此过程中,医患双方除应监督调查程序是否合法外,还应配合医疗事故专家鉴定组的调查取证工作。《医疗事故处理条例》第三十条规定,双方当事人应按规定如实提交进行医疗事故技术鉴定所需要的材料,并积极配合调查。当事人任何一方不予配合,影响医疗事故技术鉴定的,由不配合方承担责任。

在实践中,医疗机构为了方便患者就医,减少患者的等候时间,往往将门诊病历手册、影像资料交由患者自行保管,实验室检查报告单只要未在医疗机构建立病案袋的,一般也由患者自己保管。所以,在医疗机构建有病历档案的门诊、急诊患者,其病历资料由医疗机构提供;没有在医疗机构建立病历档案的,由患者提供。住院病历因由医疗机构保管,所以都由医疗机构提供。

鉴定结论书具有法律效力,是确定承担医疗损害赔偿的客观依据。鉴定结论书要格式规范、用字准确、结构严谨、语句简练、条理清晰。主要内容有:①双方当事人的基本情况及要求;②当事人提交的材料和负责组织医疗事故技术鉴定工作的医学会的调查材料;③对鉴定过程的说明;④医疗法律行为是否违反医疗卫生管理法律、行政法规、部门规章和诊疗护理规范、常规;⑤医疗过失行为与患者人身损害后果之间是否存在因果关系;⑥医疗过失行为在医疗事故损害后果中的责任程度;⑦医疗事故等级;⑧对医疗事故患者的诊疗护理医学建议。

五、不属于医疗事故的情形

有下列情形之一,不属于医疗事故:①在紧急情况下,为抢救垂危患者生命而采取紧急医学措施造成不良后果的;②在医疗活动中由于患者病情异常或体质特殊而发生医疗意外的;③在现有医学科学技术条件下,发生无法预料或不能防范的不良后果的;④无过错输血感染造成不良后果的;⑤因患方原因延误诊疗导致不良后果的;⑥因不可抗力造成不良后果的。

第四节 医疗事故的行政处理与监督

(一)医疗事故的行政处理

1. 受理部门与职责 依照《医疗事故处理条例》和有关法律、行政法规、部门规章的规定,对发生医疗事故的医疗机构和医务人员做出行政处理的受理部门是所在地区、县级卫生行政部门。其主要职责有以下方面:

(1)卫生行政部门接到医疗机构关于重大医疗过失行为的报告后,除责令医疗机构及时采取必要的医疗救治措施,防止损害后果扩大外,应当组织调查,判定是否属于医疗事故;对不能判定是否属于医疗事故的,应当交由负责医疗事故技术鉴定工作的医学会组织鉴定。

(2)卫生行政部门应当自收到医疗事故争议处理申请之日起10日内进行审查,做出是否受理的决定。对符合本条例规定,予以受理,需要进行医疗事故技术鉴定的,应当自受理决定之日起5日内将有关材料交由负责医疗事故技术鉴定工作的医学会组织鉴定并书面通知申请人;对不符合本条例规定,不予受理的,应当书面通知申请人并说明理由。

(3)有下列情形之一的,县级人民政府卫生行政部门应当自接到医疗机构的报告或者当事人提出医疗事故争议处理申请之日起7日内移送上一级人民政府卫生行政部门处理:①患者死亡;②可能为二级以上的医疗事故;③国务院卫生行政部门和省、自治区、直辖市人民政府卫生行政部门规定的其他情形。

(4)卫生行政部门应当依照《医疗事故处理条例》和有关法律、行政法规、部门规章的规定,对发生医疗事故的医疗机构和医务人员做出行政处理。

2.有关规定

(1)当事人自知道或者应当知道其身体健康受到损害之日起1年内,可以向卫生行政部门提出医疗事故争议处理申请。当事人申请卫生行政部门处理的,应当提出书面申请。申请书应当载明申请人的基本情况、有关事实、具体请求及理由等。

(2)当事人既向卫生行政部门提出医疗事故争议处理申请,又向人民法院提起诉讼的,卫生行政部门不予受理;卫生行政部门已经受理的,应当终止处理。

(3)当事人对首次医疗事故技术鉴定结论有异议,申请再次鉴定的,卫生行政部门应当自收到申请之日起7日内交由省、自治区、直辖市地方医学会组织再次鉴定。

(4)医疗事故争议由双方当事人自行协商解决的,医疗机构应当自协商解决之日起7日内向所在地卫生行政部门做出书面报告,并附具协议书。

(5)医疗事故争议经人民法院调解或者判决解决的,医疗机构应当自收到生效的人民法院的调解书或者判决书之日起7日内向所在地卫生行政部门做出书面报告,并附具调解书或者判决书。

3.医疗事故中医疗机构与医务人员的行政责任方式 卫生行政部门对医疗机构的处罚方式包括三种:警告、责令限期停业整顿、吊销执业许可证。其中,警告是卫生行政部门对发生医疗事故的医疗机构采取的一种既有教育性质又有强制性质的轻微的行政处罚方式;责令限期停业整顿主要适用于规章制度不健全、内部管理混乱的医疗机构;吊销执业许可证则是对医疗机构采取的最严厉的处罚措施,适用于拒不进行限期停业整顿或者经过整顿仍达不到要求的医疗机构。在医疗事故中,医务人员承担行政责任的方式有三种:警告、责令暂停6个月以上1年以下执业活动、吊销执业证书。只有情节严重时才予以吊销医务人员的执业证书。

(二)医疗事故的行政监督

1.对医疗事故技术鉴定程序的审核 卫生行政部门收到负责组织医疗事故技术鉴定工作的医学会出具的医疗事故技术鉴定书后,应当对参加鉴定的人员资格和专业类别、鉴定程序进行审核;必要时,可以组织调查,听取医疗事故争议双方当事人的意见。

2.对医疗事故技术鉴定结论的审核 卫生行政部门经审核,对符合本条例规定做出的医疗事故技术鉴定结论,应当作为对发生医疗事故的医疗机构和医务人员做出行政处理及进行医疗事故赔偿调解的依据;经审核,发现医疗事故技术鉴定不符合本条例规定的,应当要求重新鉴定。

3.逐级行政监督 县级以上地方人民政府卫生行政部门应当按照规定逐级将当地发生的医疗事故及依法对发生医疗事故的医疗机构和医务人员做出行政处理的情况,上报国务院卫生行政部门。

第五节 医疗事故的赔偿

(一)医疗事故赔偿的基本原则

《医疗事故处理条例》规定,不属于医疗事故的,医疗机构不承担赔偿责任。发生医疗事故后的赔偿,应当考虑下列因素,确定具体赔偿数额:①医疗事故等级;②医疗过失行为在医疗事故损害后果中的责任程度;③医疗事故损害后果与患者原有疾病状况之间的关系。解决医疗事故民事责任争议,无论哪条途径,都应该依照这一原则计算和确定医疗事故的具体赔偿额。

医疗机构发生违反医疗服务合同,造成对患者损害,如果不构成医疗事故,但根据2003年1月6日最高人民法院关于参照《医疗事故处理条例》审理医疗纠纷民事案件的通知第一条规定,因医疗事故外的原因引起的其他医疗赔偿纠纷,如医疗机构发生违反医疗服务合同,造成对患者损害,适用于《民法通则》的有关规定,医疗机构仍要承担违约赔偿责任。

(二)医疗事故赔偿的解决途径

1. 协商解决　发生医疗事故赔偿等民事责任争议,医患双方根据《民法通则》的精神,平等协商、自主解决医疗事故及医疗事故争议。医患双方可以协商解决。双方当事人协商解决医疗事故赔偿等民事责任争议的,应当制作协议书。协议书应当载明双方当事人的基本情况和医疗事故的原因,双方当事人共同认定的医疗事故等级及协商确定的赔偿数额等,并由双方当事人在协议上签名。

2. 行政调解　《医疗事故处理条例》规定,已确定为医疗事故的,卫生行政部门应医疗事故争议双方当事人请求,可以进行医疗事故赔偿调解。在卫生行政部门主持下,根据自愿和合法的原则,通过友好协商、互谅互让达成协议,解决医疗事故赔偿争议的一种诉讼外活动。调解不成或者经调解达成协议后一方反悔的,卫生行政部门不再调解。

3. 诉讼解决　诉讼是解决医疗事故赔偿等民事争议的最终途径。发生医疗事故赔偿等民事责任争议的,可以直接向人民法院提起民事诉讼。

(三)医疗事故赔偿的项目和标准

1. 医疗事故赔偿项目和标准　医疗事故赔偿计算公式为:$P=(P_1+P_2+P_3+P_4+P_5+P_6+\cdots\cdots P_n)\times Z$。其中 P 为医疗事故责任者应向被害方进行赔偿的总额,$P_1\sim P_n$ 为有关赔偿项目,Z 为责任者责任的程度、折扣系数或者折扣比例。医疗事故赔偿项目与标准见表15-1。

2. 其他规定

(1)参加医疗事故处理的患者近亲属所需交通费、误工费、住宿费,参照上述有关规定计算,计算费用的人数不超过2人。

(2)参加丧葬活动的患者配偶和直系亲属所需交通费、误工费、住宿费,参照上述有关规定计算,计算费用的人数不超过2人。

(3)医疗事故赔偿费用实行一次性结算,由承担医疗事故责任的医疗机构支付。

表15-1 医疗事故赔偿项目与标准

序号	项目	标准
1	医疗费	本次损害所发生的医疗费用,不包括原发病治疗费用,但包括后续治疗基本费用
2	误工费	按患者原固定收入(高于3倍按3倍当地上一年平均工资计算);或无固定收入者按照当地上一年平均工资计算
3	住院伙食补助费	按照医疗事故发生地国家机关一般工作人员的出差伙食补助标准计算
4	陪护费	按照医疗事故发生地上一年度职工年平均工资计算
5	残疾生活补助费	根据伤残等级,按照医疗事故发生地居民年平均生活费计算,自定残之月起最长赔偿30年;60周岁以上的,不超过15年;70周岁以上的,不超过5年
6	残疾用具费	因残疾需要配置补偿功能器具的,凭医疗机构证明,按照普及型器具的费用计算
7	丧葬费	按照医疗事故发生地规定的丧葬费补助标准计算
8	被抚养人生活费	按照其户籍所在地或者居所地居民最低生活保障标准计算。对不满16周岁的,扶养到16周岁。对年满16周岁但无劳动能力的,抚养20年。60周岁以上的,不超过15年;70周岁以上的,不超过5年
9	交通费	按照患者实际必需的交通费用计算,凭据支付
10	住宿费	按照发生地国家机关一般工作人员的出差住宿补助标准计算,凭据支付
11	精神损害抚慰金	按照医疗事故发生地居民年平均生活费计算,造成患者死亡的,赔偿年限最长不超过6年;造成患者残疾的,赔偿年限最长不超过3年

(四)关于人身损害赔偿与医疗纠纷和解协议书

1. 关于人身损害赔偿 医疗事故和其他医疗纠纷是引起人身损害的原因之一,由于《最高人民法院关于审理人身损害赔偿案件适用法律若干问题的解释》(以下简称《解释》)规定的人身损害赔偿标准和《医疗事故处理条例》对人身损害规定的赔偿标准不一致,所以存在因发生医疗事故和医疗争议导致患者人身损害后,究竟该适用《解释》还是《医疗事故处理》的问题。针对这一问题,最高人民法院于2003年1月6日发布了《关于参照(医疗事故处理条例)审理医疗纠纷民事案件的通知》,其中明确规定,"条例实施后发生的医疗事故引起的医疗赔偿纠纷,诉到法院的,参照条例的有关规定办理;因医疗事故以外的原因引起的其他医疗赔偿纠纷,适用民法通则的规定",由此确立了我国现阶段医疗侵权赔偿纠纷的"双轨制"。

2. 医疗纠纷和解协议书 一个完整的医疗纠纷和解协议书至少包括如下内容:①甲乙双方名称;②协议原因,如鉴于患者×××曾于××××年×月×日至××××年×月×日在甲方处治疗,甲、乙双方因患者医疗问题发生争议,但均愿通过协商解决,甲、乙双方本着平等、自愿、诚实信用的原则,根据《医疗事故处理条例》及相关法律法规,经充分协商,达成本协议如下,共同遵照执行;③本协议相关数据,如某市××××年度职工平均工资、城镇居民平均生活费、城镇居民最低生活保障金多少元;④赔偿项目及计算方法;⑤支付方式;⑥其他约定,如在甲方依本协议约定支付全部款项后,甲、乙双方因患者医疗问题引起的所有争议即告终结,乙方不得再以任何理由和任何方式向甲方主张权利,否则乙方应无条件返还甲方已支付的全部款项,且不得以本协议作为其主张权利的依据;⑦说明,如本协议一式两份,甲、乙双方各执一份,自双方授权代表签字盖章(并公证)之日起生效;⑧鉴定时间及双方签定人。

第六节 法律责任

(一)行政责任

1. 行政责任主体 医疗事故的行政责任主体有:卫生行政部门、卫生行政部门工作人员、医疗机构、医务人员、其他主体如参加医疗事故技术鉴定工作的人员等。

2. 各责任主体发生行政责任的情景

(1)卫生行政部门的行政责任 卫生行政部门在处理医疗事故过程中,有下列情形之一的,由上级卫生行政部门给予警告并责令限期改正,情节严重的,对负有责任的主管人员和其他直接责任人员依法给予行政处分:①接到医疗机构关于重大医疗过失行为的报告后,未及时组织调查的;②接到医疗事故争议处理申请后,未在规定时间内审查或者移送上一级人民政府卫生行政部门处理的;③未将应当进行医疗事故技术鉴定的重大过失行为或者医疗事故争议移交医学会组织鉴定的;④未按照规定逐级将当地发生的医疗事故及依法对发生医疗事故的医疗机构和医务人员的处理情况上报的;⑤未按照本条例规定审核医疗事故技术鉴定书的。

(2)卫生行政部门工作人员的行政责任 卫生行政部门的工作人员在处理医疗事故过程中,利用职务上的便利收受他人财物或者其他利益,滥用职权,玩忽职守,或者发现违法行为不予查处,尚不够刑事处罚的,依法给予降级或者撤职的行政处分。

(3)医疗机构的行政责任 医疗机构发生医疗事故的,由卫生行政部门根据医疗事故等级和情节,给予警告;情节严重的,责令限期整顿直至由原发证部门吊销执业许可证。

有下列情形之一的,由卫生行政部门责令其改正;情节严重的,对负有责任的主管人员和其他直接责任人员依法给予行政处分或者纪律处分:①未如实告知患者病情、医疗措施和医疗风险的;②没有正当理由拒绝为患者提供复印或者复制病历资料服务的;③未按照国务院卫生行政部门规定的要求书写和妥善保管病历资料的;④未在规定时间内补记抢救工作病历内容的;⑤未按照规定封存、保管和启封病历资料和文物的;⑥未设置医疗服务质量监控部门或者配备专(兼)职人员的;⑦未制定有关医疗事故防范和处理预案的;⑧未在规定时间内向卫生行政部门报告重大医疗过失行为的;⑨未按照本条例的规定向卫生行政部门报告医疗事故的;⑩未按照规定进行尸检和保存、处理尸体的。

根据《医疗机构病历管理规定》(2002年8月2日卫医发193号),医疗机构可受理下列人员或机构复印病历:①患者本人或其代理人;②死亡患者近亲属或其代理人;③保险机构。

(4)医务人员的行政责任　发生医疗事故,对负有责任的医务人员,尚不够刑事处罚的,依法给予行政处分或者纪律处分;对发生医疗事故的有关医务人员,除依照上述规定处罚外,卫生行政部门还可以责令其暂停6个月以上1年以下执业活动;情节严重的,吊销其执业许可证。

(5)其他主体的行政责任　①参加医疗事故技术鉴定工作的人员:接受申请鉴定双方或者一方当事人的财物或者其他利益,出具虚假医疗事故技术鉴定书,尚不够刑事处罚的,由原发证部门吊销其执业证书或者资格证书。②医疗机构或者其他有关机构,承担尸检任务的机构没有正当理由,拒绝进行尸检的,或者涂改、伪造、隐匿、销毁病历资料的。由卫生行政部门责令其改正,并给予警告;对负有责任的主管人员和其他直接责任人员依法给予行政处分或者纪律处分;情节严重的,由原发证部门吊销其执业证书或者资格证书。

(6)行政处罚的种类　依据《医疗事故处理条例》,各级卫生行政部门享有对医疗事故的处罚权,处罚对象限于三种主体:医疗机构、医务人员和参加医疗事故技术鉴定工作的人员。具体的处罚种类有申诫罚和行为罚,申诫罚是行政机关向违法者发出警诫,申明其有违法行为,通过对其名誉、荣誉等施加影响,引起其精神上的警惕,使其不再违法,《条例》主要指警告;行为罚也指能力罚,是限制或者剥夺行政违法者某些特定行为能力和资格的处罚。《条例》主要规定了责令改正,吊销执业许可证。

(二)刑事责任

1. 卫生行政部门的工作人员　卫生行政部门的工作人员在处理医疗事故过程中,利用职务上的便利收受他人财物或者其他利益,滥用职权,玩忽职守,或者发现违法行为不予查处,造成严重后果的,依照《刑法》关于受贿罪、滥用职权罪、玩忽职守罪或者其他有关罪的规定,依法追究刑事责任。

我国《刑法》第三百三十五条特别规定,医生过失可致医疗事故罪。该罪是指医务人员由于严重不负责任,造成就诊人死亡或严重损害就诊人身体健康的行为。本罪主观上是出于过失,即应当预见自己的行为可能发生就诊人死亡或者严重损害就诊人身体健康的结果,因为疏忽大意而没有预见或者已经预见而轻信能够避免,其表现为严重不负责任,在诊疗过程中违反规章制度与诊疗护理常规,不履行或不正确履行诊疗护理职责。

2. 医疗机构　医疗机构发生医疗事故,情节严重的,对负有责任的医务人员依照《刑法》关于医疗事故罪的规定,依法追究其刑事责任。《刑法》第三百三十五条规定:"医务人员由于严重不负责任,造成就诊人死亡或者严重损害就诊人身体健康的,处3年以下有期徒刑或者拘役。"

3. 参加医疗事故技术鉴定工作的人员　参加医疗事故技术鉴定工作的人员违反《医疗事故处理条例》的规定,接受申请鉴定双方或者一方当事人的财物或者其他利益,出具虚假医疗事故技术鉴定书,造成严重后果的,依照《刑法》关于受贿罪的规定,依法追究其刑事责任。

4. 其他人员　其他人员以医疗事故为由,寻衅滋事、抢夺病历资料,扰乱医疗机构正常医疗秩序和医疗事故技术鉴定工作,尚不构成刑事处罚的,依法给予治安管理处罚,构成刑事处罚的,依照《刑法》关于扰乱社会秩序罪的规定,依法追究其刑事责任。

5. 非法行医　非法行医造成患者人身损害,不属于医疗事故,触犯刑律的,依法追究其刑事责任,有关赔偿,由受害直接向法院起诉。根据我国执业医师法,非法行医是指未经批准擅自开办医疗机构行医或非医师行医的。

问题分析与能力提升

患者,男,16岁,因阑尾炎在甲医院手术治疗,手术15天后,切口仍迁延不愈、渗出脓液;此后,患者到乙医院就诊,剖腹探查,清理腹腔遗留物,手术7天后,切口逐渐愈合。

请问:①此事件是否属于医疗事故?判断依据有哪些?②依据《医疗事故处理条例》的规定,医疗事故技术鉴定的启动方式有哪几种?③若属于医疗事故,其赔偿主体是谁?赔偿原则是什么?

提示:
(1)判断依据是医疗事故的构成要件。
(2)有三种,即医患双方共同委托、卫生行政部门委托、人民法院委托。
(3)赔偿主体是甲医院,赔偿原则综合考虑:①医疗事故等级;②医疗过失行为在医疗事故损害后果中的责任程度;③医疗事故损害后果与患者原有疾病状况之间的关系。

思考题

1. 医疗事故的构成要素有哪些?
2. 什么是医疗事故?医疗事故与医疗纠纷的区别是什么?
3. 医疗机构及医务人员应采取哪些措施预防医疗事故的发生?
4. 医疗事故发生后,医院应采取哪些措施?
5. 医疗事故技术鉴定的程序是什么?
6. 医疗事故赔偿争议的解决有几种途径?

(平顶山学院　吴孔菊)

第十六章 侵权责任法

学习目标

◆说出 医疗损害责任主体。
◆阐述 医疗侵权责任的构成要件、医疗损害赔偿责任。
◆分析 推定医疗机构有过错的情形,医疗机构不承担赔偿责任的情形,医疗损害免责条件。

案例选读

室友投毒案

2013年4月1日,某医学院学生甲在寝室喝了饮水机的水之后,出现身体不适入院,随后病情加重,出现肝衰竭、肺气肿、脑死亡,于4月16日因抢救无效死亡。警方调查结果显示,甲是中毒而死,与其室友乙在寝室饮水机中投毒(N-二甲基亚硝胺)有关,乙被逮捕,经审判被判处死刑。

【探析】①案例中乙的投毒行为直接损害了甲的生命健康权,依据《侵权责任法》第二条的规定,乙侵害了甲的民事权益。②案例中乙故意以危险方式加害他人,致人死亡,后果严重,被判处死刑,依据《侵权责任法》第四条的规定,乙应承担相应的刑事责任、侵权责任。

第一节 概　述

《中华人民共和国侵权责任法》(简称《侵权责任法》)由中华人民共和国第十一届全国人民代表大会常务委员会第十二次会议于2009年12月26日通过,于2010年7月1日起施行。

一、《侵权责任法》的概念和适用

(一)《侵权责任法》的概念和特征

《侵权责任法》是调整有关侵害他人人身、财产权益的行为而产生的相关侵权责任关系的法律规范的总和。《侵权责任法》明确提出,为保护民事主体的合法权益,明确侵权责任,预防并制裁侵权行为,促进社会和谐稳定,是制定本法的宗旨。它增加了精神损害赔偿、隐私权保护、同命同价等新的法律规定,尤其在第七章专门对医疗损害责任进行了法律规定,对医院管理、医疗行为起到了规范作用,对于维护医患双方合法权益、构建和谐医患关系具有重要的意义。

《侵权责任法》的特征有:①所调整的社会关系是被侵权人与侵权人之间以损害赔偿为核心的权利义务关系,即侵权责任关系;②是一组相关法律规范的总和,包括《民法通则》的有关规定和《侵权责任法》及其他法律文件中的相关规定,其渊源具有广泛性;③是我国民法的重要组成部分,所调整的对象仍是平等主体之间的财产和人身关系;④属于救济法、强行法、实体法和财产法。

(二)《侵权责任法》的适用

根据最高人民法院关于适用《侵权责任法》若干问题的解释[法发〔2010〕23号]的通知规定,其适用范围如下:

1.《侵权责任法》实施后发生的侵权行为引起的民事纠纷案件,适用本法规定,《侵权责任法》实施前发生的侵权行为引起的民事纠纷案件,适用当时的法律规定。

2. 侵权行为发生在《侵权责任法》实施前,但损害后果出现在《侵权责任法》实施后的民事纠纷案件,适用本法规定。

3. 人民法院适用《侵权责任法》审理民事纠纷案件,根据当事人的申请或者依职权决定进行医疗损害鉴定的,依法组织鉴定。

4. 人民法院适用《侵权责任法》审理民事纠纷案件,如受害人有被抚养人的,应当将被抚养人生活费用计入残疾赔偿金或死亡赔偿金中。

二、侵权责任的构成和侵权责任方式

(一)侵权责任的概念

侵权责任是指侵权人对自己的加害行为造成的损害等后果依法应承担的各种民事责任。侵权责任的意义主要在于弥补损害,同时具有保护民事权益、教育和惩处侵权人及分担损失平衡社会利益的功能。承担侵权责任的主体称为侵权人,包括自己施行了加害行为的人和对他人、物件造成损害依法应负有赔偿等救济义务的人。

(二)侵权责任的构成要件

依据《侵权责任法》第六条第一款规定主张侵权责任,应当具备下列条件:

1. 有加害行为　行为人的行为违反法定义务、违反保护他人的法律或者故意违背善良风俗,具有违法性。

2. 有损害结果　受害人的人身或财产受到实际损害。

3. 有因果关系　行为人的侵权行为与损害之间具有因果关系。

4. 有过错　行为人具有故意或过失的过错。

前款第四项规定的故意,是指行为人有意致人损害,或者明知其行为会造成损害仍实施加害行为;前款第四项规定的过失,是指行为人由于疏忽或者懈怠而未尽合理注意义务。

如何界定一般过失与重大过失

我国《民法通则》将过失分为一般过失和重大过失。民法一般将故意和重大过失相提并论。法律对行为人提出了较高的注意义务,而行为人没有达到较高的注意义务,但却达到了一般人的注意义务,此时就认为构成一般过失;如果行为人不仅未达到较高的注意义务,同时连一般人的注意义务都没有达到,就认定为重大过失。医务人员在诊疗活动中,故意或疏忽大意造成的过失,要承担相应的法律责任。

(三) 侵权责任方式

侵权责任方式,是指侵权人依法应当对侵权损害承担的不利法律后果的形式和类别。《侵权责任法》规定,承担侵权责任的方式主要有:①停止侵害;②排除妨碍;③消除危险;④返还财产;⑤恢复原状;⑥赔偿损失;⑦赔礼道歉;⑧消除影响、恢复名誉。8种侵权责任方式,它们既可以单独使用,也可以合并使用,在适用时,应尊重被侵权人的请求权,被侵权人既可以依法坚持自己的请求,也可以自愿放弃某种可以行使的侵权责任方式。

三、侵权责任情形

(一) 侵权责任主体情形

1. 侵权人责任　侵权人责任是指侵权人违反了相应的法律法规实施的侵权行为对被侵权人的人身财产造成的损害依法应承担的法律责任。

2. 共同侵权责任　共同侵权责任是指两人以上共同故意或共同过失致人损害或虽无共同故意和过失,但其侵害行为直接结合发生同一损害后果应承担的侵权责任,不要求共同侵权的数个主体之间主观上具有共同的过错。其构成要件有:①侵权责任的主体是多数;②意思联络或者行为关联;③结果统一。

3. 监护人责任　监护人责任是指监护人对其所监护的被监护人造成他人损害所承担的侵权责任。监护是为了监督和保护无民事行为能力人和限制民事行为能力人的合法权益而设立的一项民事制度。在监护制度下负有监督、保护义务的人为监护人,被监督、保护的人为被监护人。监护人责任的构成要件有:监护人与被监护人之间存在监护关系,被监护人的不法致害行为符合侵权责任的构成要件。《侵权责任法》

第三十二条第一款确立了监护人的无过错责任,第二款规定,如果被监护人有财产,监护人承担补充责任或不承担责任。

4. 用人者责任 用人者责任又称使用人责任、雇佣人责任,是指用人者(用人单位、个人劳务使用人)对被使用人(工作人员、个人劳务提供人)在从事职务活动时致人损害的行为承担赔偿责任。用人者责任属于无过错责任,在认定用人者责任时,不需要考虑用人者的过错,而是看被使用人的行为是否符合侵权责任的构成要件。在确定用人者身份时,需要考察用人者与被使用人之间的使用关系,这种使用关系通常是基于劳动合同、雇佣合同等,但是不以签订书面合同为限,使用关系的成立也不以合同有效为前提。其构成要件有:①用人者与被使用人之间存在雇佣关系;②给他人造成损害的行为必须是被使用人为完成工作任务而进行的行为;③被使用人的行为必须是侵权行为。只有被使用人的行为构成侵权行为时,用人者才承担责任。

5. 专家责任 专家责任是指具有特别知识和技能的专业人员在履行专业职能的过程中给他人造成损害所应承担的民事责任。目前我国专家主要包括:律师、医务工作者、注册会计师、建筑师、公证人等。一般说来,专家的执业活动都是为当事人服务,从事的是与当事人的人身、生命健康或财产利益关系重大的事务,如医护人员的执业活动直接关系到患者的生命健康。

(二)侵权责任归责适用情形

侵权责任法的归责是指确定责任的归属,归责原则是归责的一般规则,是指在损害事实发生后,以何种根据追究侵权人的侵权责任,它所解决的是侵权责任的正义问题。确立侵权责任归责原则的适用情形,便利对侵权责任的分类。

1. 过错责任原则 行为人因过错侵害他人民事权益,应依该法第六条第一款承担侵权责任。过错责任原则是承担民事责任的一般形态,是侵权责任法的主要归责原则,是以行为人的主观心理状态作为确定和追究责任的依据。医疗侵权属于一般的过错责任,在判定医疗侵权损害赔偿责任时,医疗机构及医护人员有过错,并因此过错导致医疗损害的,医疗机构才承担赔偿责任;否则,医疗机构不承担赔偿责任。

2. 无过错责任原则 无过错责任是指无论侵权人有无过错,法律规定应当承担民事责任的,侵权人应当对其行为所造成的损害承担侵权责任,《侵权责任法》第七条规定。医疗侵权损害赔偿采用无过错原则有利于保护处于弱势地位的被侵权人的利益,但会造成医务人员因害怕承担责任而有所顾忌,会阻碍医疗技术的进步,影响医疗卫生事业的发展。

四、责任抗辩

责任抗辩是指侵权人针对被侵权人的指控和请求,通过提出抗辩事由而不承担或者减轻其侵权责任的主张。

(一)责任抗辩事由

侵权责任法中的抗辩事由是指法律规定的可以减轻或不承担侵权责任的特定事由。抗辩事由可分为外来原因的抗辩事由和正当理由的抗辩事由:前者是指损害不是由于被告的行为所致,而是由外在于其行为的独立原因造成,被告的行为与损害结果之间不具有因果关系,被告不应承担相应的侵权责任,如不可抗力等;后者是指损害虽然是由行为人的行为所致，但其行为具有合法性，因此可依法不承担责任，包括：不可抗力、被侵权人过错、第三人的原因、正当防卫、紧急避险。

(二) 侵权责任能力

侵权责任能力是指民事主体违反法律规定侵害他人人身、财产等民事权益而应当承担侵权责任的能力。侵权责任能力与民事行为能力虽然有一定的联系，但并不具有同样的资格。只有具有侵权责任能力的人才对自己的加害行为承担相应的侵权责任；没有侵权责任能力的人不对自己造成的损害承担责任，而由其他主体(如监护人)承担责任。

五、损害赔偿

(一) 财产损失赔偿

财产损失赔偿是指侵权人承担的以支付一定数额的金钱救济被侵权人财产上的损失的一种侵权责任方式，与人身损害赔偿和精神损害赔偿相对应一起共同构成我国赔偿损失制度。侵权人无论是侵害被侵权人的人身权还是财产权，都可能发生财产损失，即使是对生命权、健康权的侵害，也会发生直接或间接的财产损失。

财产损失赔偿的原则：①完全赔偿原则，又称赔偿实际损失的原则，是指侵权人对自己的侵权行为给被侵权人造成的实际损失承担赔偿责任，主要适用于"物损"的情况；②适当赔偿原则，是综合考虑案件的各种情况，对被侵权人的财产损失予以适当的赔偿，适当赔偿的结果常少于完全赔偿的数额。

财产损失计算包含市场价格标准和时间标准：①市场价格标准，对于财产损失的赔偿金额以损失发生时的市场价格计算，最能够客观反映市场经济规律对赔偿制度的要求，具有客观性和公正性；②时间标准，市场价格永远处在变动之中，侵权责任法对计算财产损失的时间标准是"损失发生时"，而不是其他任何时间。

(二) 附带财产损失的赔偿

附带财产损失包括侵权行为侵害被侵权人的人身权益产生的全部财产损失。《侵权责任法》第十六条对人身损害案件中的附带财产损失——医疗费、护理费、交通费等费用，治疗、康复支出的合理费用，以及因误工减少的收入等做出了明确规定。侵权人有可能因为侵害他人的人身权益而获利，对附带财产损失的赔偿数额可以依据侵权人的获利情况确定。对于侵权人的获利情况，被侵权人可以进行举证和证明，人民法院也可以依职权查明。在无法适用"赔偿实际损失"规则和"赔偿侵权所获利益"规则的情况下，双方当事人可以就赔偿数额进行协商，在不违反法律和第三人利益的情况下，达成协议的，法院应当予以认可；不能达成协议的，由法院根据具体情况确定赔偿数额。

(三) 人身损害赔偿

人身损害赔偿是指以赔偿损失的侵权责任方式去救济生命、身体和健康权受到侵害的被侵权人或其近亲属。依据《侵权责任法》规定，我国人身损害赔偿制度赔偿的项目主要有：

1. 医疗费及相关费用 包括医药费、治疗费、检查费、护理费、康复费、住院伙食补助费、交通费、误工费、陪护费、住宿费及其他必要的费用等。

2. **死亡丧葬费** 是指在被侵权人因遭受侵权而死亡的情况下,侵权人对死者近亲属承担的综合性的赔偿责任,包括对死亡后果的赔偿、因死亡而产生的一系列其他损害后果的赔偿等。

3. **残疾费** 是指被侵权人的身体、健康受到侵害,出现伤残的损害后果,尤其是出现残疾的损害后果,侵权人对其支付的各相关项目的赔偿,主要包括:残疾赔偿金、残疾生活辅助用具费等相关费用。

4. **被抚养人生活费** 指患者在被侵权前,对未成年子女或没有经济来源的配偶及其他被抚养人支付的生活费。

(四)精神损害赔偿

精神损害赔偿是以金钱赔偿方式救济被侵权人精神损害的侵权责任方式,包括对精神痛苦、肉体疼痛和其他严重精神反常后果的赔偿。依据"侵害他人人身权益,造成他人严重精神损害的,被侵权人可以请求精神损害赔偿"和相关司法解释,精神损害赔偿不包括死亡赔偿和残疾赔偿。《侵权责任法》只对严重的精神损害给予赔偿的救济,赔偿的目的是补偿与惩罚相结合,过低的赔偿数额既无法补偿被侵权人所受到的损害,也难以惩戒、教育侵权人,更无法警戒社会其他成员;目前条件下,数百元至数万元或十多万元的精神损害赔偿请求,都是可以支持的,超过这一幅度,则需要极其特殊的理由。

第二节 医疗损害责任

一、医疗损害责任的概念和适用

医疗损害责任,是指医疗机构及医务人员在医疗过程中因过错造成患者人身损害或者其他损害,应当承担的以损害赔偿为主要方式的侵权责任,它属于专家责任和用人责任。医疗机构是指按照法定程序设立的,以救死扶伤、防病治病、保护人身健康为宗旨,从事疾病预防、诊疗和康复活动的社会组织。

2017年12月14日实施的《最高人民法院关于审理医疗损害责任纠纷案件适用法律若干问题的解释》最新司法解释规定:

1. 患者以在诊疗活动中受到人身或者财产损害为由请求医疗机构,医疗产品的生产者、销售者,或者血液提供机构承担侵权责任的案件,适用本解释。

2. 患者以在美容医疗机构或者开设医疗美容科室的医疗机构实施的医疗美容活动中受到人身或者财产损害为由提起的侵权纠纷案件,适用本解释。

3. 患者死亡后,其近亲属请求医疗损害赔偿的,适用本解释;支付患者医疗费、丧葬费等合理费用的人请求赔偿该费用的,适用本解释。

4. 以前发布的司法解释与本解释不一致的,以本解释为准。本解释施行后尚未终审的案件,适用本解释;本解释施行前已经终审,当事人申请再审或者按照审判监督程序决定再审的案件,不适用本解释。

另外,当事人提起的医疗服务合同纠纷案件,不适用本解释。

二、医疗损害责任的构成要件和举证责任

(一)医疗损害责任的构成要件

1. 诊疗具有侵害患者人身权利的违法行为　医务人员具有违法性的诊疗行为,在医疗损害中常表现为:①误诊;②贻误治疗;③不当处方;④不当手术和处置;⑤手术或者处置导致患者不应有的伤害;⑥使用不合格的材料导致患者的伤害或其他损失等。

2. 患者或者其近亲属遭受损害　损害既包括对被侵权人生命健康的损害,也包括对被侵权人及其家属的财产的损害,还应包括精神损害。

3. 诊疗行为与损害后果之间的因果关系　大多数情况下,医疗损害的因果联系比较明确,容易查找和证明。但有些案件中,因果关系需经专门的鉴定方能证明。医疗事故由医学会组织专家进行鉴定,其他医疗赔偿纠纷由司法鉴定机构进行鉴定。

4. 医疗机构及医务人员有过错　过错应包括过失和故意。医务人员在诊疗过程中,若违反了卫生法律法规的规定,未尽到相应的义务,即存在过错。

(二)医疗损害责任的举证责任

1. 患者依据《侵权责任法》第五十四条规定主张医疗机构承担赔偿责任的,应当提交到该医疗机构就诊、受到损害的证据。患者无法提交医疗机构及其医务人员有过错、诊疗行为与损害之间具有因果关系的证据,依法提出医疗损害鉴定申请的,人民法院应予准许。医疗机构主张不承担责任的,应当就《侵权责任法》第六十条第一款规定情形等抗辩事由承担举证证明责任。

2. 患者依据《侵权责任法》第五十五条规定主张医疗机构承担赔偿责任的,应当按照法律规定提交证据。实施手术、特殊检查、特殊治疗的,医疗机构应当承担说明义务并取得患者或者患者近亲属书面同意,但属于《侵权责任法》第五十六条规定情形的除外。医疗机构提交患者或者患者近亲属书面同意证据的,人民法院可以认定医疗机构尽到说明义务,但患者有相反证据足以反驳的除外。

3. 患者依法向人民法院申请医疗机构提交由其保管的与纠纷有关的病历资料等,医疗机构未在人民法院指定期限内提交的,人民法院可以依照《侵权责任法》第五十八条第二项规定推定医疗机构有过错,但是因不可抗力等客观原因无法提交的除外。

4. 患者依据《侵权责任法》第五十九条规定请求赔偿的,应当提交使用医疗产品或者输入血液、受到损害的证据。患者无法提交使用医疗产品或者输入血液与损害之间具有因果关系的证据,依法申请鉴定的,人民法院应予准许。医疗机构,医疗产品的生产者、销售者或者血液提供机构主张不承担责任的,应当对医疗产品不存在缺陷或者血液合格等抗辩事由承担举证证明责任。

三、医疗损害鉴定和有过错推定

(一)医疗损害鉴定

1. 鉴定人的确定和材料提交

(1)当事人申请医疗损害鉴定的,由双方当事人协商确定鉴定人。当事人就鉴定

人无法达成一致意见,人民法院提出确定鉴定人的方法,当事人同意的,按照该方法确定;当事人不同意的,由人民法院指定。鉴定人应当从具备相应鉴定能力、符合鉴定要求的专家中确定。

(2)委托医疗损害鉴定的,当事人应当按照要求提交真实、完整、充分的鉴定材料。提交的鉴定材料不符合要求的,人民法院应当通知当事人更换或者补充相应材料。在委托鉴定前,人民法院应当组织当事人对鉴定材料进行质证。

委托鉴定书应当有明确的鉴定事项和鉴定要求。鉴定人应当按照委托鉴定的事项和要求进行鉴定。

2. 鉴定事项 下列专门性问题可以作为申请医疗损害鉴定的事项:
(1)实施诊疗行为有无过错。
(2)诊疗行为与损害后果之间是否存在因果关系及原因力大小。
(3)医疗机构是否尽到了说明义务、取得患者或者患者近亲属书面同意的义务。
(4)医疗产品是否有缺陷、该缺陷与损害后果之间是否存在因果关系及原因力的大小。
(5)患者损伤残疾程度。
(6)患者的护理期、休息期、营养期。
(7)其他专门性问题。

3. 鉴定要求 鉴定要求包括鉴定人的资质、鉴定人的组成、鉴定程序、鉴定意见、鉴定期限等。鉴定意见可以按照导致患者损害的全部原因、主要原因、同等原因、次要原因、轻微原因或者与患者损害无因果关系,表述诊疗行为或者医疗产品等造成患者损害的原因力大小。

(二)推定医疗机构有过错的情形

《侵权责任法》第五十八条规定,患者有损害,有下列情形之一的,推定医疗机构有过错:①违反法律、行政法规规章及其他诊疗规范的规定;②隐匿或者拒绝提供与纠纷有关的病历资料;③伪造、篡改或者销毁病历资料。

四、医疗损害责任的赔偿

(一)医疗损害责任的主体

《侵权责任法》第五十四条规定,患者在诊疗活动中受到损害,医疗机构及其医务人员有过错的,医疗损害责任的赔偿主体是医疗机构。在医疗损害侵权行为中,行为主体除了可以是医疗机构及其医务人员外,还可以是药品、消毒药剂、医疗器械生产者或者血液提供机构等。但医疗损害责任的承担主体常被指医疗机构,因为医疗机构与医务人员之间,表现为隶属、雇佣、监护、代理等身份关系。

(二)医疗机构不承担赔偿责任的情形

《侵权责任法》第五十六条规定,因抢救生命垂危的患者等紧急情况,不能取得患者或者其近亲属意见的,经医疗机构负责人或者授权的负责人批准,可以立即实施相应的医疗措施,患者因此请求医疗机构承担赔偿责任的,不予支持。根据《最高人民法院关于审理医疗损害责任纠纷案件适用法律若干问题的解释》第十八条规定,因抢救生命垂危的患者等紧急情况且不能取得患者意见时,下列情形可以认定为《侵权责任法》第五十六条规定的不能取得患者近亲属意见:①近亲属不明的;②不能及时联系到近亲属的;③近亲属拒绝发表意见的;④近亲属达不成一致意见的;⑤法律、法规规定的其他情形。但是,医疗机构及其医务人员怠于实施相应医疗措施造成损害,患者请求医疗机构承担赔偿责任的,应予支持。

《侵权责任法》第六十条规定,患者有损害,有下列情形之一的,医疗机构不承担赔偿责任:①患者及其近亲属不配合医疗机构进行符合诊疗规范的诊疗;②医务人员在抢救生命垂危患者等紧急情况下已经尽到合理的诊疗义务;③限于当时的医疗水平难以诊疗的。

(三)医疗机构承担赔偿责任的情形

1. 医疗机构及医务人员有过错的 《侵权责任法》第五十四条规定,患者在诊疗活动中受到损害,医疗机构及其医务人员有过错的,由医疗机构承担赔偿责任。

2. 未尽到说明义务的 《侵权责任法》第五十五条规定,医务人员在一般诊疗活动中应当向患者简要说明病情和医疗措施;需要实施手术、特殊检查、特殊治疗的,医务人员应当及时向患者说明病情、医疗措施、医疗风险、替代医疗方案等情况,并取得其书面同意;不宜向患者说明的,医务人员应当向患者的近亲属说明,并取得其书面同意。医务人员未尽到此义务,造成患者损害的,医疗机构应当承担赔偿责任。

3. 未尽到与当时医疗水平相应的诊疗义务的 《侵权责任法》第五十七条规定,医务人员在诊疗活动中未尽到与当时医疗水平相应的诊疗义务,如未尽到不良结果的预见义务、未尽到不良结果的回避义务、未尽到合理的转诊义务、没按规定填写并妥善保管住院志、医嘱单、检验报告等病历资料,造成患者损害的,医疗机构应当承担赔偿责任。

4. 泄露患者隐私的 《侵权责任法》第六十二条规定,医疗机构及医务人员应当对患者的隐私保密,泄露患者隐私或者未经患者同意公开其病历资料,造成患者损害的,医疗机构应当承担赔偿责任。

5. 医疗机构及其医务人员违反诊疗规范实施不必要的检查,造成损害的 应当承担赔偿责任,根据2017年12月14日实施的《最高人民法院关于审理医疗损害责任纠纷案件适用法律若干问题的解释》规定。

6. 因药品、消毒药剂、医疗器械的缺陷,或者输入不合格的血液造成患者损害的 患者可以向生产者或者血液提供机构请求赔偿,也可以向医疗机构请求赔偿。患者向医疗机构请求赔偿的,医疗机构赔偿后,有权向负有责任的生产者或者血液提供机构追偿,因医疗机构的过错使医疗产品存在缺陷或者血液不合格,医疗产品的生产者、销售者或者血液提供机构承担赔偿责任后,向医疗机构追偿的。

7. 两个以上医疗机构的诊疗行为造成患者同一损害的 患者请求医疗机构承担赔偿责任的,应当区分不同情况,依照《侵权责任法》第八条、第十一条或者第十二条的规定,确定各医疗机构承担的赔偿责任。

8. 医疗机构邀请本单位以外的医务人员对患者进行诊疗的 因受邀医务人员的过错造成患者损害的,由邀请医疗机构承担赔偿责任。

9. 缺陷医疗产品与医疗机构的过错诊疗行为共同造成患者同一损害的 患者请求医疗机构与医疗产品的生产者或者销售者承担连带责任的。医疗机构或者医疗产品的生产者、销售者承担赔偿责任后,向其他责任主体追偿的,应当根据诊疗行为与缺陷医疗产品造成患者损害的原因力大小确定相应的数额。

10.被侵权人同时起诉两个以上医疗机构承担赔偿责任的 人民法院经审理,受诉法院所在地的医疗机构依法不承担赔偿责任,其他医疗机构承担赔偿责任的,残疾赔偿金、死亡赔偿金的计算,按下列情形分别处理：

(1)一个医疗机构承担责任的,按照该医疗机构所在地的赔偿标准执行。

(2)两个以上医疗机构均承担责任的,可以按照其中赔偿标准较高的医疗机构所在地标准执行。

五、与医疗损害责任相关的法律要求

(一)医疗机构及其医务人员

1.行政责任　医疗机构发生医疗侵权的,由卫生行政部门根据医疗损害等级和情节,给予警告;情节严重的,责令限期停业整顿直至由原发证部门吊销执业许可证。对负有责任的主管人员和其他直接责任人员依法给予行政处分或者纪律处分。对有关医务人员,根据情节,卫生行政部门可给予警告,并可责令暂停6个月以上1年以下执业活动;情节严重的,吊销其执业证书。

2.刑事责任　医务人员由于严重不负责任,造成就诊人死亡或者严重损害就诊人身体健康的,依法追究刑事责任。医务人员在诊疗活动中,故意实施违法行为造成患者损害的,应当适用《侵权责任法》第四条规定,在承担刑事责任的同时,由医疗机构依据《侵权责任法》第五十四条规定,承担侵权责任。

(二)卫生行政部门及其他人员

卫生行政部门工作人员违反法律、行政法规、规章的规定,利用职务上的便利收受他人财物或者其他利益,滥用职权,玩忽职守,或者发现违法行为不予以查处,造成严重后果的,依法追究刑事责任;尚不够刑事处罚的,依法给予降级或者撤职的行政处分。

参加医疗损害技术鉴定工作的人员违反法律、卫生法规、规章的规定,收受他人财物或者其他利益,出具虚假医疗损害鉴定书,造成严重后果的,依法追究刑事责任;尚不够刑事处罚的,由原发证部门吊销其执业证书或者资格证书。

以医疗损害为由,寻衅滋事、抢夺病历资料、扰乱医疗机构正常医疗秩序和医疗事故技术鉴定工作,依法追究刑事责任;尚不够刑事处罚的,依法给予治安管理处罚。

(三)医疗产品责任

医疗产品责任,是指医疗机构在诊疗过程中使用有缺陷的药品、消毒药剂、医疗器械等医疗产品,或者输入不合格的血液,因此造成患者人身损害的,医疗机构或者医疗产品的生产者、血液提供机构应当承担的侵权损害赔偿责任。

《侵权责任法》第五十九条规定:因药品、消毒药剂、医疗器械的缺陷,或者输入不合格的血液造成患者损害的,患者可以向生产者或者血液提供机构请求赔偿,也可以向医疗机构请求赔偿。患者向医疗机构请求赔偿的,医疗机构赔偿后,有权向负有责任的生产者或者血液提供机构追偿。

根据2017年12月14日实施的《最高人民法院关于审理医疗损害责任纠纷案件适用法律若干问题的解释》第二十三条规定,医疗产品的生产者、销售者明知医疗产

品存在缺陷仍然生产、销售,造成患者死亡或者健康严重损害,被侵权人有权请求生产者、销售者赔偿损失及两倍以下惩罚性赔偿。

问题分析与能力提升

男,38岁,因车祸导致左下肢截肢,此后,在甲医院安装假肢,假肢由乙厂生产,丙公司销售,安装2个月后假肢断裂,取出断裂假肢,此后再次安装假肢,给患者及其家属带来巨大的痛苦和经济负担。

请问:①因假肢断裂给患者造成的损害责任由谁承担?判断依据是什么?②患者请求医疗损害赔偿的方式有哪几种?③应采取哪些措施避免或减少此类事件的发生?

提示:

(1) 甲医院、乙厂、丙公司各负全部责任,判断依据是《侵权责任法》第五十九条的规定。

(2) 有三种,即医患协商、卫生行政调解、向人民法院提起诉讼。

(3) 医疗产品的生产者提高产品的质量、监管部门加强对医疗产品质量的监督管理、销售者和医疗机构增强质量意识。

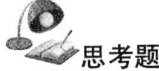

思考题

1. 医疗损害责任的构成要件有哪些?
2. 推定医疗机构有过错的情形有哪些?
3. 医疗机构不承担赔偿责任的情形有哪些?
4. 医疗损害责任与一般侵权责任举证要求有何不同?
5. 医疗损害免责条件有哪些?
6. 医疗损害责任主体有哪些?

(南阳医学高等专科学校　杨金运

平顶山学院　吴孔菊)

第十七章 疾病防治相关法律制度

学习目标

- ◆ 说出 突发公共卫生事件的概念、预防应急处理制度及法律责任。
- ◆ 阐述 传染病的预防控制措施、报告救治制度及法律责任。
- ◆ 分析 医疗器械生产、经营、使用、管理监督的法律制度及法律责任。

案例选读

人感染高致病性禽流感

患者,女,46岁,活禽销售员,2017年1月2日,因"发热、乏力、咳嗽"到甲市人民医院就诊,经检查,被诊断为人感染高致病性禽流感,医院对患者进行隔离治疗,并立即向甲市疾病预防和控制中心报告。疾病预防和控制中心接到报告后,立即向甲市卫健委报告,并对患者进行流行病学调查,指导患者家属及其他密切接触者进行医学观察,对剩余活禽及其场地进行卫生处理,并就此事对公民开展健康教育。

【探析】①依据《传染病防治法》第四条、第三十条、第三十九条的规定,人感染高致病性禽流感属于乙类传染病,但按甲类进行管理,要求医院对患者进行隔离治疗,并及时报告疫情,该医院的做法符合法律规定。②依据《传染病防治法》第三十三条、第四十条的规定,疾病预防和控制中心接到疫情报告后,立即向当地卫生行政部门报告,并采取相应措施防止疫情扩散,该疾病预防和控制中心的做法符合法律规定。

第一节 传染病防治法律制度

一、传染病防治法律制度概述

传染病是指由各种病原体(细菌、病毒等)引起的,能在人与人、动物与动物或人与动物之间相互传染的疾病。传染病防治法是调整预防、控制和消除传染病的发生与流行,保障人体健康和公共卫生活动中产生的各种社会关系的法律规范的总称。我国对传染病实行预防为主的方针,防治结合、分类管理、依靠科学、依靠群众。

我国传染病的特点:①具有传染性;②具有流行性;③具有反复性,具有死灰复燃性,如性病;④具有回升趋势;⑤出现新病种,如SARS、禽流感、手足口病等。

根据传染病的危害程度和采取的监督、监测、管理措施不同,将法定传染病分为甲、乙、丙三大类。目前,法定传染病共39种。

甲类传染病(2种):鼠疫、霍乱。报告时间:城镇于6小时内,农村于12小时内。

乙类传染病(26种):传染性非典型肺炎(严重急性呼吸综合征)、艾滋病、病毒性肝炎、脊髓灰质炎、人感染高致病性禽流感、甲型H1N1流感、麻疹、流行性出血热、狂犬病、流行性乙型脑炎、登革热、炭疽、细菌性和阿米巴性痢疾、肺结核、伤寒和副伤寒、流行性脑脊髓膜炎、百日咳、白喉、新生儿破伤风、猩红热、布鲁菌病、淋病、梅毒、钩端螺旋体病、血吸虫病、疟疾。报告时间:城镇于6小时内,农村于12小时内。

丙类传染病(11种):流行性感冒、流行性腮腺炎、风疹、急性出血性结膜炎、麻风病、流行性和地方性斑疹伤寒、黑热病、包虫病、丝虫病,除霍乱、细菌性和阿米巴性痢疾、伤寒和副伤寒以外的感染性腹泻病、手足口病。报告时间:24小时内。

二、传染病预防和控制

(一)传染病的预防

1. 健康教育　广泛开展有关传染病预防知识的健康教育,使人们树立预防观念,自觉养成良好的行为方式和生活习惯,增强机体的免疫力,从而有利于预防或减少传染病的发生。

2. 预防接种　国家实行有计划的预防接种制度。国务院卫生行政部门和省、自治区、直辖市人民政府卫生行政部门,根据传染病预防、控制的需要,制定传染病预防接种规划并组织实施。

3. 监测　国家建立传染病监测制度。国务院卫生行政部门制定国家传染病监测规划和方案。省、自治区、直辖市人民政府卫生行政部门根据国家传染病监测规划和方案,制订本行政区域的传染病监测计划和工作方案。各级疾病预防控制机构对传染病的发生、流行及影响其发生、流行的因素,进行监测;对国外发生、国内尚未发生的传染病或者国内新发生的传染病,进行监测。

4. 预警　国家建立传染病预警制度。国务院卫生行政部门和省、自治区、直辖市人民政府根据传染病发生、流行趋势的预测,及时发出传染病预警,根据情况予以公布。地方人民政府和疾病预防控制机构接到国务院卫生行政部门或者省、自治区、直辖市人民政府发出的传染病预警后,应当按照传染病预防、控制预案,采取相应的预防、控制措施。

5. 预防控制预案　县级以上地方人民政府应当制定传染病预防、控制预案,报上一级人民政府备案。传染病预防、控制预案内容包括:①传染病预防控制指挥部的组成和相关部门的职责;②传染病的监测、信息收集、分析、报告、通报制度;③疾病预防控制机构、医疗机构在发生传染病疫情时的任务与职责;④传染病爆发、流行情况的分级及相应的应急工作方案;⑤传染病预防、疫点疫区现场控制,应急设施、设备、救治药品和医疗器械及其他物资和技术的储备与调用。

6.传染病菌种、毒种管理　国家建立传染病菌种、毒种库,对传染病菌种、毒种和传染病检测样本的采集、保藏、携带、运输和使用实行分类管理,建立健全严格的管理制度。对可能导致甲类传染病传播的及国务院卫生行政部门规定的菌种、毒种和传染病检测样本,确需采集、保藏、携带、运输和使用的,须经省级以上人民政府卫生行政部门批准。

7.社会综合预防　①开展群众性卫生活动,进行健康教育;②各级人民政府有计划地建设和改造公共卫生设施,改善饮用水卫生条件,对污水、污物、粪便进行无害化处置;③医疗机构严格执行有关管理制度、操作规范,防止医源性感染;④采供血机构、生物制品生产单位必须严格执行国家有关规定,保证血液、血液制品的质量;⑤对被污染的污水、污物、场所和物品进行严格消毒处理,拒绝消毒处理的,由卫生行政部门或疾病预防控制机构强制执行;⑥在国家确认的自然疫源地计划兴建水利、交通、旅游、能源等大型建设项目的,应对施工环境进行卫生调查,采取相应的传染病预防、控制和监测措施。

(二)传染病的控制

1.一般控制措施　传染病发生后,各级政府及相关部门应当依法履行职责,控制传染病的扩散,尽早消灭疫情。

(1)医疗机构　发现甲类传染病和乙类中的炭疽、传染性非典型肺炎、人感染高致病性禽流感、甲型H1N1流感,应对患者、病原携带者,予以隔离治疗,隔离期限根据医学检查结果确定;对疑似患者,确诊前在指定场所单独隔离治疗;对医疗机构内的患者、病原携带者、疑似患者的密切接触者,在指定场所进行医学观察和采取其他必要的预防措施。医疗机构发现乙类或丙类传染病患者,应当根据病情采取必要的治疗和控制措施。医疗机构对本单位内被传染病病原体污染的场所、物品及医疗废物,必须依法实施消毒和无害化处置。

(2)疾病预防控制机构　发现传染病疫情或接到传染病疫情报告时,应及时采取下列措施:①对传染病疫情进行流行病学调查,根据调查情况提出划定疫点、疫区的建议,对被污染场所进行卫生处理,对密切接触者在指定场所进行医学观察和采取其他必要预防措施,并向卫生行政部门提出疫情控制方案;②传染病暴发、流行时,对疫点、疫区进行卫生处理,向卫生行政部门提出疫情控制方案,采取控制措施;③指导下级疾病预防控制机构实施传染病预防、控制措施,组织、指导有关单位对传染病疫情处理。

(3)疫区封锁　甲类、乙类传染病爆发、流行时,县级以上地方人民政府报经上一级人民政府决定,可以宣布本行政区域部分或全部为疫区;国务院可以决定并宣布跨省、自治区、直辖市的疫区。县级以上地方人民政府可在疫区内依法采取紧急措施,可对出入疫区的人员、物资和交通工具实施卫生检疫。

(4)药品生物制品等供应　传染病爆发、流行时,药品和医疗器械生产、供应单位应及时生产、供应防治传染病的药品和医疗器械,铁路、交通、民航经营单位必须优先运送。

(5)人员和物资调集　传染病暴发、流行时,根据传染病疫情控制的需要,国务院有权在全国范围或跨省、自治区、直辖市范围内,县级以上地方人民政府有权在本行政区域内紧急调集人员或调用储备物资,临时征用房屋、交通工具及相关设施、设备。

(6)尸体的处理 患甲类传染病、炭疽死亡的,应将尸体立即进行卫生处理,就近火化。患其他传染病死亡的,必要时应将尸体进行卫生处理后火化或按规定深埋。为了查找传染病病因,医疗机构在必要时可以按照国务院卫生行政部门的规定,对传染病患者尸体或疑似传染病患者尸体进行解剖查验,并应告知死者家属。

2. 紧急措施 传染病爆发、流行时,县级以上地方人民政府应立即组织力量,按照预防、控制预案进行防治,切断传染病的传播途径,必要时报经上一级人民政府决定,可以采取下列紧急措施并予以公告:①限制或停止集市、影院演出或其他人群聚集的活动;②停工、停业、停课;③封闭或封存被传染病病原体污染的公共饮用水源、食品及相关物品;④控制或扑杀染疫野生动物、家畜家禽;⑤封闭可能造成传染病扩散的场所,对出入疫区的人员、物资和交通工具实施卫生检疫。

三、传染病的报告和救治

(一)传染病的报告

1. 疫情报告人 分为责任报告人和义务报告人,医疗机构、疾病预防控制机构、保健机构、采供血机构等为责任报告单位,其工作人员为责任报告人,其他机构及人员为义务报告单位和义务报告人。义务报告单位和个人发现传染病患者或疑似患者时,应及时向附近的疾病预防控制机构或医疗机构报告,人民政府有关部门、疾病预防控制机构、医疗机构、采供血机构及其工作人员,不得隐瞒、谎报、缓报传染病疫情。

2. 报告时限 根据原卫生部《传染病信息报告管理规范》的规定,责任报告单位和责任报告人发现甲类传染病和乙类传染病中的肺炭疽、传染性非典型肺炎、人感染高致病性禽流感、甲型H1N1流感患者或疑似患者,或发现其他传染病和不明原因疾病爆发,应于2 h内将传染病报告卡通过网络报告;未实行网络直报的,应于2 h内以最快的方式向当地疾病预防控制机构报告,并于2 h内寄送出传染病报告卡。对其他乙、丙类传染病患者和疑似患者及规定报告的传染病病原携带者在诊断后,实行网络直报的责任报告单位应于24 h内进行网络报告;未实行网络直报的,应于24 h内寄送出传染病报告卡。

(二)传染病的救治

县级以上人民政府应加强和完善传染病医疗救治服务网络的建设,指定具备传染病救治条件和能力的医疗机构承担传染病救治任务,或根据需要设置传染病医院。医疗机构应对传染病患者或疑似传染病患者提供医疗救护、现场救援和接诊治疗,书写病历记录及其他有关资料,并妥善保管;实行传染病预检、分诊制度;对传染病患者和疑似传染病患者引导至相对隔离的分诊点进行初诊。

四、传染病的防治保障与监督管理

(一)传染病防治的保障措施

县级以上地方人民政府负责本行政区域内传染病预防、控制、监督工作的日常经费;国务院卫生行政部门会同国务院有关部门,确定全国传染病预防、控制、救治、监测、预测、预警、监督检查等项目;中央财政对困难地区实施重大传染病防治项目给予补助;省、自治区、直辖市人民政府根据本行政区域内传染病流行趋势,在国务院卫生行政部门确定的项目范围内,确定传染病预防、控制、监督等项目,并保障项目的实施经费。

(二)传染病防治监督管理

1.监督检查职责　县级以上人民政府卫生行政部门对传染病防治工作履行监督检查职责,主要有以下方面:

(1)对下级人民政府卫生行政部门履行本法规定的传染病防治职责进行监督检查。

(2)对疾病预防控制机构、医疗机构的传染病防治工作进行监督检查。

(3)对采供血机构的采供血活动进行监督检查。

(4)对用于传染病防治的消毒产品及其生产单位进行监督检查,并对饮用水供水单位从事生产或者供应活动及涉及饮用水卫生安全的产品进行监督检查。

(5)对传染病菌种、毒种和传染病检测样本的采集、保藏、携带、运输、使用进行监督检查。

(6)对公共场所和有关单位的卫生条件和传染病预防、控制措施进行监督检查。

(7)有权进入被检查单位和传染病疫情的发生现场调查取证,查阅或者复制有关资料和采集样本。被检查单位应当予以配合,不得拒绝、阻挠。

2.采取控制措施　县级以上地方人民政府卫生行政部门在履行监督检查职责时,发现被传染病病原体污染的公共饮用水源、食品及相关物品,如不及时采取控制措施可能导致传染病传播、流行的,可以采取封闭公共饮用水源、封存食品及相关物品或者暂停销售的临时控制措施,并予以检验或者进行消毒。经检验,属于被污染的食品,应当予以销毁;对未被污染的食品或者经消毒后可以使用的物品,应当解除控制措施。

五、法律责任

(一)地方各级人民政府及其有关部门

1.地方各级人民政府　未依照法律规定履行报告职责,或者隐瞒、谎报、缓报传染病疫情,或者在传染病爆发、流行时,未及时组织救治、采取控制措施的,由上级人民政府责令改正,通报批评;造成传染病传播、流行或者其他严重后果的,对负有责任的主管人员,依法给予行政处分;构成犯罪的,依法追究刑事责任。

2.县级以上人民政府卫生行政部门　未依法履行传染病疫情通报、报告或者公布职责,或者隐瞒、谎报、缓报传染病疫情的;发生或者可能发生传染病传播时未及时采取预防、控制措施的;未依法履行监督检查职责,或者发现违法行为不及时查处的;未及时调查、处理单位和个人对下级卫生行政部门不履行传染病防治职责的举报的;有其他失职、渎职行为的,由本级人民政府、上级人民政府卫生行政部门责令改正,通报批评;造成传染病传播、流行或者其他严重后果的,对负有责任的主管人员和其他直接责任人员,依法给予行政处分;构成犯罪的,依法追究刑事责任。

3.县级以上人民政府有关部门　未依照规定履行传染病防治和保障职责的,由本级人民政府或者上级人民政府有关部门责令改正,通报批评;造成传染病传播、流行或者其他严重后果的,对负有责任的主管人员和其他直接责任人员,依法给予行政处分;构成犯罪的,依法追究刑事责任。

(二)疾病预防机构

疾病预防控制机构有下列情形之一的,由县级以上人民政府卫生行政部门责令限期改正,通报批评,给予警告;对负有责任的主管人员和其他直接责任人员,依法给予降级、撤职、开除的处分,并可以依法吊销有关责任人员的执业证书;构成犯罪的,依法追究刑事责任:①未依法履行传染病监测职责的;②未依法履行传染病疫情报告、通报职责,或者隐瞒、谎报、缓报传染病疫情的;③未主动收集传染病疫情信息,或者对传染病疫情信息和疫情报告未及时进行分析、调查、核实的;④发现传染病疫情时,未依据职责及时采取本法规定的措施的;⑤故意泄露传染病患者、病原携带者、疑似传染病患者、密切接触者涉及个人隐私的有关信息、资料的。

(三)医疗机构

医疗机构有下列情形之一的,由县级以上人民政府卫生行政部门责令改正,通报批评,给予警告;造成传染病传播、流行或者其他严重后果的,对负有责任的主管人员和其他直接责任人员,依法给予降级、撤职、开除的处分,并可以依法吊销有关责任人员的执业证书;构成犯罪的,依法追究刑事责任:①未按照规定承担本单位的传染病预防、控制工作、医院感染控制任务和责任区域内的传染病预防工作的;②未按照规定报告传染病疫情,或者隐瞒、谎报、缓报传染病疫情的;③发现传染病疫情时,未按照规定对传染病患者、疑似传染病患者提供医疗救护、现场救援、接诊、转诊的,或者拒绝接受转诊的;④未按照规定对本单位内被传染病病原体污染的场所、物品及医疗废物实施消毒或者无害化处置的;⑤未按照规定对医疗器械进行消毒,或者对按照规定一次使用的医疗器具未予销毁,再次使用的;⑥在医疗救治过程中未按照规定保管医学记录资料的;⑦故意泄露传染病患者、病原携带者、疑似传染病患者、密切接触者涉及个人隐私的有关信息、资料的。

(四)采供血机构

采供血机构未按照规定报告传染病疫情,或者隐瞒、谎报、缓报传染病疫情,或者未执行国家有关规定,导致因输入血液引起经血液传播疾病发生的,由县级以上人民政府卫生行政部门责令改正,通报批评,给予警告;造成传染病传播、流行或者其他严重后果的,对负有责任的主管人员和其他直接责任人员,依法给予降级、撤职、开除的处分,并可以依法吊销采供血机构的执业许可证;构成犯罪的,依法追究刑事责任。非法采集血液或者组织他人出卖血液的,由县级以上人民政府卫生行政部门予以取缔,没收违法所得,可以并处十万元以下的罚款;构成犯罪的,依法追究刑事责任。

(五)其他单位和个人

其他单位如国境卫生检疫机关、动物防疫机构、铁路、交通、民用航空经营单位、饮用水供水单位、生物制品生产单位等和个人,以及在国家确认的自然疫源地兴建水利、交通、旅游、能源等大型建设项目时,违反《传染病防治法》规定,导致传染病传播、流行,给他人人身、财产造成损害的,应当依法承担相应的法律责任。

第二节　突发公共卫生事件应急处理法律制度

一、突发公共卫生事件概述

1. 突发公共卫生事件概念和分类　突发公共卫生事件是指突然发生、造成或可能造成社会公众健康严重损害的重大传染病疫情、群体性不明原因疾病、重大食物和职业中毒及其他严重影响公众健康的事件。从广义上说，突发公共卫生事件主要包括：重大急性传染病爆发流行，群体不明原因疾病、新发传染病，预防接种群体性反应和群体药物反应，重大食物中毒，重大环境污染，急性职业中毒，放射污染和辐照事故，生物、化学、核辐射恐怖袭击，重大动物疫情，以及由于自然灾害、事故灾难或社会治安等突发事件引发的严重影响公众健康的卫生事件。突发公共卫生事件具有突发性、多样性、反复性、严重危害性、国际性等特点。2003年5月9日，国务院公布施行《突发公共卫生事件应急条例》。

2. 突发公共卫生事件报告制度　突发公共卫生事件遵循依法报告、统一规范、属地管理、准确及时、分级分类的原则，报告方式为：获得突发公共卫生事件相关信息的责任报告单位和责任报告人，应在2小时内以电话或传真方式向属地卫生行政部门指定的专业机构报告，同时进行网络直报，不具备网络直报条件的应以最快的方式将《突发公共卫生事件相关信息报告卡》报送指定的专业机构；接到报告的专业机构应对信息进行审核，确定真实性，2小时内进行网络直报，并以电话或传真等方式报告同级卫生行政部门。

接到报告的卫生行政部门应尽快组织有关专家进行现场调查，如确认为实际发生突发公共卫生事件，应根据不同的级别及时组织采取相应措施，并在2小时内向本级人民政府报告，同时向上一级人民政府卫生行政部门报告；如尚未达到突发公共卫生事件标准的，由专业防治机构密切跟踪事态发展，随时报告事态变化情况。

二、预防与应急处理制度

（一）突发公共卫生事件的预防制度

1. 制定应急预案　国务院卫生行政主管部门按照分类指导、快速反应的要求，制定全国突发事件应急预案，报请国务院批准。省、自治区、直辖市人民政府根据全国突发事件应急预案，结合本地实际情况，制定本行政区域的突发事件应急预案。全国突发事件应急预案包括以下主要内容：①应急处理指挥部的组成和职责；②突发事件监测与预警；③信息收集、分析、报告、通报制度；④应急处理技术和监测机构及其任务；⑤突发事件分级和应急处理工作方案；⑥突发事件预防、现场控制，应急设施、设备、救治药品和医疗器械及其他物资和技术的储备与调度；⑦应急处理专业队伍的建设和培训。

2. 建立防控体系　国家建立突发事件预防控制体系，县级以上地方人民政府应建立和完善突发事件监测与预警系统，县级以上各级人民政府卫生行政主管部门，应当指定机构负责开展突发事件日常监测,并确保监测与预警系统正常运行。各级人民政府应依法做好传染病预防和其他公共卫生工作,防范突发事件发生,各级人民政府卫生行政主管部门和其他有关部门,应开展突发事件应急知识宣传教育,增强公众对突发事件的防范意识和应对能力。

(二)突发公共卫生事件的应急处理制度

1. 突发事件应急预案的启动　突发事件发生后,卫生行政主管部门应组织专家对突发事件进行综合评估,初步判断突发事件的类型,提出是否启动突发事件应急预案的建议。在全国范围内或跨省、自治区、直辖市范围内启动全国突发事件应急预案,由国务院卫生行政主管部门报国务院批准后实施。省、自治区、直辖市启动突发事件应急预案,由省、自治区、直辖市人民政府决定,并向国务院报告。

2. 及时宣布法定传染病　国务院卫生行政主管部门对新发现的突发传染病,根据危害程度、流行强度,依照《传染病防治法》的规定及时宣布为法定传染病。

3. 应急物资的供应　突发事件发生后,各级人民政府及其有关部门应保证突发事件应急处理所需医疗救护设备、救治药品、医疗器械等物资的生产、供应;铁路、交通、民航行政主管部门应保证及时运送;应急处理指挥部有权紧急调集人员、物资、交通工具及相关设施、设备;必要时对人员进行疏散或隔离,并可依法对传染病疫区实行封锁。

4. 疫区和感染人员的控制　①应急处理指挥部根据需要可对食物和水源采取控制措施;②县级以上地方人民政府卫生行政主管部门应当对突发事件现场等采取控制措施,宣传防治知识,及时采取应急接种、预防性投药、群体防护等措施;③对传染病爆发、流行区域内流动人口做好预防工作,对传染病患者和疑似患者应采取就地隔离、就地观察、就地治疗的措施;④交通工具上发现需要采取应急控制措施的传染病患者、疑似患者,其负责人应以最快的方式通知前方停靠点,并向交通工具营运单位报告;⑤有关部门、医疗卫生机构应对传染病做到早发现、早报告、早隔离、早治疗,切断传播途径,防止扩散;⑥在突发事件中需要接受隔离治疗、医学观察措施的患者、疑似患者和传染病患者密切接触者应当予以配合,拒绝配合的由公安机关依法协助强制执行。

三、法律责任

1. 县级以上地方人民政府及其卫生行政主管部门　县级以上地方人民政府及其卫生行政主管部门有以下行为的,对政府主要领导人及其卫生行政主管部门主要负责人给予行政处分,构成犯罪的依法追究刑事责任:未依规定履行报告职责,对突发事件隐瞒、缓报、谎报或授意他人隐瞒、缓报、谎报的;未完成突发事件应急处理所需设施、设备、药品和医疗器械等物资生产、供应、运输和储备的;在突发事件调查、控制、医疗救治工作中玩忽职守、失职、渎职或不予配合的;拒不履行应急处理职责的。

2. 医疗卫生机构　医疗卫生机构未按规定履行报告职责,隐瞒、缓报或谎报的,未及时采取控制措施的,未履行突发事件监测职责的,拒绝接诊患者的,拒不服从突发事件应急处理指挥部调度的,由卫生行政主管部门责令改正、通报批评、给予警告;情节严重的吊销《医疗机构执业许可证》;对主要负责人、主管责任人和其他直接责任人依法给予降级或撤职的纪律处分;造成传染病传播、流行或对公众健康造成其他严重危害的,构成犯罪的,依法追究刑事责任。

3. 有关单位和个人 在突发事件应急处理中,有关单位和个人未履行报告职责,隐瞒、缓报或谎报,阻碍突发事件应急处理工作人员执行职务,拒绝国务院卫生行政主管部门或其他有关部门指定的专业技术机构进入突发事件现场,或不配合调查、采样、技术分析和检验的,对有关责任人依法给予行政处分或纪律处分;构成犯罪的,依法追究刑事责任。在突发事件发生期间,散布谣言、哄抬物价、欺骗消费者,扰乱社会秩序、市场秩序的,由公安机关或工商行政管理部门依法给予行政处罚;构成犯罪的,依法追究刑事责任。

第三节 职业病防治法律制度

一、职业病防治法律制度概述

1. 职业病定义 职业病是指企业、事业单位和个体经济组织等用人单位的劳动者在职业活动中,因接触粉尘、放射性物质和其他有毒、有害因素而引起的疾病。

2. 职业病特点
(1)接触职业病危害人数多,患病数量大。
(2)职业病危害分布行业广,中小企业危害严重。
(3)职业病危害流动性大、危害转移严重。
(4)职业病具有隐匿性、迟发性特点,危害往往被忽视。
(5)职业病危害造成的经济损失巨大,影响长远。

3. 职业病分类 2016年国家卫健委公布的最新《职业病分类和目录》由原来115种职业病调整为132种(含4项开放性条款),其中新增18种,对2项开放性条款进行了整合,对16种职业病的名称进行了调整。职业病调整为尘肺病及其他呼吸系统疾病、职业性放射性疾病、职业性化学中毒、物理因素所致职业病、职业性皮肤病、职业性眼病、职业性耳鼻喉口腔疾病、职性肿瘤、职业性传染病、其他职业病。

二、职业病防治和管理制度

(一)前期预防制度

1. 工作场所 用人单位应当依照法律、法规要求,严格遵守国家职业卫生标准,落实职业病预防措施。从源头上控制和消除职业病危害。

2. 职业病危害项目申报 用人单位工作场所存在职业病目录所列职业病的危害因素的,应当及时、如实向所在地安全生产监督管理部门申报危害项目,接受监督。

3. 职业病危害预评价报告 新建、扩建、改建建设项目和技术改造、技术引进项目可能产生职业病危害的,建设单位在可行性论证阶段应当进行职业病危害预评价。

(二)劳动过程中防护和管理制度

1. 职业卫生管理 ①设置或指定职业卫生管理机构或组织,配备专职或兼职职业卫生管理人员,负责本单位的职业病防治工作;②制订职业病防治计划和实施方案;

③建立、健全职业卫生管理制度和操作规程;④建立、健全职业卫生档案和劳动者健康监护档案;⑤建立、健全工作场所职业病危害因素监测及评价制度;⑥建立、健全职业病危害事故应急救援预案。

2. 职业危害预防和告知　用人单位应当优先采用有利于防治职业病和保护劳动者健康的新技术、新工艺、新设备、新材料,逐步替代职业病危害严重的技术、工艺、设备、材料;产生职业病危害的用人单位,应在醒目位置设置公告栏,公布有关职业病防治的规章制度、操作规程、职业病危害事故应急救援措施和工作场所职业病危害因素检测结果;对职业病防护设备、应急救援设施和个人使用的职业病防护用品,用人单位应进行经常性地维护、检修,定期检测其性能和效果,确保其处于正常状态,不得擅自拆除或者停止使用。

3. 危害监测　用人单位应实施由专人负责的职业病危害因素日常监测,并确保监测系统处于正常运行状态;应按照国务院安全生产监督管理部门规定,定期对工作场所进行职业病危害因素检测、评价。检测、评价结果存入用人单位职业卫生档案,定期向所在地安全生产监督管理部门报告并向劳动者公布。

4. 健康监护

(1)用人单位应为劳动者建立职业健康监护档案,并按规定期限妥善保存。

(2)用人单位不得安排未经上岗前职业健康检查的劳动者从事接触职业病危害的作业;不得安排有职业禁忌的劳动者从事其所禁忌的作业;对在职业健康检查中发现有与所从事的职业相关的健康损害的劳动者,应当调离原工作岗位,并妥善安置;对未进行离岗前职业健康检查的劳动者不得解除或者终止与其订立的劳动合同。

(3)用人单位不得安排未成年工从事接触职业病危害的作业,不得安排孕期、哺乳期女职工从事对本人和胎儿、婴儿有危害的作业。

(三)职业病诊断管理

1. 诊断机构　医疗卫生机构承担职业病诊断,应当经省、自治区、直辖市人民政府卫生行政部门批准。劳动者可以在用人单位所在地、本人户籍所在地或经常居住地依法承担职业病诊断的医疗卫生机构进行职业病诊断。

2. 诊断分析　承担职业病诊断的医疗卫生机构在进行职业病诊断时,应当组织三名以上取得职业病诊断资格的执业医师集体诊断。职业病诊断证明书应由参与诊断的医师共同签署,并经承担职业病诊断的医疗卫生机构审核盖章。用人单位不能提供工作场所职业病危害因素检测结果等资料的,诊断、鉴定机构应结合劳动者的临床表现、辅助检查结果和劳动者的职业史、职业病危害接触史,并参考劳动者的自述、安全生产监督管理部门提供的日常监督检查信息等,做出职业病诊断、鉴定结论。

3. 诊断争议鉴定　当事人对职业病诊断有异议的,可以向做出诊断的医疗卫生机构所在地地方人民政府卫生行政部门申请鉴定。职业病诊断争议由设区的市级以上地方人民政府卫生行政部门根据当事人的申请,组织职业病诊断鉴定委员会进行鉴定。当事人对设区的市级职业病诊断鉴定委员会的鉴定结论不服的,可以向省、自治区、直辖市人民政府卫生行政部门申请再鉴定。

三、职业病防治保障与防治监督

(一)职业病患者的保障制度

1. 用人单位 应保障职业病患者依法享受国家规定的职业病待遇;应按照国家有关规定,安排职业病患者进行治疗、康复和定期检查;对从事接触职业病危害作业的劳动者,应当给予适当岗位津贴。职业病患者的诊疗、康复费用,伤残及丧失劳动能力的职业病患者的社会保障,按照国家有关工伤保险的规定执行。

2. 职业病患者 职业病患者除依法享有工伤保险外,依照有关民事法律,尚有获得赔偿权利的,有权向用人单位提出赔偿要求。职业病患者变动工作单位,其依法享有的待遇不变,如果用人单位已经不存在或者无法确认劳动关系,可以向地方人民政府民政部门申请医疗救助和生活等方面的救助。

(二)职业病防治监督

1. 监督机构及其职责 县级以上人民政府职业卫生监督管理部门依照职业病防治法律、法规、国家职业卫生标准和卫生要求,依据职责划分,对职业病防治工作进行监督检查。安全生产监督管理部门履行监督检查职责时,有权采取下列措施:

(1)进入被检查单位和职业病危害现场,了解情况,调查取证。

(2)查阅或复制与违反职业病防治法律、法规的行为有关的资料和采集样品。

(3)责令违反职业病防治法律、法规的单位和个人停止违法行为。

发生职业病危害事故或者有证据证明危害状态可能导致职业病危害事故发生时,安全生产监督管理部门可以采取下列临时控制措施:①责令暂停导致职业病危害事故的作业;②封存造成职业病危害事故或者可能导致职业病危害事故发生的材料和设备;③组织控制职业病危害事故现场。

2. 监督执法人员及其职责 职业卫生监督执法人员应当依法经过资格认定,依法执行职务时,应当出示监督执法证件。卫生行政部门、安全生产监督管理部门及其职业卫生监督执法人员履行职责时,不得有下列行为:①对不符合法定条件的,发给建设项目有关证明文件、资质证明文件或者予以批准;②对已经取得有关证明文件的,不履行监督检查职责;③发现用人单位存在职业病危害的,可能造成职业病危害事故,不及时依法采取控制措施;④其他违反《职业病防治法》的行为。

问题分析与能力提升

男,20岁,甲地某高校学生,3天来频繁咳嗽,体温在38.5~39.8℃之间,在当地诊所治疗无效,家长带其到乙地某医院就诊,经检查,疑似传染性非典型肺炎。

请问:①传染性非典型肺炎属于哪类传染病?管理原则是什么?②某医院应采取哪些措施?③当地疾病预防和控制中心应采取哪些措施?

提示:

(1)乙类,按甲类管理。

(2)隔离治疗,严密观察。

(3)立即向卫生行政部门报告,并进行流行病学调查。

 **思考题**

1. 我国法定传染病分几大类多少种？传染病的预防措施有哪些？
2. 我国传染病防治的主要法律法规有哪些？
3. 疾病预防控制和医疗机构在传染病防治工作中的职责是什么？
4. 突发公共卫生事件应急处理的原则和措施有哪些？
5. 医疗机构在突发公共卫生事件应急中有哪些责任？
6. 国家职业卫生标准的制定有哪些规定？

（平顶山学院　吴孔菊

南阳医学高等专科学校　田雨）

第十八章 血液与血液制品管理法律制度

学习目标

◆ 说出 献血法的含义和宗旨。
◆ 阐述 无偿献血的法律规定;临床输血的技术规范。
◆ 分析 采血和供血的基本要求;采集血浆的法律规定和血液制品管理规定。

案例选读

稀有血型孕妇死亡事件反思

2016年10月9日,身为孕妇的董某因生产失败导致大出血,而其血型为Rh阴性O型血,非常罕见,医院没有现存血浆。当患者家属要求马上给其输入未经检验的血时,医院按照我国法律"不得给病人输入未经检验的血"的规定拒绝马上输血,等待检测结果。最终,董某在等待过程中因失血过多未能及时输血而离开人世。

【探析】①《献血法》规定血站对采集的血液必须进行检测,未经检测或检测不合格的血液,不得向医疗机构提供。②医疗机构必须严格执行输血技术规范和操作规程,严禁使用不符合国家规定标准的血液。③在紧急状况下,血液中心能否将未经检验的血液提供给临床使用?为挽救患者生命,医院能否使用未经检验的血液?这是血液与血液制品管理法律制度亟待解决的现实问题。

近年来随着国内医疗水平的不断提升,对血液制品临床应用的认识不断提高,以及国内医疗保障不断完善,健全和完善血液与血液制品法律规定,能有效加强血液制品管理,预防和控制经血液途径传播的疾病,保证血液制品的质量。

第一节 血液与血液制品管理法律制度概述

献血法及其配套法规,确立了我国实行无偿献血制度,标志着我国血液管理工作开始进入全面依法管理的新阶段,对于提高血液质量,预防和控制经血液传播的疾病,保障献血者和用血者的身体健康,保证医疗用血需要,促进临床合理、科学用血和血液事业的发展、进一步弘扬人道主义精神,加强和促进社会主义精神文明建设具有重要意义。

一、献血法的概念

献血法是指为了保证临床用血需要和安全,保障献血者和用血者身体健康,发扬人道主义精神,促进社会主义物质文明和精神文明建设而制定的法律规范的总称。

1996年国务院发布了《血液制品管理条例》,随后,原卫生部相继颁布了《全国血站工作条例》《关于加强输血工作管理的若干规定》《采供血机构和血液管理办法》及《血站基本标准》等规章和规范性文件。为了保证临床用血的需要和安全,保障献血者和用血者的身体健康,1997年12月29日,第八届全国人大常委会第二十九次会议通过了《中华人民共和国献血法》,自1998年10月1日起施行。献血法对公民献血、用血,血站采血、储血、供血,以及医疗机构临床用血等活动进行了规范。

原卫生部根据献血法先后制定发布了《血站管理办法》《医疗机构临床用血管理办法(试行)》《临床输血技术规范》《脐带血造血干细胞库管理办法(试行)》《采供血机构设置规划指导原则》等配套规章。为鼓励无偿献血,原卫生部、中国红十字总会在1999年颁布了《全国无偿献血表彰奖励办法》。同时,各省、自治区、直辖市也相继出台了有关献血工作的地方法规或规章,有效推动了无偿献血工作的快速发展。

公民献血、救死扶伤、发扬人道主义精神是遵守社会公德、履行社会义务的一种良好体现。公民献血制度的完善程度,充分体现了一个国家公民的道德水准、公民意识水平、文化知识程度和社会公德水平。

二、献血法的宗旨

《中华人民共和国献血法》(简称《献血法》)第一条明确规定其宗旨是"为保证医疗临床用血需要和安全,保障献血者和用血者身体健康,发扬人道主义精神,促进社会主义物质文明和精神文明建设"。

(一)保证医疗临床用血需要和安全

血液是生命之源,也是医疗抢救过程中不可缺少的特殊物质,其功能和作用是药物所不能替代的,而且只能来自健康者的机体。现阶段人造血液不能广泛应用,且价格昂贵,还不能取代血液,因此,医疗临床用血只能靠公民献血来解决。2016年我国无偿献血人次达到1 400万,采血总量达到2 360万单位。除极少数地方外,我国90%以上的地区都实现了临床用血100%来源于自愿无偿献血。通过立法确立无偿献血制度,促进无偿献血事业的发展,保证医疗临床安全,是我国血液事业发展的当务之急。

(二)保障献血者和用血者的身体健康

输血是现代医疗的重要手段,是人类认识伤病、诊治伤病的伟大发现,在临床医学领域中有着拯救生命、治疗疾病的重要作用。血液在采集、储存、使用过程中,必须确保质量,避免污染,防止经血液传播疾病。虽然为保障输血安全,我国对血液的采集、检验、监控、储存和运输都有着严格的规定。但是,根据现在的检测手段,漏检现象很难避免,一些经血液途径传播的疾病时有发生。因此,保证血液质量,是保证输血安全,保障用血者身体健康的前提。只有依法实行公民无偿献血制度,禁止血液买卖,才是杜绝经血液途径传播疾病的隐患,保证医疗临床用血安全的根本途径。为了确保血液质量,保证献血者和用血者的身体健康,对输血工作的各个环节规定了严格的管理措施。

(三)促进社会主义物质文明和精神文明建设

实行无偿献血,不仅能保障医疗临床用血的需要,保证输血安全,达到治病救人的目的,还是"我为人人,人人为我"的社会共济行为,是人道主义精神的重要体现。献血事业的发展程度,是社会文明程度的标志之一。实行无偿献血,有助于弘扬中华民族团结、友爱、互助的传统美德,是建设社会主义精神文明的具体表现。因此,《献血法》规定实行无偿献血制度,也是促进精神文明建设的一项具体措施,每个公民都应当积极参与。

三、无偿献血的法律规定

(一)无偿献血的概念

无偿献血是指向血站自愿、无报酬地提供自身血液的行为。

《献血法》规定,国家实行无偿献血制度。基本思想是:大力量倡导、教育、组织干部群众,自愿地无偿献血,保证献血者和用血者的身体健康。

(二)无偿献血的主体

《献血法》提倡18~55周岁的健康公民自愿献血。原卫生部与中国国家标准化管理委员会联合发布并于2012年7月1日开始实施的《献血者健康检查要求》指出,既往无献血反应、符合健康检查要求的多次献血者主动要求再次献血的,年龄可放宽至60周岁。国家鼓励国家工作人员、现役军人和高等学校在校学生率先献血,为树立社会新风尚做表率。

《献血法》还规定,地方各级人民政府领导本行政区域内的献血工作,统一规划并负责组织、协调有关部门共同做好献血工作。县级以上卫生行政部门监督管理献血工作。各级红十字会依法参与推动献血工作。

(三)无偿献血的宣传组织

《献血法》要求各级人民政府要采取措施广泛宣传献血的意义,普及献血的科学知识,开展预防和控制经血液途径传播的疾病的教育。新闻媒介应当开展献血的社会公益性宣传。

国家机关、军队、社会团体、企业事业组织、居民委员会、村民委员会,应当动员和组织本单位或者本地区的适龄公民参加献血。对献血者,发给国务院卫生行政部门制作的无偿献血证书,有关单位可以给予适当补贴。各级人民政府和红十字会对积极参加献血和在献血工作中做出显著成绩的单位和个人给予奖励。

(四)无偿献血的临床使用

《献血法》规定,无偿献血者的血液必须用于临床,不得买卖。血站、医疗机构不得将无偿献血的血液出售给单采血浆站或者血液制品生产单位。

临床用血的包装、储存、运输,必须符合国家规定的卫生标准和要求。为保证应急用血,医疗机构可以临时采集血液,但应当依照《献血法》的规定,确保采血用血安全。

公民临床用血时须交付用于血液的采集、储存、分离、检验等费用;无偿献血者临床需要用血时,可以按照省、自治区、直辖市人民政府的规定免交或者减交前述费用。为保障公民临床急救用血的需要,《献血法》规定,国家提倡并指导择期手术的患者自身储血,动员家庭、亲友、所在单位及社会互助献血。

医疗机构临床用血应当制订用血计划,遵循合理、科学的原则,不得浪费和滥用血液。医疗机构对临床用血必须进行核查,不得将不符合国家规定标准的血液用于临床。

第二节 采血、供血和临床用血的管理

为进一步加强我国血液管理工作,在各级医疗机构中推广科学、合理用血技术,杜绝血液的浪费和滥用,保证临床用血的质量和安全,原卫生部于2000年6月组织专家制定了《临床输血技术规范》,自2000年10月1日起施行;2012年6月又发布新的《医疗机构临床用血管理办法》。

一、采血与供血的管理

(一)采集血液的基本要求

采血是以采血器材与人体发生直接接触的活动,对这一活动各个环节进行严格规范和管理,是保障献血者的身体健康,保证血液质量及用血者用血安全的重要前提。

1. 健康检查 血站对献血者必须免费进行必要的健康检查,身体状况不符合献血条件的,血站应向其说明情况,不得采集血液。献血者身体健康条件由国务院卫生行政部门规定。

2. 血量控制 血站对献血者每次采集血液量一般为200 mL,最高不得超过400 mL。单采血小板献血者每次可献1~2个治疗单位或者1个治疗单位及不超过200 mL血浆。全血献血间隔期间不少于6个月,单采血小板献血间隔不少于2周,不大于24次/年。单采血小板后与全血献血间隔不少于4周,全血献血后与单采血小板献血间隔不少于3个月。严格禁止血站违反规定对献血者超量、频繁采集血液。无偿献血是本法所确立的基本制度,也是每个公民应尽的光荣义务,必须保护献血者的身体健康及受血者的用血安全。

3. 规范采血 血站采集血液必须严格遵守有关操作规程和制度,采血必须由具有

采血资格的医务人员进行。一次性采血器材用后必须销毁,确保献血者身体健康。血站应当根据国务院卫生行政部门制定的标准,保证血液质量。血站对采集的血液必须进行检测,未经检测或者检测不合格的血液,不得向医疗机构提供。

(二)供血的基本要求

1. 质量合格 血站应当保证发出的血液质量符合国家有关标准,其品种、规格、数量、活性、血型无差错;未经检测或者检测不合格的血液,不得向医疗机构提供。

2. 供血规范 血站向医疗机构提供的血液,在包装、储存和运输上要符合《血站质量管理规范》的要求。包装袋上应当标明:血站的名称及其许可证号、献血编号或者条形码、血型、血液品种、采血日期及时间或者制备日期及时间、有效日期及时间、储存条件。血站还应当加强对其所设储血点的质量监督,确保储存条件,保证血液储存质量;按照临床需要进行血液储存和调换。

3. 禁止买卖 无偿献血的血液必须用于临床,不得买卖。血站不得将无偿献血的血液出售给单采血浆站或者血液制品生产单位。

二、临床用血的管理

临床用血是医疗过程中必不可少的环节,对临床用血的原则做出规定,对临床用血加强管理是十分必要的,以合理利用和避免浪费,最大限度地发挥血液的功效,为用血者身体健康提供优质安全的服务。

级别在二甲以上的医院应设置独立的输血科(血库),负责临床用血的指导和技术实施,确保储存、配血和科学、合理用血措施的执行。医疗机构临床用血应当制订用血计划,遵循合理、科学的原则用血,不得浪费和滥用血液。临床医生和输血技术人员要严格掌握临床输血适应证,减少不必要的输血,并积极推行按医疗实际需要的血液成分输血。

医疗机构为保证应急用血需要时,可以临时采集血液,但应确保采血用血安全。
公民临床用血时须交付用于血液的采集、储存、分离、检验等费用。

三、临床输血技术规范

(一)输血申请

《临床输血技术规范》第二、三、四章对输血申请、受血者血样采集与送检、交叉配血等做出明确规定:

(1)申请输血应由经治医师逐项填写《临床输血申请单》,由主治医师核准签字,连同受血者血样于预定输血日期前送交输血科(血库)备血。

(2)临床医师和输血医技人员应严格掌握输血适应证,正确应用成熟的临床输血技术和血液保护技术,包括成分输血和自体输血等。

(3)决定输血治疗前,经治医师应向患者或其家属说明输同种异体血的不良反应和经血液传播疾病的可能性,征得患者或家属的同意,并在《输血治疗同意书》上签字。《输血治疗同意书》入病历。无家属签字的无自主意识患者的紧急输血,应报医院职能部门或主管领导同意、备案,并记入病历。

(4)确定输血后,医护人员持输血申请单和贴好标签的试管,当面核对患者姓名、性别、年龄、病案号、病室/门急诊、床号、血型和诊断,采集血样。并及时将受血者血样与输血申请单送交输血科(血库),双方再次逐项核对。

(5)输血科(血库)要逐项核对输血申请单、受血者和供血者血样,复查受血者和供血者ABO血型(正、反定型),并常规检查患者Rh(D)血型,正确无误时方可进行交叉配血及备血。

(6)亲友互相献血由经治医师等对患者家属进行动员,在输血科(血库)填写登记表,到血站或卫生行政部门批准的采血点(室)无偿献血,由血站进行血液的初、复检,并负责调配合格血液。

(二)输血

《临床输血技术规范》第七章对输血做出明确规定:

(1)输血前由两名医护人员核对交叉配血报告单及血袋标签各项内容,检查血袋有无破损渗漏,血液颜色是否正常。准确无误方可输血。

(2)输血时,由两名医护人员带病历共同到患者床旁核对患者姓名、性别、年龄、病案号、病室/门急诊、床号、血型等。确认与配血报告相符,再次核对血液后,用符合标准的输血器进行输血。

(3)取回的血应尽快输用,不得自行储血。输用前将血袋内的成分轻轻混匀,避免剧烈震荡。血液内不得加入其他药物,如需稀释,只能用静脉注射生理盐水。

(4)输血前后用静脉注射生理盐水冲洗输血管道。连续输用不同供血者的血液时,前一袋血输尽后,用静脉注射生理盐水冲洗输血器,再接下一袋血继续输注。

(5)输血过程中应先慢后快,再根据病情和年龄调整输注速度,并严密观察受血者有无输血不良反应,如出现异常情况应及时处理:①减慢或停止输血,用静脉注射生理盐水维持静脉通路;②立即通知值班医师和输血科(血库)值班人员及时检查、治疗和抢救,并查找原因,做好记录。

(6)疑为溶血性或细菌污染性输血反应,应立即停止输血,用静脉注射生理盐水维护静脉通路,及时报告上级医师,在积极治疗抢救的同时,认真按照输血管理办法的有关规定做好核对检查工作。

(7)输血完毕,医护人员对有输血反应的应逐项填写患者输血反应回报单,并返还输血科(血库)保存。输血科(血库)每月统计上报医务处(科)。输血完毕后,医护人员将输血记录单(交叉配血报告单)贴在病历中,并将血袋送回输血科(血库)至少保存1天。

第三节 血液制品的管理

血液制品是利用原料血浆生产的各种血浆蛋白制品,其质量的优劣对使用者的安全和健康产生极大的影响。因此,从单采血浆站的设置到原料血浆的采集,从血液制品生产经营机构的设置到生产经营活动的实施,都必须符合国家规定的条件和标准,必须加强管理,才能预防和控制经血液传播疾病的事件发生。为了加强血液制品管理,预防和控制经血液途径传播的疾病,保证血液制品的质量,1996年12月6日国务院第52次常务会议通过《血液制品管理条例》。

一、血液制品的概念

血液是指用于临床的全血或成分血。血液制品,特指各种人血浆蛋白制品。原料血浆是指由单采血浆站采集的专门用于血液制品生产原料的血浆。

二、原料血浆的管理

(一)单采血浆站的设置

(1)国家实行单采血浆站统一规划、设置的制度。国务院卫生行政部门根据核准的全国生产用原料血浆的需求,对单采血浆站的布局、数量和规模制定总体规划。省、自治区、直辖市人民政府卫生行政部门根据总体规划,制定本行政区域内单采血浆站设置规划和采集血浆的区域规划,并报国务院卫生行政部门备案。

(2)单采血浆站由血液制品生产单位设置或者由县级以上人民政府卫生行政部门设置,专门从事单采血浆活动,具有独立法人资格。其他任何单位和个人不得从事单采血浆活动。

(3)设置单采血浆站,必须具备下列条件:符合单采血浆站布局、数量、规模的规划;具有与所采集原料血浆相适应的卫生专业技术人员;具有与所采集原料血浆相适应的场所及卫生环境;具有识别供血浆者的身份识别系统,具有与所采集原料血浆相适应的单采血浆机械及其他设施,具有对所采集原料血浆进行质量检验的技术人员及必要的仪器设备。

(4)申请设置单采血浆站的,由县级人民政府卫生行政部门初审,经设区的市、自治州人民政府卫生行政部门或者省、自治区人民政府设立的派出机关的卫生行政机构审查同意,报省、自治区、直辖市人民政府卫生行政部门审批;经审查符合条件的,由省、自治区、省辖市人民政府卫生行政部门核发单采血浆许可证,并报国务院卫生行政部门备案。

(5)在一个采血浆区域内,只能设置一个单采血浆站。严禁单采血浆站采集非划定区域内的供血浆者和其他人员的血浆。

(二)采集血浆的规定

(1)单采血浆站必须对供血者进行健康检查,合格后由县级人民政府卫生行政部门核发"供血浆证"。

(2)单采血浆站在采集血浆前,必须对供血浆者进行身份识别并核实其"供血浆证",确认无误的,方可按照规定程序进行健康检查和血液化验:对检查、化验合格的,按照有关技术操作标准及程序采集血浆,并建立供血浆者健康检查及供血浆记录档案;对检查、化验不合格的,由单采血浆站收缴"供血浆证",并由所在地县级人民政府卫生行政部门监督销毁。严禁采集无"供血浆证"者的血浆。

(3)单采血浆站必须使用单采血浆机械采集血浆,严禁手工操作采集血浆。采集的血浆必须按单人份冰冻保存,不得混浆。严禁单采血浆站采集血液或者将所采集的原料血浆用于临床。

(4)单采血浆站必须使用有产品批准文号并经国家药品生物制品检定机构逐批检定合格的体外诊断试剂及合格的一次性采血浆器材。采血浆器材等一次性消耗品使用后,必须按照国家有关规定予以销毁,并做记录。

(三)血浆管理的规定

(1)单采血浆站只能向一个与其签订质量责任书的血液制品生产单位供应原料血浆,严禁向其他任何单位供应原料血浆。

(2)单采血浆站采集的原料血浆的包装、储存、运输,必须符合国家规定的卫生标准和要求。

(3)单采血浆站必须依照传染病防治法及其实施办法等有关规定,严格执行消毒管理及疫情上报制度。

(4)单采血浆站应当每半年向所在地的县级人民政府卫生行政部门报告有关原料血浆采集情况,同时抄报设区的市、自治州人民政府卫生行政部门或者省、自治区人民政府设立的派出机关的卫生行政机构及省、自治区、直辖市人民政府卫生行政部门。省、自治区、直辖市人民政府卫生行政部门应当每年向国务院卫生行政部门汇总报告本行政区域内原料血浆的采集情况。

(5)国家禁止出口原料血浆。

三、血液制品生产经营的管理

(一)血液制品生产经营机构设置管理

新建、改建或者扩建血液制品生产单位,经国务院卫生行政部门根据总体规划进行立项审查同意后,由省、自治区、直辖市人民政府卫生行政部门依照药品管理法的规定审核批准。

血液制品生产单位必须达到国务院卫生行政部门制定的《药品生产质量管理规范》规定的标准,经国务院卫生行政部门审查合格,并依法向工商行政管理部门申领营业执照后,方可从事血液制品的生产活动。

血液制品生产单位生产国内已经生产的品种,必须依法向国务院卫生行政部门申请产品批准文号;国内尚未生产的品种,必须按照国家有关新药审批的程序和要求申报。

开办血液制品经营单位,由省、自治区、直辖市人民政府卫生行政部门审核批准。

严禁血液制品生产单位出让、出租、出借以及与他人共用药品生产企业许可证和产品批准文号。

(二)血液制品生产经营管理

1. 全面复查　①血液制品生产单位不得向无单采血浆许可证的单采血浆站或者未与其签订质量责任书的单采血浆站及其他任何单位收集原料血浆;②血液制品生产单位不得向其他任何单位供应原料血浆;③血液制品生产单位在原料血浆投料生产前,必须使用有产品批准文号并经国家药品生物制品检定机构逐批检定合格的体外诊断试剂,对每一人份血浆进行全面复检,并做检测记录。

2. 准确记录、上报　①原料血浆经复检不合格的,不得投料生产,且必须在省级药品监督员监督下按照规定程序和方法予以销毁,并做记录;②原料血浆经复检发现有经血液途径传播的疾病的,必须通知供应血浆的单采血浆站,并及时上报所在地省、自治区、直辖市人民政府卫生行政部门。

3. 严格质检 ①血液制品出厂前,必须经过质量检验;经检验不符合国家标准的,严禁出厂;②血液制品经营单位应当具备与所经营的产品相适应的冷藏条件和熟悉所经营品种的业务人员;③血液制品生产经营单位生产、包装、储存、运输、经营血液制品,应当符合国家规定的卫生标准和要求。

第四节 法律责任

违反《献血法》及《血液制品管理条例》相关规定的医疗机构各个人,将依照相关法律规定,承担相应的行政、民事及刑事责任。

（一）行政责任

1. 非法设立血液、血液制品生产单位及非法采集血液的行政责任

（1）献血法规定,有下列行为之一的,由县级以上地方人民政府予以取缔,没收违法所得,并可处10万元以下的罚款:非法采集血液的;血站、医疗机构出售无偿献血者血液的;非法组织他人出卖血液的。

（2）违反《血液制品管理条例》规定,未取得省、自治区、直辖市人民政府卫生行政部门核发的"单采血浆许可证",非法从事组织、采集、供应、倒卖原料血浆的,由县级以上地方人民政府卫生行政部门予以取缔,没收违法所得和从事违法活动的器材、设备,并处违法所得5倍以上10倍以下的罚款;没有违法所得的,并处5万元以上10万元以下的罚款。

2. 违反血液及血液制品生产操作规程的行政责任

（1）血站违反有关操作规程和制度采集血液,由县级以上地方人民政府卫生行政部门责令限期改正;给献血者健康造成损害的,对直接负责的主管人员和其他直接责任人员,依法给予行政处分。

（2）临床用血的包装、储存、运输,不符合国家规定的卫生标准和要求的,责令改正,给予警告,可以并处1万元以下的罚款。

（3）血站违反献血法规定,向医疗机构提供不符合国家规定标准的血液的,责令改正;情节严重,造成经血液途径传播的疾病传播或者有传播严重危险的,限期整顿,对直接负责的主管人员和其他直接责任人员,依法给予行政处分。

3. 违反规定非法使用血液及血液制品的行政责任 医疗机构的医务人员违反献血法规定,将不符合国家规定标准的血液用于患者的,责令改正;给患者健康造成损害的,对直接负责的主管人员和其他直接责任人员,依法给予行政处分。

4. 卫生行政部门监管不力的行政责任 卫生行政部门及其工作人员在献血、用血的监督管理工作中,在血液制品生产加工的监管中,滥用职权、玩忽职守、徇私舞弊、索贿受贿,造成严重后果,尚不构成犯罪的,依法给予行政处分。

（二）民事责任

1. 损害献血者健康的民事责任 献血者的身体健康因输血而受伤害,血液采集单位的责任比较容易确定,因为献血者在献血之前基本上都进行了系统、详细的身体检查,在确诊没有健康问题的前提下,血液采集单位才对献血员实施血液采集。

《献血法》规定，供血单位违反有关操作规程和制度采集血液、提供血液制品，给献血者健康造成损害的，应当依法赔偿。损害献血者的身体健康，血液采集机构必须承担相应的民事责任，造成其身体损害的，根据《民法通则》第一百一十九条的规定，应该承担献血者的医疗费、营养费、误工费、就医交通费等。

2. 损害受血者健康的民事责任　医疗机构的医务人员违反献血法规定，将不符合国家规定标准的血液用于患者，给患者健康造成损害的，应当依法赔偿。

受血者身体健康受到损害，患者可以向人民法院起诉，要求医疗机构和血液采集单位承担民事责任，根据《民法通则》第一百一十九条的规定，应该承担患者的医疗费、营养费、误工费、就医交通费及将来的治疗费等。

(三) 刑事责任

《献血法》规定，有以下行为之一，且情节严重或造成严重后果，构成犯罪的，都要依法追究刑事责任：非法采集血液的；血站、医疗机构出售无偿献血者血液的；非法组织他人出卖血液的；血站违反有关操作规程和制度采集血液，给献血者健康造成损害的；血站违反法律规定，向医疗机构提供不符合国家规定标准的血液的，情节严重，造成经血液途径传播的疾病传播或者有传播严重危险的；医疗机构的医务人员违反法律规定，将不符合国家规定标准的血液用于患者，给患者健康造成损害的。在刑法中规定了两条共四种犯罪，它们属于危害公共卫生罪类。

1. 非法组织卖血罪　《刑法》第三百三十三条规定，非法组织他人出卖血液的，处 5 年以下有期徒刑，并处罚金。第三百三十三条第二款规定，前款行为对他人造成伤害的，依照刑法第三百三十四条规定，处 3 年以下有期徒刑、拘役或者管制；致人重伤的，处 3 年以上 10 年以下有期徒刑；致人死亡或者以特别残忍手段致人重伤造成严重残疾的，处 10 年以上有期徒刑、无期徒刑或者死刑。

2. 强迫卖血罪　《刑法》第三百三十三条规定，以暴力、威胁方法强迫他人出卖血液的，处 5 年以上 10 年以下有期徒刑，并处罚金。与前罪类似，因强迫他人卖血而造成他人身体损害构成轻伤或者重伤结果的，以故意伤害罪论处。

3. 非法采集、供应血液，制作、供应血液制品罪　根据《刑法》第三百三十四条第一款的规定，非法采集、供应血液或者制作、供应血液制品，不符合国家规定的标准，足以危害人体健康的，处 5 年以下有期徒刑或者拘役，并处罚金；对人体健康造成严重危害的，处 5 年以上 10 年以下有期徒刑，并处罚金；造成特别严重后果的，处 10 年以上有期徒刑或者无期徒刑，并处罚金或者没收财产。

4. 采集、供应血液，制作、供应血液制品事故罪　根据《刑法》第三百三十四条第二款的规定，经国家主管部门批准采集、供应血液或者制作、供应血液制品的部门，不依照规定进行检测或者违背其他操作规定，造成危害他人身体健康后果的，对单位判处罚金，并对其直接负责的主管人员和其他直接责任人员，处 5 年以下有期徒刑或者拘役。

问题分析与能力提升

刘某，女，28 岁，以孕 36 周急诊入某妇幼保健院，入院后医生行急诊剖腹手术，因术中出血较多病情危重，医生给患者输血 400 mL，该 400 mL 全血系中心血站提供，有全套血液七项检验合格的结果。刘某母子平安顺利出院,出院后1个月刘某感到乏力、厌油腻,到市人民医院就医,经化验被确诊为"急性丙型肝炎",住院治疗3个月。刘某认为自己患上急性丙型肝炎为接受剖宫产时医院输血所致,因而将某妇幼保健院和中心血站一并作为被告,向人民法院提起诉讼,要求两被告赔偿自己因输血而患丙型肝炎所导致的损失。诉讼过程中,妇幼保健院提供了记载详尽的从中心血站进血的记录资料,中心血站也提出了所供应血液的全套七项检验合格的结果记录。

请问:本案妇幼保健院输血过程有无过错?本案属于《医疗事故处理条例》中明确规定的不构成医疗事故的哪种情形?

提示:

本案妇幼保健院严格按照医疗机构用血规范流程操作,不存在过错。《医疗事故处理条例》第三十三条规定,有下列情形之一的,不属于医疗事故:在紧急情况下为抢救垂危者生命而采取紧急医学措施造成不良后果的;在医疗活动中由于患者病情异常或者患者体质特殊而发生医疗意外的;在现有医学科学技术条件下,发生无法预料或者不能防范的不良后果的;无过错输血感染造成不良后果的;因患方原因延误诊疗导致不良后果的;因不可抗力造成不良后果的。本案即属于上述不属于医疗事故的第四种情况:无过错输血感染造成不良后果的。

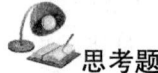

思考题

1. 无偿献血的法律规定有哪些?
2. 临床用血应遵循哪些原则?
3. 临床输血管理的内容有哪些?
4. 临时采集血液的要求是什么?
5. 血站采供血的基本要求是什么?

(南阳医学高等专科学校 李建效)

第十九章 母婴保健与人体器官移植的法律制度

学习目标

◆说出 人口与计划生育法的含义和主要内容；孕期保健的相关法律规定。

◆阐述 人口与计划生育法律制度；母婴保健法的主要内容。

◆分析 人体器官移植的相关法律规定；违反母婴保健法的法律责任。

案例选读

江西省最大非法买卖人体器官案

被告人通过论坛发帖的形式，在网上发布招揽供体的信息，通过QQ与供体取得联系，圈养供体，以方便对供体进行体检和配型。与此同时，有人联系好主刀医生，为配型成功的供体进行肾摘除手术，异地以海鲜名义空运，最后移植给受体。短短5个月，犯罪团伙圈养近40人，贩卖肾23个，非法获利154万元。最终12名被告人因出卖人体器官罪分别获有期徒刑2年至9年6个月。

【探析】①非法人体器官买卖主要原因：一是存在巨大的利润空间；二是目前遗体器官捐赠热情不高，器官捐赠制度不尽合理，移植器官存在巨大缺口；三是人体器官移植的法律制度不健全。②规范人体器官移植的主要措施：一是完善器官移植法律制度，规范器官捐献行为；二是建立人体器官移植工作体系；三是明确规定鼓励死后捐献器官的奖励条款。

《中华人民共和国母婴保健法》（以下简称《母婴保健法》）的颁布实施，体现了党和政府对妇女儿童健康的关怀和重视，有利于提高人口素质，有利于发展我国妇幼卫生事业，保障妇女儿童健康，促进家庭幸福和社会进步。《人体器官移植条例》规范人体器官移植活动，维护公民的合法权益，保证医疗质量，保障人体健康。

第一节 计划生育法律制度

计划生育作为我国的一项基本国策,是为了实现国家的人口发展目标,以国家政策的名义实施的一种政府行为,对我国人口进行有计划的调节和指导,使人口发展与经济社会发展相协调,与资源利用、生存环境相适应的政策。

一、计划生育法律制度概述

1. 计划生育的含义　计划生育是指人类社会发展到一定程度后,为了适应自然环境和人类自身发展的客观需要,自觉地在全社会采取的调节生育的行为,为社会、家庭和夫妻的利益,育龄夫妇有计划地在适当的年龄生育合理数量的子女,并养育健康的下一代,以增进家庭幸福,促进人口、经济、社会、资源、环境协调发展和可持续发展。

2. 计划生育的意义　1949 年新中国成立时,我国总人口 5.12 亿。到了 1982 年,超过 10 亿,短短的 33 年时间,我国总人口翻了一番。人口的过快增长给经济和社会发展带来沉重的负担。因此,党中央、国务院决定在 20 世纪 80 年代初将计划生育列为一项基本国策,并提出"控制人口数量、提高人口素质"的要求。

二、人口与计划生育法律制度

(一)人口与计划生育法

1. 概述　人口与计划生育法是实现人口与经济、社会、资源、环境的协调发展,保障公民计划生育的合法权益,调整促进社会进步和家庭幸福的法律规范的总称。《中华人民共和国人口与计划生育法》(以下简称《人口与计划生育法》)于 2001 年 12 月 29 日九届全国人大常委会第二十五次会议通过,2002 年 9 月 1 日起施行。根据 2015 年 12 月 27 日第十二届全国人民代表大会常务委员会第十八次会议《关于修改〈中华人民共和国人口与计划生育法〉的决定》进行修正,自 2016 年 1 月 1 日正式实行。

这是我国第一部以人口与计划生育工作为主要内容的基本法律,它首次以国家基本法律的形式确立了计划生育基本国策的法律地位。将具有中国特色的综合治理人口问题的成功经验上升为国家的法律制度,将国家推行计划生育的基本方针、政策、制度、措施以法律的形式固定下来,为进一步做好人口与计划生育工作,综合治理人口问题,为地方人口与计划生育工作开展提供了法律依据,是我国人口与计划生育事业发展史上一个重要里程碑,对于加快人口与计划生育法制建设,全面提高人口与计划生育工作的管理服务水平,促进人口与经济社会协调持续发展意义重大、影响深远。

2. 主要内容　《人口与计划生育法》共七章四十七条。

第一章是总则。主要规定了人口与计划生育立法的宗旨、目的和依据,国家开展计划生育工作的基本方针和原则。

第二章是人口发展规划的制定与实施。主要规定了编制人口发展规划,制定与实施人口与计划生育实施方案、人口与计划生育事业发展的经费保障、人口与计划生育宣传教育及流动人口计划生育工作的管理基本原则。

第三章是生育调节。主要规定了国家稳定现行生育政策,国家提倡一对夫妻生育两个子女。并将现行生育政策法律化、制度化,规定了公民实行计划生育应享有的权利与义务,以及计划生育工作必要的管理、服务措施。

第四章是奖励与社会保障。主要规定了对实行计划生育的公民实行奖励、优待制度,建立有利于计划生育的社会保障制度。

第五章是计划生育技术服务。主要规定了国家在提高母婴保健、提高出生人口素质、提供计划生育、生殖健康服务方面应承担的责任,规定了计划生育技术服务网络的法律地位,计划生育部门综合管理计划生育技术服务工作。

第六章是法律责任。主要规定了国家机关及其工作人员、计划生育技术服务机构及其技术服务人员、公民、法人和其他组织违反该法规定应当承担的法律责任。

第七章是附则。

(二) 人口与计划生育法律制度

1. 明确人口与计划生育工作责任主体制度　人口与计划生育工作的责任主体是各级政府、计划生育行政部门和政府相关部门,在人口与计划生育工作中实行人口与发展综合决策,对人口问题实施综合治理的制度。

社会相关方面负有协助政府管理计划生育的义务,即机关、部队、社会团体、企业事业组织应当做好本单位所属人员的计划生育工作:向育龄人群提供人口与计划生育的宣传教育和科普知识;提供必要的计划生育、生殖保健服务,向计划生育行政部门或工作机构通报有关计划生育工作信息;根据法律法规的规定,落实对计划生育家庭的奖励与优待措施。村民委员会、居民委员会等自治组织应当依法做好计划生育工作:开展人口与计划生育宣传教育;在计划生育技术服务机构的指导下,向育龄夫妻发放避孕药具,开展孕情检查、随访服务,动员群众参与人口与计划生育工作,维护群众的合法权益。

2. 建立和完善计划生育的奖励与社会保障制度　建立计划生育的奖励制度,对公民晚婚晚育、妇女怀孕、生育、哺育期间、采取避孕节育措施给予必要的福利待遇,实行对独生子女父母的奖励制度,对实行计划生育的家庭给予经济发展的优惠和照顾,对实行计划生育的育龄夫妻免费提供避孕药具和基本项目的计划生育服务,以及国家在建立、健全社会保障制度中应有利于人口与计划生育工作的规定等。

3. 建立计划生育技术服务和生殖保健服务制度　政府应采取措施,建立健全计划生育技术服务网络并明确服务职责,保障公民享有计划生育技术服务;计划生育技术服务机构和从事计划生育技术服务的医疗保健机构应指导公民知情选择安全、有效、适宜的避孕节育措施,保证受术者安全等方面做出规定。

4. 实行征收社会抚养费制度　社会抚养费的性质属于政府对社会公共事业投入进行补偿的行政性收费。设置社会抚养费的目的在于对自然资源的开发和使用予以调节,减轻人口对资源利用和环境保护的压力。建立征收社会抚养费制度,是对自觉实行计划生育的公民合法权益的维护。

5. 建立法律责任追究制度　为维护公民实行计划生育的合法权益,保障人口与计划生育工作的良好秩序,《人口与计划生育法》专门设置了法律责任部分。

第二节 母婴保健法律制度

母婴保健法是调整保障母亲和婴儿健康,提高出生人口素质活动中产生的各种社会关系的法律规范的总称。1994年10月27日,第八届全国人大常委会第十次会议通过了《母婴保健法》,这是新中国成立以来我国第一部保护妇女儿童健康的法律。1995年8月29日,原卫生部发布了《中华人民共和国母婴保健法实施办法》。

一、母婴保健法律制度概述

1995年8月7日原卫生部发布《母婴保健专项技术服务许可及人员资格管理办法》对母婴保健技术服务机构和人员的资质、考核和日常管理做出明确规定。

(一)母婴保健技术服务机构的规定

《母婴保健法》第三十二条规定医疗保健机构开展婚前医学检查、遗传病诊断、产前诊断及施行结扎手术和终止妊娠手术的,必须符合国务院卫生行政部门规定的条件和技术标准,并经县级以上地方人民政府卫生行政部门许可。

1. 申请　申请开展婚前医学检查、遗传病诊断、产前诊断及施行结扎手术和终止妊娠手术的医疗保健机构,必须同时具备下列条件:①符合当地医疗保健机构设置规划;②取得医疗机构执业许可证;③符合《母婴保健专项技术服务基本标准》;④符合审批机关规定的其他条件。

2. 审批　施行结扎手术、终止妊娠手术的审批,由县级卫生行政部门负责;婚前医学检查的审批,由设区的市级以上卫生行政部门负责;遗传病诊断、产前诊断及涉外婚前医学检查的审批,由省级卫生行政部门负责。

审批机关受理申请后,应当在60日内,按照《母婴保健专项技术服务许可及人员资格管理办法》规定的条件及《母婴保健专项技术服务基本标准》进行审查和核实。经审核合格的,发给母婴保健技术服务执业许可证;审核不合格的,将审核结果和理由以书面形式通知申请人。

母婴保健技术服务执业许可证的有效期为3年,有效期满继续开展母婴保健专项技术服务的,应当按照本办法规定的程序,重新办理审批手续。

(二)母婴保健技术服务人员的规定

《母婴保健法》第三十三条规定,从事遗传病诊断、产前诊断的人员,必须经过省、自治区、直辖市人民政府卫生行政部门的考核,并取得相应的合格证书。从事婚前医学检查、施行结扎手术和终止妊娠手术的人员及从事家庭接生的人员,必须经过县级以上地方人民政府卫生行政部门的考核,并取得相应的合格证书。

1. 考核　从事遗传病诊断、产前诊断技术服务人员的资格考核,由省级卫生行政部门负责;从事婚前医学检查技术服务人员的资格考核,由设区的市级以上卫生行政部门负责;结扎手术和终止妊娠手术及从事家庭接生技术服务人员的资格考核,由县级以上地方卫生行政部门负责。

母婴保健技术人员资格考核内容由原卫生部规定,考核办法由各省、自治区、直辖市卫生行政部门规定。

2. 执业 经考核合格，取得母婴保健技术考核合格证书的卫生技术人员，方能在取得母婴保健技术服务执业许可证的机构中开展母婴保健专项技术服务。取得《家庭接生员技术合格证书》，方能从事家庭接生。

二、婚前与孕产期保健

(一) 婚前保健

婚前保健服务，是指对准备结婚的男女双方，在结婚登记前所进行的婚前卫生指导、婚前卫生咨询和婚前医学检查服务。

根据母婴保健法及其实施办法的规定，医疗保健机构应当为公民通过婚前保健服务，对准备结婚的男女双方提供与结婚和生育有关的生殖健康知识，并根据需要提出医学指导意见。

1. 婚前卫生指导 是指对准备结婚的男女双方进行的以生殖健康为核心，与结婚和生育有关的保健知识的宣传教育。婚前卫生指导包括：有关性卫生的保健和教育；新婚避孕知识及计划生育指导；受孕前的准备、环境和疾病对后代影响等孕前保健知识宣传；遗传病的基本知识普及；影响婚育的有关疾病的基本知识和其他生殖健康知识的宣传。

2. 婚前卫生咨询 包括婚配、生育保健等问题的咨询。医师应当为服务对象提供科学的信息，对可能产生的后果进行指导，并提出适当的建议。

3. 婚前医学检查 即医疗保健机构对准备结婚的男女双方可能患影响结婚和生育的疾病进行医学检查。婚前医学检查项目包括询问病史、体格检查、常规辅助检查和其他特殊检查。婚前医学检查应当遵循《婚前保健工作规范》，并按照婚前医学检查项目进行。经婚前医学检查，医疗保健机构应当向接受婚前医学检查的当事人出具婚前医学检查证明。实行婚前医学检查的地区，准备结婚的男女双方在办理结婚登记前，可自愿到医疗保健机构进行婚前医学检查。

(二) 孕产期保健

1. 概念 孕产期保健服务是指医疗保健机构为育龄妇女和孕产妇女提供的在孕前、孕时、产时、产后有关避孕、节育、生育、不育和生殖健康的咨询与医疗保健服务。

2. 孕产期保健服务内容和范围 包括：母婴保健指导——对孕育健康后代及严重遗传性疾病和碘缺乏病等地方病的发病原因、治疗和预防方法提供医学意见；孕妇、产妇保健——为孕妇、产妇提供卫生、营养、心理等方面的咨询和指导及产前定期检查等医疗保健服务；胎儿保健——为胎儿生长发育进行监护，提供咨询和医学指导；新生儿保健——为新生儿生长发育、哺乳和护理提供医疗保健服务。

(三) 产前诊断和终止妊娠

经产前检查，医师发现或者怀疑胎儿异常，孕妇有下列情形之一的，医师应当对其进行产前诊断：羊水过多或者过少的；胎儿发育异常或者胎儿有可疑畸形的；孕早期接触过可能导致胎儿先天缺陷物质的；有遗传病家族史或者曾经分娩过先天性严重缺陷婴儿的；初产妇年龄超过35周岁。经产前诊断，有下列情形之一的，医师应当向夫妻双方说明情况，并提出终止妊娠的医学意见：胎儿患严重遗传性疾病的；胎儿有严重缺陷的;因患严重疾病,继续妊娠可能危及孕妇生命安全或者严重危害孕妇健康的。施行终止妊娠或者结扎手术时,应当经本人同意,并签署意见。本人无行为能力的,应当经其监护人同意,并签署意见。

(四)严禁非特殊情况的性别鉴定

《母婴保健法》规定:严禁采用技术手段对胎儿进行性别鉴定。对怀疑胎儿可能为伴性遗传病,需要进行性别鉴定的,由省、自治区、直辖市人民政府卫生行政部门指定的医疗、保健机构按照国务院卫生行政部门的规定进行鉴定。

(五)住院分娩

国家提倡住院分娩。医疗、保健机构应当按照国务院卫生行政部门制定的技术操作规范,实施消毒接生和新生儿复苏,预防产伤及产后出血等产科并发症,降低孕产妇及围产儿发病率、死亡率。没有条件住院分娩的,应当由经县级地方人民政府卫生行政部门许可并取得家庭接生员技术证书的人员接生。高危孕妇应当在医疗、保健机构住院分娩。

三、母婴保健医学技术鉴定

母婴保健医学技术鉴定,是指接受母婴保健服务的公民或者提供母婴保健服务的医疗机构,对婚前医学检查、遗传病诊断和产前诊断结果或医学技术鉴定结论持有异议所进行的医学技术鉴定。

1. 鉴定组织 县级以上地方人民政府可以设立医学技术鉴定组织,负责对婚前医学检查、遗传病诊断和产前诊断结果有异议的进行医学技术鉴定。母婴保健医学技术鉴定分为省、市、县三级鉴定,省级鉴定委员会的鉴定为最终鉴定结论。

2. 鉴定程序 当事人对婚前医学检查、遗传病诊断、产前诊断的结果有异议,需要进一步确诊的,可以在接到检查或诊断结果之日起 15 日内向所在地县级或设区的市级母婴保健医学技术鉴定委员会提出书面鉴定申请。母婴保健医学技术鉴定委员会应当自接到鉴定申请之日起 30 日内做出医学技术鉴定意见,并及时通知当事人。当事人对鉴定意见有异议的可自接到鉴定意见通知书之日起 15 日内向上一级母婴保健医学技术鉴定委员会申请再鉴定。

医学技术鉴定委员会进行医学技术鉴定时必须有 5 名以上相关专业医学技术鉴定委员会成员参加。参加鉴定人员中与当事人有利害关系的,应当回避。

四、行政管理与监督

为加强对母婴保健工作的监督管理,依据母婴保健法,实行母婴保健监督员制度,为加强对母婴保健监督员的管理,原卫生部 1995 年 8 月 7 日发布《母婴保健监督员管理办法》。

1. 资格 卫生行政管理人员或专业技术人员必须经母婴保健监督员资格考试合格,方可受聘为母婴保健监督员。具备下列条件者方可参加母婴保健监督员资格考试:具有良好的职业道德、一定的专业技术和监督管理实践经验;从事妇幼卫生行政管理工作,具有科员以上职务的国家公务员;从事妇幼卫生工作 3 年以上,已取得医(技)师以上资格的专业技术人员;取得经设区的市级以上地方人民政府卫生行政部门组织的母婴保健法知识培训合格证。

卫生行政管理人员或专业技术人员经母婴保健监督员资格考试合格后,由同级卫生行政部门审核、聘任方可成为母婴保健监督员,并报上一级卫生行政部门备案。

2.监督职权　母婴保健监督员在法定范围内,根据卫生行政部门或相应的监督管理机构交付的任务,行使下列监督职权:监督检查母婴保健法和实施办法的执行情况,对违反母婴保健法和实施办法的单位和个人提出处罚意见,提出改进母婴保健工作的建议,完成卫生行政部门交给的其他监督检查任务,参与有关案件的处理。

母婴保健监督员必须熟练掌握和运用与本职工作有关的各项国家法律、法规、规章、国家标准、技术规范和工作程序等。母婴保健监督员的职权和人身安全依法受到保护,任何人不得干涉、阻挠和侵犯。

3.奖惩　县级以上人民政府卫生行政部门对在母婴保健监督执法工作中做出突出成绩的监督员进行表彰或奖励。对违法违纪的母婴保健监督员,视情节轻重由有关机关追究其行政责任或刑事责任。

五、法律责任

1.行政责任　医疗、保健机构或者人员未取得母婴保健技术许可,擅自从事婚前医学检查、遗传病诊断、产前诊断、终止妊娠手术和医学技术鉴定或者出具有关医学证明的,由卫生行政部门给予警告,责令停止违法行为,没收违法所得;违法所得5 000元以上的,并处违法所得3倍以上5倍以下的罚款;没有违法所得或者违法所得不足5 000元的,并处5 000元以上2万元以下的罚款。

从事母婴保健技术服务的人员出具虚假医学证明文件的,依法给予行政处分;有下列情形之一的,由原发证部门撤销相应的母婴保健技术执业资格或者医师执业证书:因延误诊治,造成严重后果的;给当事人身心健康造成严重后果的;造成其他严重后果的。

违反母婴保健法规定进行胎儿性别鉴定的,由卫生行政部门给予警告,责令停止违法行为;对医疗、保健机构直接负责的主管人员和其他直接责任人员,依法给予行政处分。进行胎儿性别鉴定两次以上的或者以营利为目的进行胎儿性别鉴定的,并由原发证机关撤销相应的母婴保健技术执业资格或者医师执业证书。

2.民事责任　母婴保健工作人员在诊疗护理过程中,因诊疗护理过失,造成病员死亡、残废、组织器官损伤导致功能障碍的,应根据《医疗事故处理条例》的有关规定,承担相应的民事责任。

3.刑事责任　根据母婴保健法规定,取得相应合格证书的从事母婴保健的工作人员由于严重不负责任,造成就诊人员死亡,或者严重损害就诊人身体健康的,依照《刑法》第三百三十五条规定的医疗事故罪追究刑事责任。

根据母婴保健法规定,未取得国家颁发的有关合格证书,施行终止妊娠手术或者采取其他方法终止妊娠,致人死亡、残疾、丧失或者基本丧失劳动能力的,依照《刑法》第一百三十四条、第一百三十五条的规定追究刑事责任。

第三节　人体器官移植法律制度

国务院颁布的《人体器官移植条例》规定,任何组织或者个人不得以任何形式买卖人体器官,不得从事与买卖人体器官有关的活动。国务院卫生主管部门负责全国人体器官移植的监督管理工作。县级以上地方人民政府卫生主管部门负责本行政区域人体器官移植的监督管理工作。各级红十字会依法参与人体器官捐献的宣传等工作。

一、人体器官移植法律制度概述

1954年,美国医生约瑟夫·默里在美国波士顿一家医院成功进行了第一例同卵双生子之间肾移植。1956年唐纳尔·托马斯进行了第一例骨髓移植,他们在1990年分别获诺贝尔生理学和医学奖。目前对人体内除了神经系统以外的所有器官和组织都可以移植,但肾移植的应用最广泛,人数已逾数十万,存活率也最高。器官移植使某些本来难以恢复健康的患者得以康复,不仅成为现代医学治病救人的重要手段,而且使有限的医疗卫生资源得以发挥更大的效益。

我国的器官移植在临床上虽然起步较晚,但成就显著。现已开展了10多种临床器官的移植。其中在肝、肾等器官的移植方面,已达到或接近国际先进水平。但由于受传统思想观念的影响,我国器官移植救治工作受到了诸如器官移植供体短缺、质量无保证等的制约。目前我国每年有150万名患者需要通过器官移植来拯救生命,但是每年可供移植的器官数量尚不足百分之一。

世界上开展器官移植的国家,绝大多数在20世纪80年代以前就已经基本完成了器官移植的立法工作。我国器官移植立法主要是先从地方立法开始的。比如2003年8月22日,深圳市人大常委会通过并颁布了《深圳经济特区人体器官捐献移植条例》,这是我国大陆地区第一部关于器官移植捐献的地方性法规。其他省市也陆续出台了有关的地方性法规或政府规范性文件。此外,我国的台湾地区于1987年6月公布了《人体器官移植条例》,我国香港特别行政区于1997年11月公布了《人体器官移植条例》。

在总结地方立法经验的基础上,参照国外器官移植立法,国务院于2007年3月31日颁布了《人体器官移植条例》,并从2007年5月1日起开始施行,很大程度上规范了我国整个器官移植的过程。但到目前为止,我国尚没有出台与之相配套的"遗体和器官捐献条例"。

二、人体器官捐献和移植的法律规定

(一)人体器官的捐献

人体器官捐献应当遵循自愿、无偿的原则,捐献人体器官的公民应当具有完全民事行为能力。公民捐献其人体器官应当有书面形式的捐献意愿,对已经表示捐献其人体器官的意愿,有权予以撤销。公民生前表示不同意捐献其人体器官的,任何组织或者个人不得捐献、摘取该公民的人体器官;公民生前未表示不同意捐献其人体器官的,

该公民死亡后,其配偶、成年子女、父母可以以书面形式共同表示同意捐献该公民人体器官的意愿。活体器官的接受人限于活体器官捐献人的配偶、直系血亲或者三代以内旁系血亲,或者有证据证明与活体器官捐献人存在因帮扶等形成亲情关系的人员。任何组织或者个人不得摘取未满18周岁公民的活体器官用于移植。

(二)医疗机构从事人体器官移植的条件

有与从事人体器官移植相适应的执业医师和其他医务人员。有满足人体器官移植所需要的设备、设施。有由医学、法学、伦理学等方面专家组成的人体器官移植技术临床应用与伦理委员会,该委员会中从事人体器官移植的医学专家不超过委员人数的1/4。有完善的人体器官移植质量监控等管理制度。

(三)人体器官移植诊疗科目登记及定期评估

医疗机构从事人体器官移植,应当向所在地省、自治区、直辖市人民政府卫生主管部门申请办理人体器官移植诊疗科目登记。已经办理科目登记的医疗机构不再具备从事人体器官移植规定条件的,应当停止从事人体器官移植,并向原登记部门报告。原登记部门应当自收到报告之日起2日内注销该医疗机构的人体器官移植诊疗科目登记,并予以公布。省级以上人民政府卫生主管部门应当定期组织专家对医疗机构的人体器官移植临床应用能力进行评估,并及时公布评估结果;对评估不合格的,由原登记部门撤销人体器官移植诊疗科目登记。

(四)人体器官移植的规则

医疗机构及其医务人员从事人体器官移植,应当遵守伦理原则和人体器官移植技术管理规范。

1. 术前的医学检查、告知与风险评估　医疗机构及其医务人员应当对人体器官捐献人进行医学检查,对接受人因人体器官移植感染疾病的风险进行评估。医疗机构及其医务人员摘取活体器官前,应当向活体器官捐献人说明器官摘取手术的风险、术后注意事项、可能发生的并发症及其预防措施等,并与活体器官捐献人签署知情同意书;查验活体器官捐献人同意捐献其器官的书面意愿、活体器官捐献人与接受人关系的证明材料;确认除摘取器官产生的直接后果外不会损害活体器官捐献人其他正常的生理功能。

2. 人体器官审查　在摘取活体器官前或者尸体器官捐献人死亡前,负责人体器官移植的执业医师应当向所在医疗机构的人体器官移植技术临床应用与伦理委员会提出摘取人体器官审查申请。人体器官移植技术临床应用与伦理委员会不同意摘取人体器官的,医疗机构不得做出摘取人体器官的决定,医务人员不得摘取人体器官。

人体器官移植技术临床应用与伦理委员会收到摘取人体器官审查申请后,应当对下列事项进行审查,并出具同意或者不同意的书面意见:人体器官捐献人的捐献意愿是否真实;有无买卖或者变相买卖人体器官的情形;人体器官的配型和接受人的适应证是否符合伦理原则和人体器官移植技术管理规范。经2/3以上委员同意,人体器官移植技术临床应用与伦理委员会方可出具同意摘取人体器官的书面意见。

3. 摘取尸体器官的规定　摘取尸体器官,应当在依法判定尸体器官捐献人死亡后进行。从事人体器官移植的医务人员不得参与捐献人的死亡判定。从事人体器官移植的医疗机构及其医务人员应当尊重死者的尊严;对摘取器官完毕的尸体,应当进行符合伦理原则的医学处理,除用于移植的器官以外,应当恢复尸体原貌。

4. 人体器官移植的费用　从事人体器官移植的医疗机构实施人体器官移植手术,向接受人收取费用项目仅限摘取和植入人体器官的手术费;保存和运送人体器官的费用;摘取、植入人体器官所发生的药费、检验费、医用耗材费。

5. 申请人体器官移植手术患者的排序　应当符合医疗需要,遵循公平、公正和公开的原则。

三、法律责任

(一)违法摘取人体器官的法律责任

有下列情形之一,构成犯罪的,依法追究刑事责任:未经公民本人同意摘取其活体器官的;公民生前表示不同意捐献其人体器官而摘取其尸体器官的;摘取未满18周岁公民的活体器官的。

(二)买卖人体器官或者从事与买卖人体器官有关活动的法律责任

买卖人体器官或者从事与买卖人体器官有关活动的,由设区的市级以上地方人民政府卫生主管部门没收其违法所得,并处交易额8倍以上10倍以下的罚款。医疗机构参与上述活动的,还应当对负有责任的主管人员和其他直接责任人员依法给予处分,并由原登记部门撤销该医疗机构人体器官移植诊疗科目登记,3年内不得再申请人体器官移植诊疗科目登记。医务人员参与上述活动的,由原发证部门吊销其执业证书。国家工作人员参与买卖人体器官或者从事与买卖人体器官有关活动的,由有关国家机关依据职权依法给予撤职、开除的处分。

(三)医疗机构的法律责任

医疗机构未办理人体器官移植诊疗科目登记,擅自从事人体器官移植的,依照《医疗机构管理条例》的规定予以处罚。实施人体器官移植手术的医疗机构及其医务人员违反规定,未对人体器官捐献人进行医学检查或者未采取措施,导致接受人因人体器官移植手术感染疾病的,依照《医疗事故处理条例》的规定予以处罚。

医疗机构有下列情形之一的,对负有责任的主管人员和其他直接责任人员依法给予处分;情节严重的,撤销该医疗机构人体器官移植诊疗科目登记,3年内不得再申请人体器官移植诊疗科目登记:医疗机构不再具备规定条件,仍从事人体器官移植的;未经人体器官移植技术临床应用与伦理委员会审查同意,做出摘取人体器官的决定,或者胁迫医务人员违反本条例规定摘取人体器官的。

(四)医务人员的法律责任

医务人员有下列情形之一,依法给予处分。情节严重的,由县级以上地方人民政府卫生主管部门依照职责分工暂停其6个月以上1年以下执业活动。情节特别严重的,由原发证部门吊销其执业证书:未经人体器官移植技术临床应用与伦理委员会审查同意摘取人体器官的;医务人员参与尸体器官捐献人的死亡判定的;摘取活体器官前未按规定履行说明、查验、确认义务的;对摘取器官完毕的尸体未进行符合伦理原则的医学处理,恢复尸体原貌的。

从事人体器官移植的医务人员参与尸体器官捐献人的死亡判定的,由县级以上地方人民政府卫生主管部门依照职责分工暂停其6个月以上1年以下执业活动;情节严重的,由原发证部门吊销其执业证书。从事人体器官移植的医务人员违反规定,泄露人体器官捐献人、接受人或者申请人体器官移植手术患者个人资料的,依照《执业医师法》或者国家有关护士管理的规定予以处罚。

国家机关工作人员在人体器官移植监督管理工作中滥用职权、玩忽职守、徇私舞弊,构成犯罪的,依法追究刑事责任;尚不构成犯罪的,依法给予处分。

问题分析与能力提升

某省卫生厅卫生监督局接群众举报,反映某医院存在"非法行医"情况,卫生厅卫生监督员立即赶赴现场,调查处理。现场检查中发现,该院持有合法有效的《医疗机构执业许可证》,注册诊疗科目为:妇科专业、产科专业,该院未提供《母婴保健技术服务执业许可证》,医院开展了终止妊娠执业活动。

请问:该医院有哪些违规的地方?为什么?

提示:

该医院未经许可擅自开展母婴保健执业活动。医疗机构开展产科、终止妊娠术、结扎术等母婴保健执业活动,必须在执业注册产科专业(妇科专业)的基础上同时获得母婴保健执业准入,持有《母婴保健技术服务执业许可证》(该证校验有效期为3年,属地管理),另外开展此项诊疗活动的医护人员也必须持有《母婴保健技术培训合格证》。

思考题

1. 人口与计划生育法律制度有哪些内容?
2. 婚前保健服务和孕产期保健服务的主要内容有哪些?
3. 经产前诊断,哪些情况医师应终止妊娠?
4. 违反《母婴保健法》的法律责任有哪些?
5. 母婴保健技术服务人员执业许可的规定有哪些?

(南阳医学高等专科学校 李建效)

第二十章 药品与食品管理法律制度

学习目标

◆ 说出 药品生产、经营企业的管理制度;食品安全法的立法过程和适用范围。

◆ 阐述 药品管理法的基本原则;食品安全的概念;食品安全风险监督和评估。医疗器械生产、经营和使用、监督管理的法律规定及法律责任。

◆ 分析 违反药品管理的法律责任;食品安全标准的法律规定;违反食品安全法的法律责任。

案例选读

婴儿接种疫苗猝死纠纷

2016年12月30日,杨某夫妇刚满月的儿子在莆田一家医院接种乙肝疫苗后次日死亡,认为是医院疫苗问题导致,要求医院赔偿。然而尸检结论为:患儿临床诊断为婴儿猝死,考虑急性呼吸循环衰竭,不属于疫苗预防接种异常反应。医院所在区大调解办召集区医患纠纷调解委员会、卫健委、司法局、信访局等部门联合进行调解,在厘清事实和责任的基础上,最终经双方平等协商并考虑杨某家庭经济困难,本着人道主义精神,医院给予杨某夫妇2万元家庭困难补助。

【探析】①该院严格按照药品不良反应报告制度要求,以疑似疫苗异常反应及时向卫生部门和疾控部门报告此事。②药品监督管理部门迅速介入,封存剩余疫苗,调查了该院疫苗基本操作流程准确规范。③《药品管理法》和《医疗机构药品监督管理办法》及医院和相关药品监督管理部门的规范管理操作成为解决纠纷的关键。

党的十九大以来,党中央、国务院对加强食品药品监管工作提出了一系列新理念、新决策和新论断,对全面推进依法治国和建设法治政府做出明确部署,同时也对依法推进食品药品安全治理体系和治理能力现代化,加快提升食品药品安全保障水平提出了新任务。健全和完善药品与食品管理法律法规,将为有效保护消费者健康和利益提供重要法律保障。

第一节 药品管理法律制度概述

1984年9月20日第六届全国人民代表大会常务委员会第七次会议通过了《中华人民共和国药品管理法》(以下简称《药品管理法》),并于2001年2月28日第九届全国人民代表大会常务委员会第二十次会议修订,自2001年12月1日起施行。2002年8月4日国务院颁布《药品管理法实施条例》,自2002年9月15日起施行。2016年2月6日根据国务院第666号令《国务院关于修改部分行政法规的决定》,又对《药品管理法实施条例》进行了适当的修订。

一、药品的概念、分类及特点

《药品管理法》第一百条规定,药品是指用于预防、治疗、诊断人的疾病,有目的地调节人的生理功能并规定有适应证或者功能主治、用法和用量的物质。

1. 分类 药品通常分中药材、中药饮片、中成药、化学原料药及其制剂、抗生素、生化药品、放射性药品、血清、疫苗、血液制品和诊断药品等。

2. 特点 药品是人们用来防病治病、康复保健、计划生育的特殊商品。它直接关系着每一个人的身体健康和生命安危,关系到千家万户的幸福与安宁,与其他商品相比,有自身的特点。

(1) 健康相关性 药品用于人的疾病预防、诊断、治疗和康复、保健,与公众的生命健康密切相关。合格的药品正确合理使用可以挽救人的生命、增进人的健康。质量差的药品或者使用不合理的药品可能因延误治疗或毒副作用损害人的健康甚至危及人的生命。药品与人的生命健康的相关性是药品首要的特点。

(2) 检验专业性 药品质量的优劣、真伪,一般消费者难以辨别,必须由专门机构和技术人员,依据法定标准,应用合乎要求的仪器设备、可靠的方法,才能做出鉴定或评价。我国除有中国药品生物制品检定所及各省级、市级药检所等检验机构外,还在所有的三级医院和部分二级甲等医院设有药检室,除负责本院制剂的检验外,还负责外购药品质量的检测。

(3) 用药对症性 大部分药品只有在医生的指导下合理使用,对症下药,才能达到防病治病和保护健康的目的。处方药必须经医生处方、药师调剂后才能用于患者防治疾病;非处方药必须根据病情,患者自我诊断、自我治疗,合理选择药品,按照药品说明书、标签正确使用或在药师的指导下使用。

(4) 标准严格性 药品的安全性、有效性、稳定性等质量指标必须符合规定的标准。低于或高于规定的质量标准都可能降低甚至失去药品的疗效或者加剧药品的毒副作用。在药品标准工作中,要更加注重一个"严"字:一是严格药品标准技术要求,二是严格药品标准管理,三是严格药品标准实施。药品标准工作要服务于医药卫生体制改革的大局,充分认识实行国家基本药物制度的特殊重要性,把提高国家基本药物标准放到更加突出的地位,确保基本药物的安全和质量。

(5) 需要稳定性 对于患者群来说,药品属于必需品。为了治疗疾病、恢复健康、维持生命，患者不会因为药品价格的上升而减少或停止购买、使用药品。而对于健康人群来说药品是无用之物，他们不会因为药品价格下降而购买、使用药品。也就是说，药品通常在患者群体中使用，药品价格的变化不会明显地影响公众对药品的需求。

二、《药品管理法》的适用范围

法律的适用范围，也称法律的效力范围，包括法律的时间效力，即法律从什么时候开始发生效力和什么时候失效；法律的空间效力，即法律适用的地域范围；以及法律对人的效力，即法律适用的主体范围，对什么人适用。

关于药品管理法适用的时间效力问题，《药品管理法》第一百零四条规定自2001年12月1日起施行。

关于药品管理法所适用的地域范围和主体范围，《药品管理法》第二条规定在中华人民共和国境内从事药品的研制、生产、经营、使用和监督管理的单位或者个人，必须遵守本法。《药品管理法》是由作为我国最高权力机关的常设机构全国人大常委会制定的法律，其地域范围自然及于中华人民共和国的全部领域，即中华人民共和国境内。主体范围包括从事药品的研制、生产、经营、使用和监督管理的单位或者个人。

三、《药品管理法》的基本原则

1. 发展现代药和传统药原则　人类在长期与疾病斗争中，不断积累，反复总结，逐渐认识到某些自然产物可以用来防病治病，保障健康，形成了药物。随着药物化学的进步，不但可以用人工的方法合成天然药物的有效成分，而且还能改造天然药物及合成新的化学药品。宪法明确规定：国家发展医疗卫生事业，发展现代医药和我国传统医药。在药品管理中必须遵循宪法的规定，确立了有关的指导原则，实质是国家要坚持发展现代药和传统药，充分发挥其在预防、医疗和保健中的作用。

2. 鼓励研究和创制新药原则　这是国家促进新药开发，发展医药事业的一条重要原则。国家积极鼓励、引导科研机构、企业或者科研人员研究开发新药，支持降低新药研制和审批管理成本，提高技术水平，促进产品更新换代。对于研究和创制新药所产生的合法权益，依法给予保护，制止不法侵害科研人员、研究机构、企业的合法权益，保护和激励开发新药的积极性。

3. 支持开发中药材原则　中药材是中华民族在长期防病治病实践中积累起来的宝贵医药资源，中医学"标本兼治、防病强身"的理念融合了中华传统医药文化的精髓。在中药材中以植物药居多，还包括动物药、矿物药等。中药的来源有野生的，也有人工培育的，为了能保证有丰富的药材资源满足防病治病的需要，应当在药品管理中充分重视保护野生药材资源，同时积极鼓励人工开发培育中药材。

4. 专门机关主管原则　因为药品是与人们生命健康紧密相关的特殊商品，国家为保证公众的生命健康和切身利益，加强对药品的监督管理和保护发展，规定由专门机构负责管理，以明确权限和责任。《药品管理法》第五条规定，国务院药品监督管理部门主管全国药品监督管理工作。国务院有关部门在各自的职责范围内负责与药品有关的监督管理工作。

第二节 药品生产和经营的法律规定

对药品生产、经营的质量管理应当是全过程的,必须根据实际需要,在借鉴国际经验的基础上,制定药品生产、经营的质量管理规范并要求严格执行,这是保证药品生产、经营质量的有效管理手段,也是对药品质量管理全过程进行监控的法律依据。

一、药品生产和经营企业的管理

(一)实行许可证制度

从事药品生产、经营和医疗机构配制制剂必须取得许可证,未取得许可证的,不得从事这项业务。这种许可制度是国家对药品生产、经营实施严格管制的一项法律措施,是对符合法定条件者的一种特许。

1. 药品生产许可 开办药品生产企业,须经企业所在地省、自治区、直辖市人民政府药品监督管理部门批准并发给《药品生产许可证》,凭《药品生产许可证》到工商行政管理部门办理登记注册;无《药品生产许可证》的,不得生产药品。

2. 药品经营许可 开办经营药品的批发或者零售企业,必须先经药品监督管理部门批准并发给《药品经营许可证》,凭该证到工商行政管理部门办理登记注册;未取得许可证的,不得经营药品。对于药品生产、经营的许可证,还规定应当标明有效期和生产、经营范围,到期重新审查发证。

(二)必须具备法定条件

药品管理法对从事药品生产、经营的企业规定了必须具备的条件,也就是从许可其从事药品生产、经营的要求着眼,规定所应具备的人员、设备、技术等条件。具体内容有以下方面:

1. 从事药品生产的企业法定条件 从事药品生产的企业法定条件包括:依法经过资格认定的技术人员、技术工人;与其药品生产相适应的厂房、设施和卫生环境;具有能对所生产药品进行质量管理和质量检验的机构、人员及必要的仪器设备;具有保证药品质量的规章制度。这四项是必须具备的法定条件,缺一不可。

2. 从事药品经营企业的法定条件 从事药品经营企业的法定条件包括具有依法认定资格的药学技术人员;具有与药品经营相适应的营业场所、设备、仓储设施、卫生环境;具有相适应的质量管理机构或者人员;具有保证所经营药品质量的规章制度。这四项条件要求依法具备,缺一不可,目的就是保证药品经营的合法性。

(三)实施质量管理规范制度

国务院药品监督管理部门依照修订后的药品管理法制定了《药品生产质量管理规范》和《药品经营质量管理规范》。药品生产企业必须按照《药品生产质量管理规范》组织生产;药品经营企业必须按照《药品经营质量管理规范》经营药品。

药品管理法规定,药品监督管理部门按照规定对药品生产、经营企业是否符合《药品生产质量管理规范》《药品经营质量管理规范》的要求进行认证;对认证合格的,发给认证证书。

(四)药品生产的特定要求

针对药品生产的特点,药品管理法还专门做了如下规定:

(1)药品必须按照国家药品标准和国务院药品监督管理部门批准的生产工艺进行生产。

(2)在药品标准方面,对中药饮片有特别规定,也就是有国家标准的必须按国家标准炮制,没有国家标准的必须按省、自治区、直辖市制定的炮制规范炮制。

(3)生产药品所需的原料、辅料,必须符合药用要求;生产企业对所生产的药品,必须进行质量检验,不合格的不得出厂。

(五)药品经营的特定要求

药品进入经营企业,也就是进入了流通领域。药品管理法根据这个领域的特点做出了以下专门规定:

(1)药品经营企业购进药品,必须建立并执行进货检查验收制度,验明药品合格证明和其他标志,不符合规定要求的不得购进。

(2)药品经营企业购销药品,必须有真实完整的购销记录,该记录的主要事项由法律确定。

(3)明确销售药品的基本规则,就是规定药品经营企业销售药品必须准确无误,并正确说明用法、用量和注意事项,调配处方必须经过核对,必要时经处方医师更正或者重新签字,方可调配。

(4)对药品销售的限制。在药品管理法中规定:城乡集市贸易市场不得出售中药材以外的药品,但持有《药品经营许可证》的药品零售企业在规定的范围内可以在城乡集市贸易市场设点出售中药材以外的药品。

二、医疗机构药事管理

传统的医疗机构药事管理主要是药品的采购、储存、分发的管理,自配制剂的管理,药品的质量管理和经济管理等,即直接对药品的管理。现代医药卫生事业的发展,医疗机构工作模式由单纯供应型逐渐向技术服务型转变,医疗机构药事管理的重心,也由面向药品,转而面向患者,即对以患者安全、有效、合理用药为工作中心的系统药事管理。

2002年,原卫生部会同国家中医药管理局共同制定了《医疗机构药事管理暂行规定》(以下简称《暂行规定》)。在各级卫生、中医药行政部门和医疗机构的共同努力下,我国医疗机构药事管理和合理用药水平有了很大提高。在总结各地《暂行规定》实施情况的基础上,结合当前国家药物政策及医疗机构药事管理工作的新形势和新任务,原卫生部、国家中医药管理局和总后勤部卫生部共同对《暂行规定》进行了修订,于2011年1月30日出台了《医疗机构药事管理规定》,自2011年3月1日起施行。

医疗机构药事管理的主要内容有以下几点:

1. 组织管理　二级以上医院应当设立药事管理与药物治疗学委员会;其他医疗机构应当成立药事管理与药物治疗学组。二级以上医院药事管理与药物治疗学委员会委员由具有高级技术职务任职资格的药学、临床医学、护理和医院感染管理、医疗行政管理等人员组成。成立医疗机构药事管理与药物治疗学组的医疗机构由药学、医务、护理、医院感染、临床科室等部门负责人和具有药师、医师以上专业技术职务任职资格人员组成。

三级医院设置药学部,并可根据实际情况设置二级科室;二级医院设置药剂科;其他医疗机构设置药房。

2. 药物临床运用管理 药物临床应用管理是对医疗机构临床诊断、预防和治疗疾病用药全过程实施监督管理。医疗机构应当遵循安全、有效、经济的合理用药原则,尊重患者对药品使用的知情权和隐私权。

医疗机构应当依据国家基本药物制度,抗菌药物临床应用指导原则和中成药临床应用指导原则,制定本机构基本药物临床应用管理办法,建立并落实抗菌药物临床应用分级管理制度。建立由医师、临床药师和护士组成的临床治疗团队,开展临床合理用药工作。遵循有关药物临床应用指导原则、临床路径、临床诊疗指南和药品说明书等合理使用药物;对医师处方、用药医嘱的适宜性进行审核。

3. 药剂管理 医疗机构应当根据《国家基本药物目录》《处方管理办法》《国家处方集》《药品采购供应质量管理规范》等制订本机构《药品处方集》和《基本用药供应目录》,编制药品采购计划,按规定购入药品。定期对库存药品进行养护与质量检查。药品库的仓储条件和管理应当符合药品采购供应质量管理规范的有关规定。

化学药品、生物制品、中成药和中药饮片应当分别储存,分类定位存放。易燃、易爆、强腐蚀性等危险性药品应当另设仓库单独储存,并设置必要的安全设施,制定相关的工作制度和应急预案。麻醉药品、精神药品、医疗用毒性药品、放射性药品等特殊管理的药品,应当按照有关法律、法规、规章的相关规定进行管理和监督使用。

发出药品时应当告知患者用法用量和注意事项,指导患者合理用药。为保障患者用药安全,除药品质量原因外,药品一经发出,不得退换。

4. 药学专业技术人员配置与管理 医疗机构药学专业技术人员按照有关规定取得相应的药学专业技术职务任职资格。直接接触药品的药学人员,应当每年进行健康检查。患有传染病或者其他可能污染药品的疾病的,不得从事直接接触药品的工作。

医疗机构药学专业技术人员不得少于本机构卫生专业技术人员的8%。根据本机构性质、任务、规模配备适当数量临床药师,三级医院临床药师不少于5名,二级医院临床药师不少于3名。临床药师应当具有高等学校临床药学专业或者药学专业本科毕业以上学历,并应当经过规范化培训。

5. 监督管理 县级以上地方卫生、中医药行政部门应当加强对医疗机构药事管理工作的监督与管理。县级以上地方卫生、中医药行政部门应当定期对医疗机构药事管理工作进行监督检查。卫生、中医药行政部门的工作人员依法对医疗机构药事管理工作进行监督检查时,应当出示证件。被检查的医疗机构应当予以配合,如实反映情况,提供必要的资料,不得拒绝、阻碍、隐瞒。

三、药品价格与广告管理的法律规定

(一)药品价格管理

国家对药品价格实行政府定价、政府指导价或者市场调节价。列入国家基本医疗保险药品目录的药品及国家基本医疗保险药品目录以外具有垄断性生产、经营的药品,实行政府定价或者政府指导价;对其他药品,实行市场调节价。

1. **药品定价制度** 药品定价是药价管理的关键环节,也是加强药价管理的重点,因此在药品管理法中规定,依法实行政府定价、政府指导价的药品,政府价格主管部门应当依照《中华人民共和国价格法》规定的定价原则,依据社会平均成本、市场供求状况和社会承受能力合理制定和调整价格,做到质价相符,消除虚高价格,保护用药者的正当利益。

2. **市场调节价制度** 有一部分药品是实行市场调节价的,也就是由生产、经营企业依照价格法的规定自主制定价格。依法实行市场调节价的药品,药品的生产企业、经营企业和医疗机构应当按照公平、合理和诚实信用、质价相符的原则制定价格,为用药者提供价格合理的药品;药品生产企业、经营企业和医疗机构应当遵守国务院价格主管部门关于品价格管理的规定,制定和标明药品零售价格,禁止暴利和损害用药者利益的价格欺诈行为。

3. **药品价格执行和定价资料的申报制度** 这是药品价格管理中两项特定的要求,也是保证有效地管理药价的两项措施。一是规定药品生产企业、经营企业和医疗机构必须执行政府定价、政府指导价,不得以任何形式擅自提高价格,这是严格管理药价、防止违法涨价的法律措施;二是规定药品生产企业应当依法向政府价格主管部门如实提供药品的生产经营成本,不得拒报、虚报、瞒报,这是从源头上消除虚高价格,做出合理定价的法律措施,防止核算成本时弄虚作假,牟取不当利润。

4. **药品价格监测制度** 药品价格应当由政府进行监测,也就是加强经常性的监督,防止药品价格中的欺诈行为、暴利行为、干扰药品价格秩序的不法行为,同时也是鼓励、保护合法经营,维护用药者合法利益的措施。监测的对象是在市场中从事生产、经营和医疗服务工作的药品生产企业、经营企业和医疗机构,药品管理法明确规定,应当依法向政府价格主管部门提供药品的实际购销价格和购销数量等资料。

5. **药品价格公开制度** 供应药品的医疗机构公开药品价格,用药者知悉所用药品的价格,这样有利于保护用药者的权利,也有利于对供药者实施监督。药品管理法规定,医疗机构应当向患者提供所用药品的价格清单;医疗保险定点医疗机构还应当按照规定的办法如实公布其常用药品的价格,加强合理用药的管理,以维护广大用药者的用药权利和正当利益,接受社会和公众的监督。

(二)药品广告管理

现实生活中,药品广告良莠不齐、夸大功效、过多过滥,欺诈消费者,严重损害了消费者的身心健康和切身利益。针对这些现象,结合药品管理的需要,根据《中华人民共和国广告法》中的基本规定,在药品管理法中明确以下规定:

1. **发布药品广告须取得药品广告批准文号** 药品广告须经企业所在地省、自治区、直辖市人民政府药品监督管理部门批准,并发给药品广告批准文号;未取得药品广告批准文号的不得发布药品广告。

2. **对处方药的广告予以限制** 根据处方药须凭医师处方购买、使用的特点,规定处方药可以在国务院卫生行政部门和国务院药品监督管理部门共同指定的医学、药学专业刊物上介绍,但不得在大众传播媒介发布广告或者以其他方式进行以公众为对象的广告宣传。直接限制以公众为对象的处方药广告,也有利于防止药品广告的过滥现象。

3. 药品广告必须真实、合法　广告的真实性是广告的生命,广告的合法性是广告存在的前提,药品广告的内容必须真实、合法,以国务院药品监督管理部门批准的说明书为准,不得含有虚假的内容。在药品管理法中强调药品广告的真实、合法,正是针对现实中药品广告内容虚假,欺骗患者,诈人钱财,违法经营等问题而采取的法律措施。

4. 药品广告禁止的内容　药品管理法明确规,药品广告不得含有不科学的表示功效的断言或者保证;不得利用国家机关、医药研究单位、学术机构或者专家、学者、医师、患者的名义和形象作为证明。药品广告只应以依法批准的说明书为准,不得以其他一些形式或方法骗取人们的信任,误导消费者,损害患者。

5. 加强对药品广告的监督检查　药品监督管理部门应当对其批准的药品广告进行检查,对于违反药品管理法和广告法的广告,应当向广告监督管理机关通报并提出处理建议,广告监督管理机关应当依法做出处理。

四、药品监督管理

为加强医疗机构药品监督管理,健全药品质量保证体系,强化医疗机构药品质量意识,保障人民群众用药安全,依据药品管理法、药品管理法实施条例,国家市场监督管理总局于2011年10月11日印发了《医疗机构药品监督管理办法(试行)》,国家市场监督管理总局主管全国医疗机构药品质量监督管理工作,地方各级药品监督管理部门主管本行政区域内医疗机构药品质量监督管理工作。

1. 法定监管部门依法实施监督权　在药品管理中,作为法定的药品监督管理部门,有权依法对报经其审批的药品研制和药品的生产、经营及医疗机构使用药品的事项进行监督检查,有关单位和个人不得拒绝和隐瞒。进行监督检查时,必须出示证明文件,对监督检查中知悉的技术秘密、业务秘密有为被检查人保密的义务。

2. 药品质量抽查检验　药品监督管理部门根据监督检查的需要,可以对药品质量进行抽查检验;应当按规定抽样,不得收取任何费用;对有证据证明可能危害人体健康的药品及其有关材料可以采取查封、扣押的行政强制措施;监督检查行为要规范化,做出行政处理决定应当有明确时限,以促进提高行政效率,有利于保护被检查人的合法权利。

3. 公告抽查检验结果　药品质量抽查检验结果应当有透明度,定期公告有利于促进提高药品质量,也有助于社会公众或医疗机构择优选用药品,摒弃不合格的药品。公告药品质量抽查检验结果的法定机构是国务院和省、自治区、直辖市人民政府的药品监督管理部门。

4. 药品检验结果的异议　药品管理法规定,当事人对药品检验机构的检验结果有异议的,可以在法定的时限内申请复验,申请者可以在下列三种药品检验机构中进行选择:一是原来进行检验的机构;二是上一级药品监督管理部门设置或者确定的药品检验机构;三是国务院药品监督管理部门设置或者确定的药品检验机构。

5. 药品不良反应报告　药品生产企业、药品经营企业和医疗机构必须经常考察本单位所生产、经营、使用的药品质量、疗效和反应;如果发现可能与用药有关的严重不良反应,必须及时向当地省、自治区、直辖市人民政府药品监督管理部门和卫生行政部门报告。对已确认发生严重不良反应的药品,药品监督管理部门可以采取停止生产、销售、使用的紧急控制措施,并应当在5天内组织鉴定,随后在法定时间内做出行政处理决定。

以上制度或者监督措施,充实、完善了对药品的监督检查机制,这是药品管理所不可少的组成部分,也会使药品监督检查的规范化水平明显提高。

第三节 药品管理的法律规定

药品的使用关系到每个人的身体健康和生命安危,关系到千家万户的幸福和安宁,我国对药品的研制、生产、经营和使用实行严格的监督管理制度。

一、药品标准和注册

1.药品标准 药品标准是指国家对药品质量规格及检验方法所做的技术性规范,由一系列反映药品特征的技术参数和技术指标组成,是药品生产、经营、供应、使用、检验和管理部门必须共同遵循的法定依据。

我国实行国家药品标准制度。《药品管理法》规定,药品必须符合国家的药品标准。只有符合国家药品标准的药品才是合格药品,方可销售使用。国务院药品监督管理部门颁布的《中华人民共和国药典》和药品标准为国家药品标准,列入国家药品标准的药品名称为药品通用名称。已经作为药品通用名称的,该名称不得作为药品商标使用。2015版《中国药典》明确规定所有国家药品标准应当符合中国药典凡例及附录的相关要求。

2.药品注册 药品注册是指依照法定程序,对拟上市销售的药品的安全性、有效性、质量可控性等进行系统评价,并做出是否同意进行药物临床研究、生产药品或者进口药品的审批过程,包括对申请变更药品批准证明文件及其附件中载明内容的审批。

药品注册申请包括新药申请、已有国家标准药品的申请和进口药品申请及其补充申请。申请药品注册必须进行临床前研究和临床研究。《药品注册管理办法》(2007年6月18日经国家市场监督管理总局局务会议审议通过,2007年10月1日起施行)规定,国务院药品监督管理部门对下列新药的注册申请可以实行特殊审批:未在国内上市销售的从植物、动物、矿物等物质中提取的有效成分及其制剂,新发现的药材及其制剂;未在国内外获准上市的化学原料药及其制剂、生物制品;治疗艾滋病、恶性肿瘤、罕见病等疾病且具有明显临床治疗优势的新药;治疗尚无有效治疗手段的疾病的新药。

二、药品管理与药品储备

(一)新药、仿制药品、新生物制品管理

1.新药管理 新药是指化学结构、药品组分和药理作用不同于现有药品的药物。根据《药品管理法》及《药品注册管理办法》,新药是指未曾在中国境内上市销售的药品。对已上市药品改变剂型、改变给药途径、增加新适应证的药品,亦属于新药范畴。研制新药,必须按照国家规定如实报送研制方法、质量指标、药理及毒理试验结果等有关资料和样品,经批准后,方可进行临床试验。完成临床试验并通过审批的新药,经国

家药品监督管理局批准,发给新药证书。拥有新药证书的单位在2年内无特殊理由既不生产亦不转让者,国家将中止对该新药的保护。《新药保护和技术转让的规定》指出,国家对新药实行分类保护制度,对已获批准新药的技术转让实行审批制度。

2. 仿制药品管理　仿制药品是指仿制国家已批准正式生产并收载于国家药品标准的药品。仿制药申请人应当是药品生产企业,其申请的药品应当与"药品生产许可证"载明的生产范围一致。仿制药应当与被仿制药具有相同的活性成分、给药途径、剂型、规格和相同的治疗作用。已有多家企业生产的品种,应当参照有关技术指导原则选择被仿制药进行对照研究。申请仿制药注册,应当填写药品注册申请表,向所在地省、自治区、直辖市药品监督管理部门报送有关资料和生产现场检查申请。省、自治区、直辖市药品监督管理部门对申报资料进行形式审查,符合要求的,出具药品注册申请受理通知书;不符合要求的,出具药品注册申请不予受理通知书,并说明理由。已申请中药品种保护的,自中药品种保护申请受理之日起至做出行政决定期间,暂停受理同品种的仿制药申请。

3. 新生物制品管理　生物制品是指应用普通的或以基因工程、细胞工程、蛋白质工程、发酵工程等生物技术获得的微生物、细胞及各种动物和人源的组织和液体等生物材料制品,用于人类疾病预防、治疗和诊断的药品,包括疫苗、毒素、类毒素、免疫血清、血液制品、免疫球蛋白、抗原、变态反应原、细胞因子、激素、酶、发酵生产重组产品、体外免疫试剂等。

《新生物制品审批办法》规定,新生物制品审批实行国家一级审批制度。新生物制品研制过程一般分为:实验研究、小量试制、中间试制、试生产几个阶段。申报新生物制品临床研究,由省级药品监督管理部门对申报材料进行形式审查,并对研制条件和原始资料进行现场核查,提出意见后,报送国家药品监督管理局审批。新生物制品临床试验结束报经国家药品监督管理局审查批准后发给新药证书。申报生产新生物制品的企业,报经国家药品监督管理局审查批准后发给批准文号,方能生产。

(二) 药品进出口管理

1. 进口药品管理　国家市场监督管理总局于2003年8月发布的《进口药品管理办法》规定,国家对进口药品实行注册审批制度。进口药品必须是临床需要、安全有效、可控质量的品种。申请注册的进口药品必须获得生产国药品主管当局注册批准和上市许可;必须按照国家药品监督管理局规定的程序和要求在中国进行临床试验。进口药品必须取得中国国家药品监督管理局核发的"进口药品注册证",并经国家药品监督管理局授权的口岸药品检验所检验合格。海关凭药品监督管理部门出具的进口药品通关单放行。进口药品必须符合药品管理法和中国其他法律的规定,必须接受国家药品监督管理局对其生产情况的监督检查。国家禁止进口疗效不确切、不良反应大或者其他原因危害人体健康的药品。已被撤销进口药品注册证书的药品,不得进口、销售和使用,已经进口的,由当地药品监督管理部门监督销毁或者处理。

2. 出口药品管理　凡我国制造销售的药品,经省级药品监督管理部门审核批准后,根据国外药商需要出具有关证明办理相关出口手续。未经批准,不得组织药品出口。对国内供应不足的中药材、中成药,按国务院药品监督管理部门批准的品种出口。出口药品必须保证质量。限制或禁止的品种不得办理出口业务。出口麻醉药品、精神药品等特殊管理药品必须持有国务院药品监督管理部门发给的出口准许证。

(三)特殊药品管理

《药品管理法》规定,国家对麻醉药品、精神药品、医疗用毒性药品、放射性药品实行特殊管理。

麻醉药品是指连续使用后易产生生理依赖性,能成瘾癖的药品,包括阿片类、可卡因类、大麻类、合成麻醉药类及国家药品监督管理局指定的其他易成瘾的药品、药用原植物及其制剂。精神药品是指直接用于中枢神经系统,使之兴奋或抑制,连续使用能产生依赖性的药品。医疗用毒性药品是指毒性剧烈、治疗剂量与中毒剂量相近,使用不当会致人中毒或死亡的药品。放射性药品是指用于临床诊断或者治疗的放射性核素制剂或者其标记药物,包括裂变制品、堆照制品、加速器制品、放射性同位素发生器及其配套药盒、放射免疫定盒等。

上述特殊药品管理不善或使用不当,极易造成对人体健康、公众卫生和社会治安的危害。国务院根据药品管理法对上述药品分别制定了管理办法,对这些药品的生产、制造、运输、销售和使用做了相应的规定。

(四)处方药与非处方药分类管理

《药品管理法》规定,国家对药品实行处方药与非处方药分类管理制度。国家药品监督管理局于1999年7月22日发布了《处方药与非处方药分类管理办法》规定,处方药必须凭执业医师或执业助理医师处方才可调配、购买和使用;非处方药不需要凭处方即可自行购买和使用。医疗机构根据医疗需要,可以决定和推荐使用非处方药。处方药只准在专业性医药报刊上进行广告宣传,非处方药经审批可以在大众传播媒介进行广告宣传。非处方药分为甲、乙两类。经营处方药、非处方药的批发企业和经营处方药、甲类非处方药的零售企业,必须具有"药品经营企业许可证"。经省级药品监督管理部门或其授权的药品监督管理部门批准的其他商业企业,可以零售乙类非处方药。

对处方药与非处方药进行分类管理,是我国药品监督管理的重大改革之一,有助于保护药品消费者的权利和义务,有助于我国药品管理模式尽快与国际接轨。

(五)药品储备

《药品管理法》规定,国家实行药品储备制度。"国内发生重大灾情、疫情及其他突发事件时,国务院规定的部门可以紧急调用企业药品"。1999年国家经贸委制定了《国家医药储备管理办法》,要求中央和地方分别建立医药储备体制。国家在新的药品储备管理中,将地方一级药品储备的品种、数量等计划制定的权利下放到地方政府,由地方政府根据本地具体情况执行。

中国的医药储备的模式是:确定几家大的国有医药公司作为医药储备单位,根据国家灾疫趋势的需要,提出储备药品清单,连同大量资金,一起安排到这些公司。承担国家医药储备的公司的职责是,必须按清单备好急救药品。这些药品可以按规定的比例在市场上流动、更新库存,但在国家出现灾情时,必须按时按量向灾区提供。

三、药品审评和不良反应报告

(一)药品审评

对药品进行审评,包括通过临床用药评定新药,对老药进行再评价,淘汰危害严重、疗效不确或不合理的组方,这是药品管理的重要内容。它对于保护人们用药安全、有效,提高医疗质量,促进医药企业的发展和新品种开发,提高经济效益,有着重要意义。

《药品管理法》规定,国务院药品监督管理部门和省级药品监督管理部门可成立药品审评委员会,对新药进行审评,对已经生产的药品进行再评价。国务院药品监督管理部门组织药学、医学和其他技术人员对新药进行审评,对已批准生产的药品进行再评价;对已批准生产的药品应当组织调查,对疗效不确、不良反应大或者其他原因危害人体健康的药品,应当撤销其批准文号。已撤销批准文号的药品,不得继续生产、销售;已经生产的,由当地药品监督管理部门监督销毁。

(二)药品不良反应报告

我国药品不良反应监测工作开始于20世纪80年代。1998年我国加入国际药品监测合作组织后,1999年原国家药监局与原卫生部联合颁布《药品不良反应监测管理办法(试行)》,经重新修订,2004年3月正式颁布《药品不良反应报告和监测管理办法》。我国现已建成32个省级检测中心,并在国家财政支持下开始建设药品不良反应监测信息计算机数据库。根据药品管理法,我国已建立了药品不良反应监测报告制度和由国家及省级卫生行政部门分别成立的监测报告系统。监测报告系统由原卫生部药品不良反应监测委员会和监测中心、省级卫生行政部门的药品不良反应监测站组成。

《药品管理法》规定,药品生产企业、药品经营企业和医疗单位,必须经常考察本单位所生产、经营、使用的药品质量、疗效和反应,发现可能与用药有关的严重不良反应必须及时向当地省级人民政府药品监督管理部门和卫生行政部门报告,这些省级机构再将药品不良反应信息向国家市场监督管理总局、原卫生部及国家药品不良反应监测中心报送。

四、中药品种保护

为了提高中药品种的质量,保护中药生产企业的合法权益,促进中药事业的发展,1993年1月1日国务院发布实施了《中药保护品种条例》。条例规定,国家鼓励研制开发临床有效的中药品种,对质量稳定、疗效确切的中药品种实行分级保护制度:对特定疾病有特殊疗效的,相当于国家一级保护野生药材物种的人工制成品,用于防治和治疗特殊疾病的重要一级保护品种,经批复可获得分别为30年、20年、10年保护期,中药保护期满经申请批准可以延期。

五、法律责任

(一)行政责任

1.行政处罚的内容　生产、销售假药的,没收假药和违法所得,处以罚款,并可以责令该单位停产、停业整顿。情节严重的,吊销"三证"。生产、销售劣药的,没收劣药和违法所得,可以并处罚款;情节严重的,责令该单位停产、停业整顿或者吊销"三证"。未取得"三证"生产药品、经营药品或者配制制剂的,责令该单位停产、停业或者停止配制制剂,没收全部药品和违法所得,可以并处罚款。违反《药品管理法》关于药品生产、经营管理的其他规定,处以警告或者罚款。没收的药品,由药品监督管理部门监督处理。

2.行政处罚的机关和程序　对违反药品管理法规有关规定的单位和个人,由县以上药品监督管理部门行使处罚权。违反城乡集市贸易不得出售有关药品的规定,以及违反药品商标、广告管理规定的,由工商行政管理部门处罚。对停产、停业整顿7天以上或者吊销许可证的,要经过同级人民政府批准。中央和省、自治区、直辖市所属单位,要由省级药品监督管理部门报请同级人民政府决定,对市、县或市、县以下的单位由市、县药品监督管理部门报同级人民政府决定。

对有违法行为的单位、个人处罚应出具书面处罚通知书;对假药、劣药的处罚通知书应当载明药品检验所的质量检验结果。当事人对行政处罚决定不服的,可以在接到处罚通知书之日起15天内向人民法院起诉。但是,对药品监督管理部门做出的药品处罚的决定,当事人必须立即执行。对处罚决定不履行逾期又不起诉的,由做出行政处罚决定的机关申请人民法院强制执行。

(二)民事责任

违反药品管理法,造成药品中毒事故的,致害单位或者个人应当负损害赔偿责任。受害人可以请求县级以上药品监督管理部门处理;当事人不服的,可以向人民法院起诉。受害人也可以直接向人民法院起诉。损害赔偿要求应当从受害人或者其代理人知道或者应当知道之日起1年内提出;超过期限的,不予受理。

(三)刑事责任

《刑法》第一百四十一条规定生产、销售假药,足以严重危害人体健康的,处3年以下有期徒刑或者拘役,并处或者单处销售金额50%以上2倍以下罚金;对人体健康造成严重危害的,处3年以上10年以下有期徒刑,并处销售金额50%以上2倍以下罚金;致人死亡或者对人体健康造成特别严重危害的,处10年以上有期徒刑、无期徒刑或者死刑,并处销售金额20%以上2倍以下罚金或者没收财产。

《刑法》第三百五十五条规定,依法从事生产、运输、管理、使用国家管制的麻醉药品、精神药品的人员,违反国家规定,向吸食、注射毒品的人提供国家规定管制的能够使人形成瘾癖的麻醉药品、精神药品的,处3年以下有期徒刑或者拘役,并处罚金;情节严重的,处3年以上7年以下有期徒刑,并处罚金。向走私、贩卖毒品的犯罪分子或者以牟利为目的向吸食、注射毒品的人提供国家规定管制的能够使人形成瘾癖的麻醉药品、精神药品的,依照《刑法》第三百四十七条关于走私、贩卖、运输、制造毒品的规定予以刑事处罚。单位犯上述罪的,对单位判处罚金,并对直接负责的主管人员和其他直接责任人员,依照上述规定处罚。

第四节　医疗器械管理监督法律制度

一、医疗器械管理法律制度概述

医疗器械是指单独或者组合使用于人体的仪器、设备、器具、材料或者其他物品,包括所需要的软件。其使用旨在达到下列预期目的：①对疾病的预防、诊断、治疗、监护、缓解；②对损伤或者残疾的诊断、治疗、监护、缓解、补偿；③对解剖或者生理过程的研究、替代、调节；④妊娠控制。国家对医疗器械实行分类管理。第一类是指通过常规管理足以保证其安全性、有效性的医疗器械；第二类是指对其安全性、有效性应当加以控制的医疗器械；第三类是指植入人体用于支持、维持生命，对人体具有潜在危险，对其安全性、有效性必须严格控制的医疗器械。

为了提高医疗器械的质量、保障公民健康，2000年4月施行了《医疗器械监督管理条例》，2014年进行了修订，修订后的条例中增加了医疗器械不良事件监测、追溯、召回等制度。2017年修订的《医疗器械监督管理条例》，进一步细化、明确了监管部门的职责，其中特别增加了对大型医用设备的监管内容，防止大型医用设备相关的过度检查、过度治疗等；国家希望鼓励医疗器械的研发、创新，促进医疗器械新技术的推广应用，同时加强对医疗器械的监管。

二、医疗器械生产、经营和使用

1. 生产　医疗器械生产企业应当符合下列条件：①有与生产的医疗器械相适应的生产场地、环境条件、生产设备及专业技术人员；②有对生产的医疗器械进行质量检验的机构或者专职检验人员及检验设备；③有保证医疗器械质量的管理制度；④有与生产的医疗器械相适应的售后服务能力；⑤产品研制、生产工艺文件规定的要求。

2. 经营　医疗器械经营企业应当符合下列条件：①应当有与经营规模和经营范围相适应的经营场所和贮存条件；②具有与经营的医疗器械相适应的质量管理制度和质量管理机构或者人员；③从事第二类医疗器械经营的，由经营企业向所在地设区的市级人民政府食品药品监督管理部门备案并提交相关证明资料；④从事第三类医疗器械经营的，经营企业应当向所在地设区的市级人民政府食品药品监督管理部门申请经营许可并提交相关证明资料。

3. 使用管理　医疗器械使用单位应当有与在用医疗器械品种、数量相适应的储存场所和条件。医疗器械使用单位应当加强对工作人员的技术培训，按照产品说明书、技术操作规范等要求使用医疗器械。医疗器械使用单位配置大型医用设备，应当符合国务院卫生计生主管部门制定的大型医用设备配置规划，与其功能定位、临床服务需求相适应，具有相应的技术条件、配套设施和具备相应资质、能力的专业技术人员，并经省级以上人民政府卫生计生主管部门批准，取得大型医用设备配置许可证。大型医用设备配置管理办法由国务院卫生计生主管部门会同国务院有关部门制定。大型医用设备目录由国务院卫生计生主管部门向国务院有关部门提出，报国务院批准后执行。

三、医疗器械管理和监督

(一) 医疗器械管理

1. 医疗器械注册　国家对医疗器械实行产品生产注册制度。未经注册或未取得注册证件的医疗器械产品，不得进入市场，不得进行广告宣传及展销活动。医疗器械产品注册证书有效期5年。有效期届满需要延续注册的，应当在有效期届满6个月前

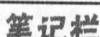

向原注册部门提出延续注册的申请。

2. 医疗器械研制　医疗器械的研制应当遵循安全、有效和节约的原则。国家鼓励医疗器械的研究与创新,发挥市场机制的作用,促进医疗器械新技术的推广和应用,推动医疗器械产业的发展。

3. 新产品管理　对新研制的尚未列入分类目录的医疗器械,申请人可以依照本条例有关第三类医疗器械产品注册的规定直接申请产品注册,也可以依据分类规则判断产品类别并向国务院食品药品监督管理部门申请类别确认后依照本条例的规定申请注册或者进行产品备案。

4. 医疗器械临床试验机构　实行备案管理。开展医疗器械临床试验,应当按照医疗器械临床试验质量管理规范的要求,在具备相应条件的临床试验机构进行,并向临床试验提出者所在地省、自治区、直辖市人民政府食品药品监督管理部门备案。

(二) 医疗器械监督

1. 医疗器械监督管理机构及其职权　食品药品监督管理部门应当对医疗器械的注册、备案、生产、经营、使用活动加强监督检查,并对下列事项进行重点监督检查:①医疗器械生产企业是否按照经注册或者备案的产品技术要求组织生产。②医疗器械生产企业的质量管理体系是否保持有效运行。③医疗器械生产经营企业的生产经营条件是否持续符合法定要求。

食品药品监督管理部门在监督检查中有下列职权:①进入现场实施检查、抽取样品;②查阅、复制、查封、扣押有关合同、票据、账簿及其他有关资料;③查封、扣押不符合法定要求的医疗器械,违法使用的零配件、原材料及用于违法生产医疗器械的工具、设备;④查封违反本条例规定从事医疗器械生产经营活动的场所。

食品药品监督管理部门进行监督检查,应当出示执法证件,保守被检查单位的商业秘密。有关单位和个人应当对食品药品监督管理部门的监督检查予以配合,不得隐瞒有关情况。对人体造成伤害或者有证据证明可能危害人体健康的医疗器械,食品药品监督管理部门可以采取暂停生产、进口、经营、使用的紧急控制措施。

2. 医疗器械监督管理信息平台　国务院食品药品监督管理部门建立统一的医疗器械监督管理信息平台。食品药品监督管理部门应当通过信息平台依法及时公布医疗器械许可、备案、抽查检验、违法行为查处情况等日常监督管理信息。但是,不得泄露当事人的商业秘密。

食品药品监督管理部门对医疗器械注册人和备案人、生产经营企业、使用单位建立信用档案,对有不良信用记录的增加监督检查频次。

3. 医疗器械检验机构实行备案管理　医疗器械检验机构资质认定工作按照国家有关规定实行统一管理。经国务院认证认可监督管理部门会同国务院食品药品监督管理部门认定的检验机构,方可对医疗器械实施检验。

4. 建立医疗器械不良事件监管制度　国家建立医疗器械不良事件监管制度,如医疗器械不良事件的监测制度、注册医疗器械的再评价制度及医疗器械的召回制度。

第五节 食品安全法律制度

随着社会的发展和人民生活水平的不断提升,人们对自身健康问题日益重视;而随着市场上伪劣产品不断增多和不法商业行为的日益猖獗,食品安全越来越成为直接影响人的身体健康和生命安全的关键因素,广大消费者对食品安全的要求越来越高,食品安全渐渐成为人们关注的焦点问题。食品安全是保障人民衣食无忧的重要前提,食品生产达不到安全标准,人民的生命健康就要受到威胁,直接影响整个社会的安全和稳定。因此,健全和完善我国食品安全法律体系,规范食品的生产和经营行为,保护消费者的健康和利益,就显得尤为迫切和重要。

一、食品安全法律制度概述

改革开放以来,为保障广大人民群众的身体健康和生命安全,全国人大制定了《产品质量法》《食品卫生法》等与食品安全相关的法律,国务院制定了《农药管理条例》《兽药管理条例》《生猪屠宰管理条例》等相关行政法规,国务院农业、卫生、质检、工商等相关部门制定了《无公害农产品管理办法》《农业转基因生物安全评价管理办法》《新资源食品卫生管理办法》《转基因食品卫生管理办法》《食品广告管理办法》等相关规章。上述法律、行政法规、部门规章构成了我国食品安全的基本法律框架,为全面提高我国的食品安全保障水平,有效保护消费者的健康和利益发挥了重要作用。

(一)食品、食品安全、食品安全法的概念

1. 食品 《食品安全法》第一百五十条规定,食品,是指各种供人食用或者饮用的成品和原料以及按照传统既是食品又是药品的物品,但是不包括以治疗为目的的物品。

2. 食品安全 根据世界卫生组织的定义,食品安全是"食物中有毒、有害物质对人体健康影响的公共卫生问题"。食品安全是一门专门探讨在食品加工、存储、运输、销售等环节中确保食品卫生及食用安全,降低疾病隐患,防范食物中毒的一个多领域综合学科。

《食品安全法》规定,所谓食品安全,指食品无毒、无害,符合应当有的营养要求,对人体健康不造成任何急性、亚急性或者慢性危害。根据该条规定可知,食品安全是指食品和食品加工原料的种植、养殖、加工、包装、储藏、运输、销售和消费等环节严格遵循国家强制标准和要求,不存在对人的生命健康造成现实的或潜在的威胁和隐患。

3. 食品安全法 食品安全法就是为保证食品安全,保障公众身体健康和生命安全,明确食品安全标准和监督管理职责,规定食品生产、流通领域相关部门和人员参与食品生产、加工、流通、销售各环节享有权利、履行义务和承担责任的法律规范的总称。

(二)食品安全法的适用范围

根据《食品安全法》第二条规定,在中华人民共和国境内从事下列活动,应当遵守本法:食品生产和加工,食品销售和餐饮服务;食品添加剂的生产、经营;用于食品的包装材料、容器、洗涤剂、消毒剂和用于食品生产经营的工具、设备的生产、经营;食品生

产经营者使用食品添加剂、食品相关产品;食品的储存和运输;对食品、食品添加剂、食品相关产品的安全管理。

(三)食品安全风险监测和评估

随着生产力和社会飞速发展,国际交往和贸易日益频繁,保障食品安全成了国际社会面临的共同挑战和责任。各国政府和相关国际组织在解决食品安全问题、减少食源性疾病、强化食品安全体系方面不断探索,积累了许多经验,食品安全管理水平不断提高,特别是在风险评估、风险管理和风险交流构成的风险分析理论与实践上得到广泛认同和应用。我国近些年,做了大胆的尝试,2009年6月正式实施的《食品安全法》第二章第十四到第二十三条规定了国家建立食品安全风险监测和评估制度的具体内容。

1. 食品安全风险监测　食品安全风险监测,是通过系统和持续地收集食源性疾病、食品污染及食品中有害因素的监测数据及相关信息,并进行综合分析和及时通报的活动。指对某一地区、某一时间某种食品的有计划抽样检测,对食源性疾病、食品污染以及食品中的有害因素进行检测,观察某种物质在该食品中的含量。

国务院卫生行政部门会同国务院食品药品监督管理、质量监督等部门,制订、实施国家食品安全风险监测计划。省、自治区、直辖市人民政府卫生行政部门会同同级食品药品监督管理、质量监督等部门,根据国家食品安全风险监测计划,结合本行政区域的具体情况,制订、调整本行政区域的食品安全风险监测方案,报国务院卫生行政部门备案并实施。监测任务的来源包括根据国家下达的监测计划结合本省的实际制订的本省监测计划和根据新闻部门、公众反映或者群众举报的信息。食品安全风险监测有利于监管部门对食品安全的监督管理,与食品安全风险评估一起作为制定食品安全标准、确定食品安全检验对象和检验频率的科学依据。因此,食品安全风险监测是政府有关部门进行食品安全监督管理不可或缺的技术手段。

我国已经于2010年初通过了《食品安全风险监测管理规定》,对食品安全风险监测第一次进行了法律界定与约束。

2. 食品安全风险评估　《中华人民共和国食品安全法实施条例》第六十二条规定,食品安全风险评估,指对食品、食品添加剂中生物性、化学性和物理性危害对人体健康可能造成的不良影响所进行的科学评估,包括危害识别、危害特征描述、暴露评估、风险特征描述等。

食品安全风险评估是国务院卫生行政部门根据掌握的监测信息提交食品安全风险评估专家委员会进行的。国务院卫生行政部门负责组织食品安全风险评估工作,成立由医学、农业、食品、营养、化学、检验等方面的专家组成的食品安全风险评估专家委员会进行食品安全风险评估。评估的依据是食品安全风险监测信息、科学数据及其他有关信息。对于食品安全风险监测或者接到举报发现食品可能存在安全隐患的,应当立即组织进行检验和食品安全风险评估。

食品安全风险监测制度的建立使检测机构可以按照监测计划有目的地对食品中某项指标进行动态监测检验,发现擅自添加物质后再报原卫生部组织专家进行安全风险评估,根据评估结果,一方面指导修订检测标准,另一方面指导查处工作。食品安全风险监测的目的是为食品安全风险评估提供客观数据;而食品安全风险评估意见会指导下一步的食品安全风险监测计划的制度和调整。二者是相辅相成的,为食品安全增加了可靠的法律保障。

二、食品安全生产和管理的法律规定

(一)食品生产经营过程的法律规定

《食品安全法》第四章第三十三至八十三条就食品生产经营做出全面规定。

1. 食品生产经营许可　国家对食品生产经营实行许可制度。从事食品生产、食品流通、餐饮服务,应当依法取得许可。

2. 食品生产经营卫生　①食品生产经营者应具有与生产经营的食品品种、数量相适应的食品原料处理和食品加工、包装、储存等场所,保持该场所环境整洁,并与有毒、有害场所及其他污染源保持规定的距离;②具有与生产经营的食品品种、数量相适应的生产经营设备或者设施,有相应的消毒、更衣、盥洗、采光、照明、通风、防腐、防尘、防蝇、防鼠、防虫、洗涤及处理废水、存放垃圾和废弃物的设备或者设施;③有专职或者兼职的食品安全专业技术人员、食品安全管理人员和保证食品安全的规章制度;④具有合理的设备布局和工艺流程,防止待加工食品与直接入口食品、原料与成品交叉污染,避免食品接触有毒物、不洁物;⑤餐具、饮具和盛放直接入口食品的容器,使用前应当洗净、消毒,炊具、用具用后应当洗净,保持清洁;⑥储存、运输和装卸食品的容器、工具和设备应当安全、无害,保持清洁,防止食品污染,并符合保证食品安全所需的温度、湿度等特殊要求,不得将食品与有毒、有害物品一同储存、运输;⑦直接入口的食品应当使用无毒、清洁的包装材料、餐具、饮具和容器;⑧食品生产经营人员应当保持个人卫生,生产经营食品时,应当将手洗净,穿戴清洁的工作衣、帽等;⑨销售无包装的直接入口食品时,应当使用无毒、清洁的容器、售货工具和设备;⑩用水应当符合国家规定的生活饮用水卫生标准;使用的洗涤剂、消毒剂应当对人体安全、无害。

3. 禁止生产经营食品　食品生产经营企业和个人禁止生产经营下列食品:①用非食品原料生产的食品或者添加食品添加剂以外的化学物质和其他可能危害人体健康物质的食品,或者用回收食品作为原料生产的食品;②致病性微生物,农药残留、兽药残留、生物毒素、重金属等污染物质及其他危害人体健康的物质含量超过食品安全标准限量的食品、食品添加剂、食品相关产品;③用超过保质期的食品原料、食品添加剂生产的食品、食品添加剂;④超范围、超限量使用食品添加剂的食品;⑤营养成分不符合食品安全标准的专供婴幼儿和其他特定人群的主辅食品;⑥腐败变质、油脂酸败、霉变生虫、污秽不洁、混有异物、掺假掺杂或者感官性状异常的食品、食品添加剂;⑦病死、毒死或者死因不明的禽、畜、兽、水产动物肉类及其制品;⑧未按规定进行检疫或者检疫不合格的肉类,或者未经检验或者检验不合格的肉类制品;⑨被包装材料、容器、运输工具等污染的食品、食品添加剂;⑩标注虚假生产日期、保质期或者超过保质期的食品、食品添加剂;⑪无标签的预包装食品、食品添加剂;⑫国家为防病等特殊需要明令禁止生产经营的食品;⑬其他不符合法律、法规或者食品安全标准的食品、食品添加剂、食品相关产品。

4. 食品召回制度　食品生产者发现其生产的食品不符合食品安全标准或者有证据证明可能危害人体健康的,应当立即停止生产,召回已经上市销售的食品,通知相关生产经营者和消费者,并记录召回和通知情况。

食品经营者发现其经营的食品有前款规定情形的,应当立即停止经营,通知相关生产经营者和消费者,并记录停止经营和通知情况。食品生产者认为应当召回的,应当立即召回。由于食品经营者的原因造成其经营的食品有前款规定情形的,食品经营者应当召回。

食品生产经营者应当对召回的食品采取无害化处理、销毁等措施,防止其再次流入市场。但是,对因标签、标志或者说明书不符合食品安全标准而被召回的食品,食品生产者在采取补救措施且能保证食品安全的情况下可以继续销售;销售时应当向消费者明示补救措施。

食品生产经营者应当将食品召回和处理情况向所在地县级人民政府食品药品监督管理部门报告;需要对召回的食品进行无害化处理,需要销毁的应当提前报告时间、地点。食品药品监督管理部门认为必要的,可以实施现场监督。

(二)食品安全标准的法律规定

食品安全标准是指为了保证食品安全,对食品生产经营过程中影响食品安全的各种要素及各关键环节所规定的统一技术要求。

1. **食品安全标准**　标准是为适应科学发展和合理组织生产的需要,在产品的品种、规格、质量、等级或者安全、卫生要求等方面规定的统一技术要求。食品安全标准是保障公众的身体健康和生命安全,需要法律做出明确规定,从而为食品的安全生产、流通、消费提供特定的参照和依据的统一技术要求。

标准根据是否具有强制性,分为强制性标准和推荐性标准。保障人体健康,人身、财产安全的标准和法律、行政法规规定强制执行的标准是强制性标准,其他标准是推荐性标准。国家标准的代号由大写汉语拼音字母构成。强制性国家标准的代号为"GB",推荐性国家标准的代号为"GB/T"。强制性标准,必须执行。从事科研、生产、经营的单位和个人,必须严格执行强制性标准。不符合强制性标准的产品,禁止生产、销售和进口。推荐性标准,国家鼓励企业自愿采用。

2. **食品安全标准内容**　《食品安全法》第二十六条规定食品安全标准应当包括下列内容:①食品、食品添加剂、食品相关产品中的致病性微生物,农药残留、兽药残留、生物毒素、重金属等污染物质及其他危害人体健康物质的限量规定;②食品添加剂的品种、使用范围、用量;③专供婴幼儿和其他特定人群的主辅食品的营养成分要求;④对与卫生、营养等食品安全要求有关的标签、标志、说明书的要求;⑤食品生产经营过程的卫生要求;⑥与食品安全有关的质量要求;⑦与食品安全有关的食品检验方法与规程;⑧其他需要制定为食品安全标准的内容。

3. **食品安全国家标准、地方标准和企业标准**　食品安全国家标准由国务院卫生行政部门会同国务院食品药品监督管理部门制定、公布,国务院标准化行政部门提供国家标准编号。食品中农药残留、兽药残留的限量规定及其检验方法与规程由国务院卫生行政部门、国务院农业行政部门会同国务院食品药品监督管理部门制定。屠宰畜、禽的检验规程由国务院农业行政部门会同国务院卫生行政部门制定。

制定食品安全国家标准,应当依据食品安全风险评估结果并充分考虑食用农产品安全风险评估结果,参照相关的国际标准和国际食品安全风险评估结果,并将食品安全国家标准草案向社会公布,广泛听取食品生产经营者、消费者、有关部门等方面的意见。食品安全国家标准应当经国务院卫生行政部门组织的食品安全国家标准审评委员会审查通过。食品安全国家标准审评委员会由医学、农业、食品、营养、生物、环境等方面的专家及国务院有关部门、食品行业协会、消费者协会的代表组成,对食品安全国家标准草案的科学性和实用性等进行审查。

(三)食品安全监督管理的法律规定

《食品安全法》第六条规定:县级以上地方人民政府对本行政区域的食品安全监督管理工作负责,统一领导、组织、协调本行政区域的食品安全监督管理工作及食品安全突发事件应对工作,建立健全食品安全全程监督管理工作机制和信息共享机制。县级以上地方人民政府依照本法和国务院的规定,确定本级食品药品监督管理、卫生行政部门和其他有关部门的职责。有关部门在各自职责范围内负责本行政区域的食品安全监督管理工作。县级人民政府食品药品监督管理部门可以在乡镇或者特定区域设立派出机构。

食品安全法第八章就食品安全监督管理做出明确规定:

1. 食品安全年度监督管理计划 县级以上地方人民政府组织本级食品药品监督管理、质量监督、农业行政等部门制订本行政区域的食品安全年度监督管理计划,向社会公布并组织实施。

食品安全年度监督管理计划应当将下列事项作为监督管理的重点:①专供婴幼儿和其他特定人群的主辅食品;②保健食品生产过程中的添加行为和按照注册或者备案的技术要求组织生产的情况,保健食品标签、说明书及宣传材料中有关功能宣传的情况;③发生食品安全事故风险较高的食品生产经营者;④食品安全风险监测结果表明可能存在食品安全隐患的事项。

2. 食品安全监督管理措施 县级以上人民政府食品药品监督管理、质量监督部门履行各自食品安全监督管理职责,有权采取下列措施,对生产经营者遵守本法的情况进行监督检查:①进入生产经营场所实施现场检查;②对生产经营的食品、食品添加剂、食品相关产品进行抽样检验;③查阅、复制有关合同、票据、账簿及其他有关资料;④查封、扣押有证据证明不符合食品安全标准或者有证据证明存在安全隐患及用于违法生产经营的食品、食品添加剂、食品相关产品;⑤查封违法从事生产经营活动的场所。

3. 食品安全年度监督检查 县级以上人民政府食品药品监督管理部门在食品安全监督管理工作中可以采用国家规定的快速检测方法对食品进行抽查检测。县级以上人民政府食品药品监督管理部门应当建立食品生产经营者食品安全信用档案,记录许可颁发、日常监督检查结果、违法行为查处等情况,依法向社会公布并实时更新;对有不良信用记录的食品生产经营者增加监督检查频次,对违法行为情节严重的食品生产经营者,可以通报投资主管部门、证券监督管理机构和有关的金融机构。

食品生产经营过程中存在食品安全隐患,未及时采取措施消除的,县级以上人民政府食品药品监督管理部门可以对食品生产经营者的法定代表人或者主要负责人进行责任约谈。食品生产经营者应当立即采取措施,进行整改,消除隐患。责任约谈情况和整改情况应当纳入食品生产经营者食品安全信用档案。

县级以上人民政府食品药品监督管理、质量监督等部门应当公布本部门的电子邮件地址或者电话,接受咨询、投诉、举报。接到咨询、投诉、举报,对属于本部门职责的,应当受理并在法定期限内及时答复、核实、处理;对不属于本部门职责的,应当移交有权处理的部门并书面通知咨询、投诉、举报人。有权处理的部门应当在法定期限内及时处理,不得推诿。对查证属实的举报,给予举报人奖励。

4.食品安全信息统一公布　国家建立统一的食品安全信息平台,实行食品安全信息统一公布制度。国家食品安全总体情况、食品安全风险警示信息、重大食品安全事故及其调查处理信息和国务院确定需要统一公布的其他信息由国务院食品药品监督管理部门统一公布。食品安全风险警示信息和重大食品安全事故及其调查处理信息的影响限于特定区域的,也可以由有关省、自治区、直辖市人民政府食品药品监督管理部门公布。未经授权不得发布上述信息。

县级以上人民政府食品药品监督管理、质量监督、农业行政部门依据各自职责公布食品安全日常监督管理信息。公布食品安全信息,应当做到准确、及时,并进行必要的解释说明,避免误导消费者和社会舆论。发现可能误导消费者和社会舆论的食品安全信息,应当立即组织有关部门、专业机构、相关食品生产经营者等进行核实、分析,并及时公布结果。

县级以上地方人民政府食品药品监督管理、卫生行政、质量监督、农业行政部门获知本法规定需要统一公布的信息,应当向上级主管部门报告,由上级主管部门立即报告国务院食品药品监督管理部门;必要时,可以直接向国务院食品药品监督管理部门报告。县级以上人民政府食品药品监督管理、卫生行政、质量监督、农业行政部门应当相互通报获知的食品安全信息。任何单位和个人不得编造、散布虚假食品安全信息。

三、法律责任

(一)行政责任

《食品安全法》详细规定了不同市场主体违反食品安全法规定时应该承担行政处罚等行政责任的情形。第一百二十二条规定:违反本法规定,未取得食品生产经营许可从事食品生产经营活动,或者未取得食品添加剂生产许可从事食品添加剂生产活动的,由县级以上人民政府食品药品监督管理部门没收违法所得和违法生产经营的食品、食品添加剂及用于违法生产经营的工具、设备、原料等物品;违法生产经营的食品、食品添加剂货值金额不足1万元的,并处5万元以上10万元以下罚款;货值金额1万元以上的,并处货值金额10倍以上20倍以下罚款。

明知从事前款规定的违法行为,仍为其提供生产经营场所或者其他条件的,由县级以上人民政府食品药品监督管理部门责令停止违法行为,没收违法所得,并处5万元以上10万元以下罚款;使消费者的合法权益受到损害的,应当与食品、食品添加剂生产经营者承担连带责任。

(二)民事责任

目前《食品安全法》对市场主体承担民事责任的规定相对较少,第一百四十七条规定:违反本法规定,造成人身、财产或者其他损害的,依法承担赔偿责任。生产经营者财产不足以同时承担民事赔偿责任和缴纳罚款、罚金时,先承担民事赔偿责任。

消费者因不符合食品安全标准的食品受到损害的,可以向经营者要求赔偿损失,也可以向生产者要求赔偿损失。接到消费者赔偿要求的生产经营者,应当实行首负责任制,先行赔付,不得推诿;属于生产者责任的,经营者赔偿后有权向生产者追偿;属于经营者责任的,生产者赔偿后有权向经营者追偿。

生产不符合食品安全标准的食品或者经营明知是不符合食品安全标准的食品,消费者除要求赔偿损失外,还可以向生产者或者经营者要求支付价款10倍或者损失3倍的赔偿金;增加赔偿的金额不足1 000元的,为1 000元。但是,食品的标签、说明书存在不影响食品安全且不会对消费者造成误导的瑕疵的除外。

(三) 刑事责任

《食品安全法》对刑事责任的规定非常简单和概括,违反本法规定,构成犯罪的,依法追究刑事责任。具体的刑事责任承担,要依据《刑法》来判断。

《刑法》第一百四十三条规定,生产、销售不符合卫生标准的食品,足以造成严重食物中毒事故或者其他严重食源性疾患的,处3年以下有期徒刑或者拘役,并处或者单处销售金额20%以上2倍以下罚金;对人体健康造成严重危害的,处3年以上7年以下有期徒刑,并处销售金额50%以上2倍以下罚金;后果特别严重的,处7年以上有期徒刑或者无期徒刑,并处销售金额50%以上2倍以下罚金或者没收财产。

《刑法》第一百四十四条规定:生产、销售有毒、有害食品罪规定:在生产、销售的食品中掺入有毒、有害的非食品原料的,或者销售明知掺有有毒、有害的非食品原料的食品的,处5年以下有期徒刑或者拘役,并处或者单处销售金额50%以上2倍以下罚金;造成严重食物中毒事故或者其他严重食源性疾患,对人体健康造成严重危害的,处5年以上10年以下有期徒刑,并处销售金额50%以上2倍以下罚金;致人死亡或者对人体健康造成特别严重危害的,依照本法第一百四十一条的规定处罚。

问题分析与能力提升

在某医院住院的重症肝炎患者中先后出现多例急性肾功能衰竭症状,专家会诊分析可能是患者新近使用某制药公司生产的"亮菌甲素注射液"引起。造成该事件的原因系该公司在购买药用辅料丙二醇用于亮菌甲素注射液生产时,购入了假冒的丙二醇,最终造成9人死亡的悲剧结果。

请问:本案医疗事故因何引起?医疗机构和药品生产企业谁应承担赔偿责任?

提示:

本案医疗事故因医院使用假药引起,依据《药品管理法》的规定,药品生产企业、经营企业应对所生产、经营的药品质量负责,因药品质量缺陷,造成患者损害的,医疗机构承担赔偿责任后,可依法向药品生产企业、经营企业追责。

思考题

1. 什么是药品?
2. 药品管理法的基本原则有哪些?
3. 什么是药品标准?
4. 医疗机构使用医疗器械应遵守哪些法律制度?
5. 食品安全标准的主要内容有哪些?
6. 违反食品安全法的民事和刑事责任有哪些?

(南阳医学高等专科学校 李建效 田 雨)

第二十一章 精神卫生法律制度

学习目标

◆说出 精神卫生的概念;精神卫生工作的方针和原则;精神障碍的诊断和治疗;精神障碍的康复。
◆阐述 精神卫生工作管理机制;精神障碍患者的权利保障。
◆分析 医疗机构及医务工作者的法律责任。

案例选读

实行自愿原则 防止"被精神"

冯小刚的电影《没完没了》中,主人公阮大伟本是个正常人,他被人捉弄,差点被强行送进精神病院,虽然是电影情节,但精神障碍诊断和治疗的模糊地带也备受社会各界的关注。与以往相比,《精神卫生法》最明显的变化就是精神障碍患者住院治疗实行自愿原则,非自愿治疗必须具备前提条件,这被视为立法重大突破。

【探析】①存在危险才可以"非自愿入院",但这得需要满足一定的条件。②诊断结论、病情评估表明,就诊者为严重精神障碍患者,应当对其实施住院治疗;或者已经发生伤害自身的行为,或者有伤害自身的危险的,已经发生危害他人安全的行为,或者有危害他人安全危险的。只有满足了这两个条件,才能够被非自愿地予以住院。③如果不满足这种条件,不管是什么样的精神疾病,都要实行自愿的原则。

精神卫生问题既是公共卫生问题,也是重大的社会问题。中国疾病预防控制中心精神卫生中心的数据显示,我国各类精神障碍患者人数在1亿人以上,严重精神障碍患者人数超过1 600万人,即每13个人中,就有1人是精神障碍患者;每100人中,就有1人是重症精神患者。精神卫生已经成为一个突出的社会问题。

第一节 精神卫生法概述

(一) 精神卫生与立法

1. 精神卫生的概念　精神卫生有广义和狭义之分。狭义的精神卫生是指开展精神障碍的预防、治疗和康复,促进公民心理健康的各项活动。广义的精神卫生,除了上述内容外,还包括促进全体公民心理健康的内容,通过政府及有关部门、用人单位、学校、新闻媒体等的工作,促进公民了解精神卫生知识,提高社会公众的心理健康水平。

精神障碍是一种疾病,是指大脑功能活动发生紊乱,导致认知、情感、行为和意志等精神活动不同程度障碍的总称。现行的国际疾病诊断分类(ICD-10)将精神障碍分为十大类。①器质性精神障碍,如阿尔茨海默病;②使用精神活性物质所致的精神和行为障碍,如酒精依赖综合征;③精神分裂症、分裂样人格障碍和妄想性障碍;④心境(情感)障碍,如抑郁症和躁狂症;⑤神经症性、应激相关的及躯体形式障碍,如焦虑症;⑥伴有生理紊乱及躯体因素的行为综合征,如失眠症;⑦成人人格与行为障碍,如偏执型人格障碍;⑧精神发育迟滞,即通常所说的智力低下;⑨心理发育障碍,如儿童孤独症;⑩通常起病于童年与少年期的行为和情绪障碍,如注意缺陷多动障碍。

精神障碍根据病情的严重程度,分为一般的精神障碍和严重的精神障碍。严重精神障碍是指疾病症状严重,导致患者社会适应等功能严重损害、对自身健康状况或者客观现实不能完整认识,或者不能处理自身事务的精神障碍。主要包括精神分裂症、偏执型精神障碍、分裂样人格障碍、双相情感障碍、癫痫性精神障碍、精神发育迟滞6种精神疾病。

2. 精神卫生立法　精神卫生问题既是公共卫生问题,也是重大的社会问题。精神卫生问题的严重性在我国十分突出。精神疾病在我国疾病总负担中排名居首位,约占疾病总负担的20%,因此,制定《精神卫生法》,依法促进精神卫生事业的发展,对于做好精神障碍的预防、治疗和康复,加强精神障碍服务体系建设,增进人民群众的身心健康,保障我国经济社会全面、协调和可持续发展具有重要意义。

我国《精神卫生法》的立法工作最早可追溯至1985年。当年,原卫生部医政司曾指定四川省卫生厅牵头、湖南省卫生厅协同起草《精神卫生法》(草案),5名精神卫生系统方面的专家参与了最初的立法起草工作。2007年底,原卫生部向国务院报送了《精神卫生法》(草案)(送审稿);2011年9月,国务院等172次常务会议讨论通过了《精神卫生法》(草案),并提请全国人大常委会审议。

为了发展精神卫生事业,规范精神卫生服务,维护精神障碍患者的合法权益,2012年10月26日,第十一届全国人大常委会第二十九次会议通过了《中华人民共和国精神卫生法》(以下简称《精神卫生法》),自2013年5月1日起施行。

《精神卫生法》适用于在中华人民共和国境内开展维护和增进公民心理健康、预防和治疗精神障碍、促进精神障碍患者康复的活动。

(二) 精神卫生工作的方针和原则

精神卫生工作实行预防为主的方针,坚持预防、治疗和康复相结合的原则。

预防是精神卫生工作中非常重要的一环,通过积极有效的预防,可以减少精神障碍的发生,促进全民的心理健康。精神卫生预防分为三级预防：一级预防即病因预防,通过消除或者减少致病因素来防止或减少精神障碍发生;二级预防的重点是早期发现、早期诊断、早期治疗,并争取疾病缓解后有良好的预后,防止复发;三级预防的重点是做好精神障碍患者的康复训练,最大限度地促进患者社会功能的恢复,减少功能残疾,延缓疾病衰退的进程,提高患者的生活质量。

对于已经患有精神障碍的患者,坚持治疗和康复相结合的原则。精神障碍康复应当坚持功能训练、全面康复、回归社会三项基本原则。功能训练是指利用各种康复的方法和手段,对精神障碍患者进行各种功能活动,包括心理活动、躯体活动、语言交流、日常生活、职业活动和社会活动等方面能力的训练。全面康复是康复的准则和方针,使患者心理、生理和社会功能实现全面的、整体的康复。而回归社会则为康复的目标和方向。

(三) 精神卫生工作管理机制

精神卫生工作实行政府组织领导、部门各负其责、家庭和单位尽力尽责、全社会共同参与的综合管理机制。

国务院卫生行政部门主管全国的精神卫生工作。县级以上地方人民政府卫生行政部门主管本行政区域的精神卫生工作。县级以上人民政府司法行政、民政、公安、教育、人力资源社会保障等部门在各自职责范围内负责有关精神卫生工作。同时,各部门之间相互配合,既有分工,也有合作。家庭和有关单位在精神卫生工作中也要尽力尽责。全社会都需要共同参与,如新闻媒体和基层群众自治组织等也应当发挥重要作用,开展好精神卫生公益性宣传,引导公众关注心理健康,预防精神障碍的发生。也就是说,既要建立健全精神卫生服务体系、医疗保险体系和社会救助体系,为患者提供有效的救治救助服务,又要建立有效的管理制度,防止严重精神障碍患者肇事闯祸,努力实现保护个人权利与维护公共利益之间的平衡。

(四) 精神障碍患者权益保护

《精神卫生法》规定,精神障碍患者的人格尊严、人身和财产安全不受侵犯。精神障碍患者的教育、劳动、医疗及从国家和社会获得物质帮助等方面的合法权益受法律保护。精神障碍患者同其他公民一样,享受人身权、财产权,以及教育、劳动、医疗、从国家和社会获得物质帮助等方面的合法权益。

1. 尊重、理解、关爱精神障碍患者　全社会应当尊重、理解、关爱精神障碍患者,任何组织或者个人不得歧视、侮辱、虐待精神障碍患者,不得非法限制精神障碍患者的人身自由。新闻报道和文学艺术作品等不得含有歧视、侮辱精神障碍患者的内容。

2. 保障精神障碍患者教育、就业权利　县级以上地方人民政府及其有关部门应当采取有效措施,保证患有精神障碍的适龄儿童、少年接受义务教育,扶持有劳动能力的精神障碍患者从事力所能及的劳动,并为已经康复的人员提供就业服务。国家对安排精神障碍患者就业的用人单位依法给予税收优惠,并在生产、经营、技术、资金、物资、场地等方面给予扶持。

3. 保护精神障碍患者隐私　《精神卫生法》规定,有关单位和个人应当对精神障碍患者的姓名、肖像、住址、工作单位、病历资料及其他可能推断出其身份的信息予以保密；但是，依法履行职责需要公开的除外。

4. 禁止对精神障碍患者实施家庭暴力和遗弃　《精神卫生法》第九条规定，精神障碍患者的监护人应当履行监护职责，维护精神障碍患者的合法权益。禁止对精神障碍患者实施家庭暴力，禁止遗弃精神障碍患者。

第二节　精神障碍的预防、诊断与治疗

一、精神障碍的预防与诊断

(一) 精神障碍的预防

《精神卫生法》第十三条规定，各级人民政府和县级以上人民政府有关部门应当采取措施，加强心理健康促进及精神障碍预防工作，提高公众心理健康水平。

1. 用人单位的精神障碍预防义务　用人单位作为职工活动的主要场所、工作环境，是影响职工心理健康的重要因素。用人单位应当创造有益于职工身心健康的工作环境，关注职工的心理健康；对处于职业发展特定时期或者在特殊岗位工作的职工，应当有针对性地开展心理健康教育。

2. 学校的精神障碍预防义务　通过各种方式对不同年龄层次的学生进行心理健康教育指导，是对传统学校教育的重要补充，是帮助学生掌握调控自我，发展自我的方法与能力，避免学生出现行为障碍或人格缺陷，以利于促进学生德、智、体、美全面发展。

《精神卫生法》第十六条规定，各级各类学校应当对学生进行精神卫生知识教育；配备或者聘请心理健康教育教师、辅导人员，并可以设立心理健康辅导室，对学生进行心理健康教育。学前教育机构应当对幼儿开展符合其特点的心理健康教育。发生自然灾害、意外伤害、公共安全事件等可能影响学生心理健康的事件，学校应当及时组织专业人员对学生进行心理援助。

教育部《普通高等学校学生心理健康教育工作基本建设标准（试行）》要求，高校应将大学生心理健康教育纳入学校人才培养体系。高校应有健全的校、院（系）、班级三级心理健康教育工作网络。学校应有机构负责大学生心理健康教育和咨询，并将其纳入学校思想政治教育工作体系，具体组织协调开展全校学生心理健康教育工作。

3. 医务人员的精神障碍预防义务　加强医疗环节的心理健康指导，是精神卫生预防工作的重要组成部分。精神障碍诊断、治疗以外的医务人员应承担起精神卫生预防的职责。医务人员开展疾病诊疗服务，应当按照诊断标准和治疗规范的要求，对就诊者进行心理健康指导；发现就诊者可能患有精神障碍的，应当建议其到符合精神卫生法规定的医疗机构就诊。

4. 家庭的精神障碍预防义务　家庭成员之间应当相互关爱，创造良好、和睦的家庭环境，提高精神障碍预防意识；发现家庭成员可能患有精神障碍的，应当帮助其及时就诊，照顾其生活，做好看护管理。

5. 心理咨询人员的精神障碍预防义务　心理健康咨询，是运用心理学技术和方法

帮助健康人解决生活中遇到的各种心理困扰,预防心理问题演变为心理障碍,促进心理健康。

心理咨询对精神障碍的预防具有重要作用。事实上,社会中大部分人或多或少都存在心理上的问题或者困扰,通过接受心理咨询,获得专业帮助,可以有效摆脱心理困境,防止心理问题演变为精神障碍。在国外,心理咨询师和心理治疗师是精神卫生服务的主力军,发挥着重要作用。《精神卫生法》二十三条规定,心理咨询人员应当提高业务素质。遵守执业规范,为社会公众提供专业化的心理咨询服务。目前我国从事心理咨询的人员主要有三类:一是各类医疗机构中的精神科执业医师、心理治疗师和专职的心理咨询、心理热线服务人员;二是各类学校中从事心理咨询、心理健康教育的兼职或者全职人员;三是社会上各类心理热线服务人员和心理咨询机构从业人员。目前存在的问题是心理咨询服务门槛低,没有执业准入。人力资源和社会保障部发布的《心理咨询师国家职业标准》只是心理咨询师考试的规定,人力资源和社会保障部颁发心理咨询师国家职业资格证书只是对职业技能水平的鉴定,不是执业的必要条件。

《精神卫生法》规定,心理咨询人员不得从事心理治疗或者精神障碍的诊断、治疗。

心理治疗人员一般需要具有医学的专业知识为基础,偏重精神疾病诊断、精神病理学,以及主要的心理疾病的诊断与治疗方面,心理咨询则侧重人的发展和成长。一个心理咨询师,如果没经过心理治疗方面的培训,一般接待的大都是有学习压力、生活压力、情感困扰等方面问题的个案。如果遇到有心理疾病的来访者,尤其是具有严重的心理疾病时,就应当转介,因此心理咨询师不能够从事心理治疗。

心理咨询人员发现接受咨询的人员可能患有精神障碍的,应当建议其到符合本法规定的医疗机构就诊。心理咨询人员应当尊重接受咨询人员的隐私,并为其保守秘密。

(二)精神障碍的诊断

1. 精神卫生医疗机构的条件　精神障碍的诊断、治疗,应当遵循维护患者合法权益、尊重患者人格尊严的原则,保障患者在现有条件下获得良好的精神卫生服务。

《精神卫生法》第二十五条规定,开展精神障碍诊断、治疗活动,应当具备下列条件,并依照医疗机构的管理规定办理有关手续:①有与从事的精神障碍诊断、治疗相适应的精神科执业医师、护士;②有满足开展精神障碍诊断、治疗需要的设施和设备;③有完善的精神障碍诊断、治疗管理制度和质量监控制度。从事精神障碍诊断、治疗的专科医疗机构还应当配备从事心理治疗的人员。

2. 精神障碍诊断的依据　根据《精神卫生法》第二十七条,精神障碍的诊断应当以精神健康状况为依据。除法律另有规定外,不得违背本人意志进行确定其是否患有精神障碍的医学检查。

3. 精神障碍患者的送诊

(1)通常情况下的送诊　除个人自行到医疗机构进行精神障碍诊断外,疑似精神障碍患者的近亲属可以将其送往医疗机构进行精神障碍诊断。对查找不到近亲属的流浪乞讨疑似精神障碍患者,由当地民政等有关部门按照职责分工,帮助送往医疗机构进行精神障碍诊断。

(2)紧急情况下的送诊　疑似精神障碍患者发生伤害自身、危害他人安全的行为,或者有伤害自身、危害他人安全的危险的,其近亲属、所在单位、当地公安机关应当立即采取措施予以制止,并将其送往医疗机构进行精神障碍诊断。

近年来,北京、四川、深圳等地相继发生精神障碍患者持刀伤人事件,再一次将精神障碍患者这类特殊群体引入社会公众的视野中,引起了社会的广泛关注。精神障碍患者该如何监管,尤其是监护人在监管中该如何履行自己的职责,以防其实施犯罪行为,成为社会热议的话题。根据我国《刑法》规定,对于不负刑事责任的精神病患者,应当责令其家属或者监护人严加看管和医疗;在必要的时候,由政府强制医疗。然而,在现实当中,由于缺乏细化措施,这一要求却很难落实。

(3) 医疗机构的接诊义务　医疗机构接到送诊的疑似精神障碍患者,不得拒绝为其做出诊断。

4. 精神障碍诊断的主体和程序　《精神卫生法》规定,精神障碍的诊断应当由精神科执业医师做出。医疗机构接到依照规定紧急情况下送诊的发生伤害自身、危害他人安全的行为,或者有伤害自身、危害他人安全的危险的疑似精神障碍患者,应当将其留院,立即指派精神科执业医师进行诊断,并及时出具诊断结论。

二、精神障碍的治疗与鉴定

(一) 精神障碍的治疗

《精神卫生法》规定,精神障碍的住院治疗实行自愿原则。而精神障碍的非自愿住院治疗,必须符合精神卫生法规定的条件,即诊断结论、病情评估表明,就诊者为严重精神障碍患者并存下列情形之一的,应当对其实施住院治疗:①已经发生伤害自身的行为,或者有伤害自身危险的;②已经发生危害他人安全的行为,或者有危害他人安全危险的。

"非自愿住院治疗",即违背患者的意愿而对其进行治疗。世界精神病学会在1977年通过的《夏威夷宣言》中写道:"不能对病人进行违反其本人意愿的治疗,除非病人因病重不能表达自己的意愿,或对旁人构成严重威胁。在此情况下,可以也应该施以强迫治疗,但必须考虑病人的切身利益。"显然,在当时看来,只要患者被认为失去了表达意愿的能力,医生就可以对其进行治疗。到1996年,世界精神病学会通过了至今仍然是精神科医生道德准则的《马德里宣言》,宣言第四条写道:"当病人由于患精神病不能做出适当判断时,精神科医生应当与家属商量,如需要,还应寻求法律咨询以维护病人的人格尊严和法律权利。不应施行任何违背病人意愿的治疗,除非不采取这种治疗会威胁到病人或周围人的生命。治疗必须始终符合病人的最佳利益。"在美国、加拿大、挪威等国家,一般认为精神疾病是一种大脑功能的紊乱,精神患者未必感到痛苦,在非自愿的情况下,一般不应当对其进行强制治疗,这些国家对精神障碍患者强制医疗的条件规定较为严格。

《精神卫生法》最明显的变化就是精神障碍患者住院治疗实行自愿原则,非自愿治疗必须具备前提条件,这被视为立法重大突破。当前,一些法学专家认为,"自愿原则"也是防范别人滥权侵权的第一道门槛,没有"自愿原则",强势方随时可以把他所不喜欢的人送入精神病院。他们呼吁,为落实"自愿原则",应建立独立和专业的第三方"异议审核制"。精神病院不能同时扮演"裁定者"和"施治者"双重角色,因为一旦医院裁定有误,受害者将面临无从挣脱的被治疗折磨。

《精神卫生法》规定,精神障碍患者已经发生伤害自身的行为,或者有伤害自身的危险情形的,经其监护人同意,医疗机构应当对患者实施住院治疗;监护人不同意的,医疗机构不得对患者实施住院治疗。监护人应当对在家居住的患者做好看护管理。

(二)精神障碍患者的再次诊断和鉴定

1. 再次诊断　精神障碍患者已经发生危害他人安全的行为,或者有危害他人安全的危险情形的,患者或者其监护人对需要住院治疗的诊断结论有异议,不同意对患者实施住院治疗的,可以要求再次诊断和鉴定。

2. 精神障碍医学鉴定　精神障碍医学鉴定,是指经司法行政部门审核、登记,取得精神障碍鉴定执业资质的司法鉴定机构,运用科学技术或者专门知识对精神障碍进行鉴别和判断并提供鉴定意见的活动。

《精神卫生法》规定,患者或者其监护人对再次诊断结论有异议的,可以自主委托依法取得执业资质的鉴定机构进行精神障碍医学鉴定;医疗机构应当公示经公告的鉴定机构名单和联系方式。

三、精神障碍患者的心理治疗

心理治疗,是指借助心理学的、非药物的技术和方法改变患者的心理状态来达到治疗精神障碍患者的目的。临床上心理治疗最常见的对象是神经症等轻度精神障碍患者,同时也包括需配合药物治疗进行心理治疗的严重精神障碍患者。

《精神卫生法》第五十一条规定,心理治疗活动应当在医疗机构内开展。专门从事心理治疗的人员不得从事精神障碍的诊断,不得为精神障碍患者开具处方或者提供外科治疗。精神障碍的诊断、治疗、住院、出院有严格的法定程序。诊断精神障碍应由精神科执业医师按照精神障碍诊断标准进行。

四、精神障碍患者违法行为的处理

精神障碍患者违反治安管理处罚法或者触犯刑法的,应依照有关法律的规定处理。

第三节　精神障碍的康复与保障措施

(一)精神障碍的康复

精神障碍康复,是指对患有身心疾病的患者,尽可能利用药物、社会、职业、经济和教育的方法使残疾的风险减少到最低限度。康复是精神障碍患者最终摆脱疾病,走向健康的重要环节。精神障碍的康复工作应当以社区康复为基础、以康复机构为骨干、以家庭为依托。

1. 社区康复机构的义务　社区康复是属于社区发展范畴内的一项战略性计划,其目的是促进所有残疾人得到康复,享受均等的机会,成为社会的一员。社区康复机构应当为需要康复的精神障碍患者提供场所和条件,对患者进行生活自理能力和社会适应能力等方面的康复训练。

社区不应歧视精神障碍患者,要创造条件帮助患者康复。社区康复机构应当为需要康复的精神障碍患者提供场所和条件,对患者进行生活自理能力和社会适应能力等方面的康复训练。医疗机构应提供技术指导和支持。向精神障碍患者提供康复服务的社区康复机构,包括各类职业康复训练中心、工(农)疗站、日托康复站、各类长期托养机构、中途宿舍等在社区中提供精神障碍康复服务的机构。社区康复机构在精神障碍康复工作中的职责主要有两方面:一是为需要康复的精神障碍患者提供场所和条件,二是对患者进行生活自理能力和社会适应能力等方面的康复训练。

2. 医疗机构的义务　医疗机构应当为在家居住的严重精神障碍患者提供精神科基本药物维持治疗,并为社区康复机构提供有关精神障碍康复的技术指导和支持。

3. 监护人的责任　精神障碍患者的监护人应当协助患者进行生活自理能力和社会适应能力等方面的康复训练。精神障碍患者的监护人在看护患者过程中需要技术指导的,社区卫生服务机构或者乡镇卫生院、村卫生室、社区康复机构应当提供。

(二)精神卫生工作的保障措施

1. 制订精神卫生工作规划　县级以上人民政府卫生行政部门会同有关部门依据国民经济和社会发展规划的要求,制订精神卫生工作规划并组织实施。精神卫生监测和专题调查结果应当作为审订精神卫生工作规划的依据。

2. 建设和完善精神卫生服务体系　《精神卫生法》规定,省、自治区、直辖市人民政府根据本行政区域的实际情况,统筹规划,整合资源,建设和完善精神卫生服务体系,加强精神障碍预防、治疗和康复服务能力建设。

3. 培养精神卫生专门人才　国家鼓励和支持开展精神卫生专门人才的培养,维护精神卫生工作人员的合法权益,加强精神卫生专业队伍建设。医学院校应当为非精神医学专业的学生开设精神卫生课程。

4. 提供基本公共卫生服务　县级以上人民政府卫生行政部门应当组织医疗机构为严重精神障碍患者免费提供基本公共卫生服务。国家实行严重精神障碍发病报告制度。严重精神障碍患者可以依法免费获得基本公共卫生服务。贫困的严重精神障碍患者由政府资助参加基本医疗保险,并可以得到优先医疗救助;符合条件的可获得最低生活保障。精神卫生法所称严重精神障碍,是指疾病症状严重,导致患者社会适应等功能严重损害、对自身健康状况或者客观现实不能完整认识,或者不能处理自身事务的精神障碍。国家向严重精神障碍患者提供基本公共卫生服务,包括建立居民健康档案、评估和定期随访、必要的药物剂量调整和对症处理、健康教育和生活技能训练等康复指导、心理支持及每年一次的健康体检。

第四节　法律责任

(一)卫生行政部门和其他有关部门的责任

县级以上人民政府卫生行政部门和其他有关部门未依照精神卫生法规定履行精神卫生工作职责,或者滥用职权、玩忽职守、徇私舞弊的,由本级人民政府或者上一级人民政府有关部门责令改正,通报批评,对直接负责的主管人员和其他直接责任人员依法给予警告、记过或者记大过的处分;造成严重后果的,给予降级、撤职或者开除的处分。

(二) 医疗机构的责任

精神障碍患者同其他公民一样,享有人身权、财产权,以及教育、劳动、医疗、从国家和社会获得物质帮助等方面的合法权益。在住院治疗期间患者的知情同意权、隐私权、通信和会见探访者的权利等受法律保护。患者合法权益受到侵害的,患者本人、其监护人或近亲属可以依法提起诉讼。

1.医疗机构及其工作人员有下列行为之一的,由县级以上人民政府卫生行政部门责令改正,给予警告;情节严重的,对直接负责的主管人员和其他直接责任人员依法给予或者责令给予降低岗位等级或者撤职、开除的处分,并可以责令有关医务人员暂停1个月以上6个月以下执业活动:①拒绝对送诊的疑似精神障碍患者做出诊断的;②对依照规定实施住院治疗的患者未及时进行检查评估或者未根据评估结果做出处理的。

2.医疗机构及其工作人员有下列行为之一的,由县级以上人民政府卫生行政部门责令改正,对直接负责的主管人员和其他直接责任人员依法给予或者责令给予降低岗位等级或者撤职的处分;对有关医务人员,暂停6个月以上1年以下执业活动;情节严重的,给予或者责令给予开除的处分,并吊销有关医务人员的执业证书:①违反规定实施约束、隔离等保护性医疗措施的;②违反规定强迫精神障碍患者劳动的;③违反规定对精神障碍患者实施外科手术或者实验性临床医疗的;④违反规定侵害精神障碍患者的通信和会见探访者等权利的;⑤违反精神障碍诊断标准,将非精神障碍患者诊断为精神障碍患者的。

(三) 其他部门和人员的责任

1.有关单位和个人的法律责任 有关单位和个人违反《精神卫生法》规定,有下列情形之一,给精神障碍患者或者其他公民造成人身、财产或者其他损害的,依法承担赔偿责任:①将非精神障碍患者故意作为精神障碍患者送入医疗机构治疗的;②精神障碍患者的监护人遗弃患者,或者有不履行监护职责的其他情形的;③歧视、侮辱、虐待精神障碍患者,侵害患者的人格尊严、人身安全的;④非法限制精神障碍患者人身自由的;⑤其他侵害精神障碍患者合法权益的情形。

2.其他人员的法律责任

(1)心理咨询和心理治疗人员 心理咨询人员有下列情形之一的,由县级以上人民政府卫生行政部门、工商行政管理部门依据各自职责责令改正。给予警告,并处5 000元以上1万元以下罚款,有违法所得的,没收违法所得;造成严重后果的,责令暂停6个月以上1年以下执业活动,直至吊销执业证书或者营业执照:①心理咨询人员从事心理治疗或者精神障碍的诊断、治疗的;②从事心理治疗的人员在医疗机构以外开展心理治疗活动的;③专门从事心理治疗的人员从事精神障碍的诊断的;④专门从事心理治疗的人员为精神障碍患者开具处方或者提供外科治疗的。

(2)监护人 监护人如不履行监护职责,遗弃、虐待或非法限制精神障碍患者人身自由的,或监护不力致使患者造成他人人身、财产损害的,监护人依法承担民事责任。

问题分析与能力提升

青岛市卫生监督局接到投诉举报,反映一家民营精神卫生专科医疗机构强制接送非自愿就诊的患者到医院就诊。青岛市卫生监督局医疗二科主任刁绍华介绍,当时是病患家属打电话给民营医疗机构,让医疗机构接病患到医院,但当事人抵触情绪强烈,并拨打了卫生监督局的电话。刁绍华称,他们接到当事患者的投诉后到了现场,发现医疗机构和家属确实欲强制把病患送到医院,医院的行为"过度热情",准备将他接到医院确定其是否患有精神障碍的医学检查,违反了本人的意愿。

请问:患者的投诉是否正确?为什么?

提示:

(1)《精神卫生法》第三十条规定,精神障碍的住院治疗实行自愿原则。

(2)《精神卫生法》第二十七条规定,不能违背本人意志进行确定其是否患有精神障碍的医学检查;第二十八条规定,除个人可以自行到医疗机构进行精神障碍诊断外,疑似精神障碍患者的近亲属可以将其送往医疗机构进行精神障碍诊断……疑似精神障碍患者发生伤害自身、危害他人安全的行为,或者有伤害自身、危害他人安全的危险的,应当由其近亲属、所在单位、当地公安机关立即采取措施予以制止,并将其送往医疗机构进行精神障碍诊断。

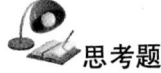
思考题

1. 精神障碍患者权益保护的内容是什么?
2. 精神障碍的诊断、住院治疗和出院的法律规定是什么?
3. 结合实际,谈谈如何理解精神障碍的自愿治疗原则。
4. 疑似精神障碍患者发生伤害自身、危害他人安全行为时,应当如何处置?

(南阳医学高等专科学校 刘一凡)

第二十二章 中医药法律制度

学习目标

◆ 说出 中医药的概念;中医医疗机构及中医从业人员相关规定;中药材生产和经营管理的主要内容。

◆ 阐述 中医药立法及相关法律法规;中医药教育和科研的规定;中药制剂的相关法律制度。

◆ 分析 中医药发展的保障措施;中医药法的颁布实施对传承发展中医药文化的作用。

案例选读

屠呦呦获奖是世界对中医药的充分肯定

中国中医科学院屠呦呦研究员因发现青蒿素与药物研发方面的重要成就,先后获得了2011年的拉斯克奖,2015年的诺贝尔生理学或医学奖,还被授予2016年度国家最高科学技术奖。屠呦呦教授多年从事中药和中西药结合研究,她领导的团队受《肘后备急方》的启发,将一种古老的中医疗法转化为最强有力的抗疟疾药,使现代技术与传统中医相结合,挽救了全球特别是发展中国家的数百万人的生命。

【探析】①国家《中医药法》明确提出了要建立符合中医药特点的管理制度,发展中医药事业应当遵循中医药发展规律,坚持继承和创新相结合,保持和发展中医药特色和优势。②屠呦呦的获奖,表明了国际医学界对中国医学研究的深切关注,表明了中医药对维护人类健康的深刻意义,展现了中国科学家的学术精神和创新能力,是中国医药卫生界的骄傲。

中医药(民族医药)是我国各族人民在长期生产实践中逐步形成并不断丰富发展的宝贵财富,为中华民族的繁荣昌盛和人类健康做出了重大贡献。作为中国特色医药卫生事业不可或缺的重要组成部分,中医药以其良好的效应、较小的毒副作用、简便独特的治疗方式、相对低廉的治疗成本等优势受到广大人民群众的青睐。随着我国综合国力的日益增强,中医在国际上正得到越来越多国家和地区的认可。同时,中医蕴含着丰富的哲学思想和人文精神,已成为我国文化软实力的重要体现。

第一节　中医药法律制度概述

中医药即中国医药学,是包括汉族和少数民族医药在内的我国各民族医药的统称,是反映中华民族对生命、健康和疾病的认识,具有悠久历史传统和独特理论及技术方法的医药学体系。它包括中医药、中西医结合医药和民族医药三大领域。

一、中医药立法

新中国成立以来,党和国家高度重视中医药在保障人民健康中所发挥的重要作用,采取了一系列旨在保护、扶持、发展中医药的政策措施,同时也积极推进将中医药纳入法制化建设轨道。1982年颁布的《宪法》规定"发展现代医药和我国传统医药",为中医药的发展和法律制度建设提供了根本法律依据。1988年,国家中医药管理局成立,标志着中医药工作由过去的从属地位转入相对独立发展的新阶段。此后我国中医药法制建设进程不断加快,全国人大、国务院、原卫生部、国家中医药管理局、国家市场监督管理总局先后制定和发布了有关中医医疗机构管理、中医生产经营、传统医药队伍建设和科研管理等方面的法律、法规和部门规章,主要有《中医医疗机构管理办法(试行)》(1989年)、《医疗机构管理条例》(1994年)、《中华人民共和国执业医师法》(1998年)、《中药品种保护条例》(1992年)、《中华人民共和国药品管理法》(2001年)、《中药材生产质量管理规范(试行)》(2002年)、《中华人民共和国中医药条例》(2003年)等,逐步形成中医药发展与保护的相关法律制度,有力地保障和促进了中医药事业发展。

随着经济社会快速发展,中医药事业发展也面临着一些新的问题,如现行医师管理、药品管理制度不能完全适应中医药特点和发展需要;中药材种植、养殖、采集、储存和炮制加工等不规范,影响临床用药质量;中医药人才培养途径单一、人才匮乏等。这些问题的存在,迫切需要制定一部全面、系统体现中医药特点的综合性法律。经过30多年几代中医药人的不懈努力,我国首部中医药专门法律——《中华人民共和国中医药法》(以下简称《中医药法》)于2016年12月25日经全国人大常委会表决通过,于2017年7月1日起正式实施,这标志着中医药正式迈入有法可依的时代。2017年7月31日,卫健委发布《中医诊所备案管理暂行办法》,自2017年12月1日起施行。同时发布的还有《中医医术确有专长人员医师资格考核注册管理暂行办法》,自2017年12月20日起施行。2017年12月1日,卫健委和国家中医药管理局联合印发了《中医诊所基本标准》和《中医(综合)诊所基本标准》,其中《中医诊所基本标准》适用于备案管理的中医诊所,《中医(综合)诊所基本标准》适用于提供中西两法服务和不符合《中医诊所备案管理暂行办法》规定的服务范围或者存在不可控的医疗安全风险的中医(综合)诊所。《中医药法》的颁行和相关配套法律法规的实施,在很大程度上解决了制约中医药发展的重点、难点问题,为继承和弘扬中医药、促进中医药事业健康发展提供有力法律支撑,对于中医药行业发展具有里程碑意义。

二、中医药发展的指导思想和原则

(一)指导思想

紧紧围绕"四个全面"战略布局和党中央、国务院决策部署,牢固树立创新、协调、绿色、开放、共享发展理念,坚持中西医并重,从思想认识、法律地位、学术发展与实践运用上落实中医药与西医药的平等地位,充分遵循中医药自身发展规律,以推进继承创新为主题,以提高中医药发展水平为中心,以完善符合中医药特点的管理体制和政策机制为重点,以增进和维护人民群众健康为目标,拓展中医药服务领域,促进中西医结合,发挥中医药在促进卫生、经济、科技、文化和生态文明发展中的独特作用,统筹推进中医药事业振兴发展,为深化医药卫生体制改革、推进健康中国建设、全面建成小康社会和实现"两个一百年"奋斗目标做出贡献。

(二)基本原则

1. **坚持以人为本、服务惠民** 以满足人民群众中医药健康需求为出发点和落脚点,坚持中医药发展为了人民、中医药成果惠及人民,增进人民健康福祉,保证人民享有安全、有效、方便的中医药服务。

2. **坚持继承创新、突出特色** 把继承创新贯穿中医药发展工作,正确把握好继承和创新的关系。一方面,要坚持和发扬中医药特色优势,在中医药事业发展中坚持中医药原创思维,遵循中医药的内在发展规律,建立符合中医药特点的管理制度。另一方面,要充分利用现代科学技术和方法,推动中医药理论与实践不断发展,推进中医药现代化,在创新中不断形成新特色、新优势,永葆中医药薪火相传。

3. **坚持深化改革、激发活力** 改革完善中医药发展体制机制,充分发挥市场在资源配置中的决定性作用,更好地发挥政府在制定规划、出台政策、引导投入、规范市场等方面的作用,积极营造平等参与、公平竞争的市场环境,不断激发中医药发展的潜力和活力。

4. **坚持统筹兼顾、协调发展** 统筹兼顾中医药发展各领域、各环节,注重城乡、区域、国内国际中医药发展,促进中医药医疗、保健、科研、教育、产业、文化全面发展,促进中医中药协调发展,不断增强中医药发展的整体性和系统性。

5. **坚持中西医并重、中西医结合** 坚持中西医并重是党中央、国务院确定的新时期我国卫生工作的重要方针和原则之一,旨在使中医获得和西医同等的发展权利,保障中医药事业的健康发展。党中央较早确立了中西医并重的方针,确立了中医在我国医药事业发展中的重要地位。同时中西医之间也应优势互补、协调发展。

三、中医药发展的保障

(一)明确中医药发展的政府主体责任

《中医药法》规定,县级以上人民政府应当将中医药事业纳入国民经济和社会发展规划,建立健全中医药管理体系,为中医药事业发展提供政策支持和条件保障,并且将中医药事业发展经费纳入本级财政预算。

县级以上人民政府及其有关部门应当按照法定价格管理权限,合理确定中医医疗服务的收费项目和标准,体现中医医疗服务成本和专业技术价值。在制定基本医疗保险支付政策、药物政策等医药卫生政策时,应当有中医药主管部门参加。县级以上地方人民政府有关部门应当按照国家规定,将符合条件的中医医疗机构纳入基本医疗保险定点医疗机构范围,将符合条件的中医诊疗项目、中药饮片、中成药和医疗机构中药制剂纳入基本医疗保险基金支付范围。

为保障中医药服务的供给,县级以上人民政府应当发展中医药预防、保健服务,并按照国家有关规定将其纳入基本公共卫生服务项目统筹实施。将中医医疗机构建设纳入医疗机构设置规划,举办规模适宜的中医医疗机构,扶持有中医药特色和优势的医疗机构发展。合并、撤销政府举办的中医医疗机构或者改变其中医医疗性质,应当征求上一级人民政府中医药主管部门的意见。县级以上人民政府应当发挥中医药在突发公共卫生事件应急工作中的作用,加强中医药应急物资、设备、设施、技术与人才资源储备。

(二)支持社会力量投资中医药事业

国家支持社会力量投资中医药事业和举办中医医疗机构。社会力量举办的中医医疗机构在准入、执业、基本医疗保险、科研教学、医务人员职称评定等方面享有与政府举办的中医医疗机构同等的权利。

国家鼓励全社会参与中医药事业,形成共同支持中医药事业发展的良好氛围。对在中医药事业中做出突出贡献的组织和个人,按照国家有关规定给予表彰、奖励。支持组织和个人捐赠、资助中医药事业。

(三)加强中医药标准体系建设

中医药标准化是中医药事业发展的技术支撑,是推进中医药行业治理体系和治理能力现代化的基础性制度。国家加强中医药标准体系建设,根据中医药特点对需要统一的技术要求制定标准并及时修订。中医药标准覆盖范围较广,要重点开展中医临床诊疗指南、技术操作规范和疗效评价标准的制定、推广与应用。系统开展中医治未病标准、药膳制作标准和中医药保健品标准等研究制定。健全完善中药质量标准体系,加强中药质量管理,重点强化中药炮制、中药鉴定、中药制剂、中药配方颗粒及道地药材的标准制定与质量管理。加快中药数字化标准及中药材标本建设。积极参与中医药国际标准的研究与制定,推动建立中医药国际标准体系。

(四)扶持少数民族医药事业

国家采取措施,加大对少数民族医药传承创新、应用发展和人才培养的扶持力度,加强少数民族医疗机构和医师队伍建设,促进和规范少数民族医药事业发展。

第二节 中医医疗机构管理的法律规定

中医医疗机构是指依法取得医疗机构执业许可证或依法备案的以中医为特色的中医、中西医结合的医院、门诊部和诊所(室)等。中医医疗机构按所有制性质,可以分为国家、集体、个人、中外合资、中外合作开办的中医医疗机构;按机构类型可分为综合性中医医院、中医院校及中医研究机构的附属医院、中医专科医院、中医康复医院、中医门诊部、中医诊所、中医（综合）诊所及其他面向社会而从事中医医疗业务的单位。但中医医疗机构不包括盲人按摩机构。

一、中医医疗机构的设置审批

（一）中医医疗机构的设置条件

1. 中医医院　根据《医疗机构基本标准（试行）》的规定，申请设置的中医医疗机构必须具备下述基本条件：①综合性中医医院的门诊中医药治疗率不低于85%，病房中医药治疗率不低于70%，中医药人员占医药人员总数的比例不低于60%；②住院床位不少于20张，中医一级临床科室不少于3个；③至少有3名中医师（至少有1名具有主治医师以上职称），1名中药士，4名护士及相应的放射、检验人员和诊断、治疗等仪器设备。不满足基本条件者，不得称医院。

2. 综合医院中医临床科室和专科医院中医临床科室　2009年3月原卫生部发布《综合医院中医临床科室基本标准》指出，综合医院中医、中西医结合、民族医临床科室及专科医院中医、中西医结合、民族医临床科室须达到：①作为医院的一级临床科室；②设立中医病床，床位数不低于医院标准床位数的5%，具备一定规模的医院，可根据实际需要设立独立病区；③设立中医门诊，三级医院门诊开设中医专业不少于3个，二级医院不少于2个。除此之外，还须配备相应的医疗设备和专业技术人员。

3. 中医门诊部　独立设置的中医门诊部须达到下述基本条件：①中医药治疗率不低于85%，中医药人员占医药人员总数的比例不低于70%；②至少设有3个中医临床科室，并设有药房、化验室、处置室等与门诊部功能相适应的医技科室；③中医师不少于4名（至少有1名具有主治医师以上职称），至少有2名护士、1名中药师及相应的检验、放射等技术人员；④基本的资金、医疗设备和场地。

4. 中医诊所和中医（综合）诊所　中医诊所是指在中医药理论指导下，运用中药和针灸、拔罐、推拿等非药物疗法开展诊疗服务，以及中药调剂、汤剂煎煮等中药药事服务的诊所。举办中医诊所须达到：①中医药治疗率100%。②至少有1名执业医师，并且具有中医类别《医师资格证书》并经注册后在医疗、预防、保健机构中执业满3年，或者具有《中医（专长）医师资格证书》，经注册依法执业。法人或者其他组织举办中医诊所的，诊所主要负责人应当符合上述要求。开展中药饮片调剂活动的，至少有1名具备资质的中药技术人员。③房屋相对独立，诊疗区域布局合理，设置候诊区、就诊区。开展中药饮片和中成药调剂服务的，服务区域应当相对独立，开展中医非药物疗法的，应当设置独立的治疗室。④相应的基本诊疗设备、规章制度和医疗技术操作规程等。

中医（综合）诊所是指以提供中医药门诊诊断和治疗为主的诊所。举办中医（综合）诊所须达到：①中医药治疗率不低于85%。②至少有1名执业医师，并且具有中医类别《医师资格证书》并经注册后在医疗、预防、保健机构中执业满5年，或者具有《中医（专长）医师资格证书》，经注册依法执业。开展中药饮片调剂活动的，至少有1名具备资质的中药技术人员。设置医技科室的，每室至少有1名相应专业的卫生技术人员。③诊所建筑面积不少于40 m^2，卫生技术人员人均面积不少于10 m^2；至少设有诊室、治疗室。开展有创性治疗的，应当设置观察室和处置室；各功能区域相对独立,符合卫生学布局与流程,每室(含中药存放、调剂区)不少于 10 m²。④相应的基本诊疗设备、规章制度和医疗技术操作规程等。

(二)中医医疗机构的审批与备案

1. 医疗机构的审批管理　中医医疗机构的设立,应当符合医疗机构设置规划和医疗机构基本标准,并依法办理审批登记备案手续,取得医疗机构执业许可,方可从事中医医疗活动。具体审批手续包括:①单位或者个人设置医疗机构,须经县级以上地方人民政府卫生行政部门审查批准,并取得设置医疗机构批准书,方可向有关部门办理其他手续。依据《医疗机构管理条例》及其实施细则,不设床位或者床位不满100张的医疗机构,向所在地的县级人民政府卫生行政部门申请。床位在100张以上的医疗机构和专科医院按照省级人民政府卫生行政部门的规定申请。②医疗机构执业,必须进行登记,领取医疗机构执业许可证。

县级以上地方人民政府卫生行政部门应当自受理设置申请之日起30天内,做出批准或者不批准的书面答复。医疗机构必须按照核准登记的诊疗科目和备案内容开展诊疗活动。医疗机构改变名称、场所、主要负责人、诊疗科目、床位,必须向原登记机关办理变更登记。

2. 中医诊所的备案管理　《中医药法》规定,举办中医诊所的,只需将诊所的名称、地址、诊疗范围、人员配备情况等报所在地县级人民政府中医药主管部门备案后即可开展执业活动。县级中医药主管部门具体负责本行政区域内中医诊所的备案工作。

(1)备案条件　依据《中医诊所备案管理暂行办法》,个人举办中医诊所的,除应符合《中医诊所基本标准》所规定的人员、场地、设备等标准外,还应符合环保、消防的相关规定;中医诊所名称应符合法律规定,能够独立承担民事责任。《医疗机构管理条例实施细则》规定不得申请设置医疗机构的单位和个人,不得举办中医诊所。

(2)备案提交材料　《中医诊所备案信息表》,中医诊所主要负责人有效身份证明、医师资格证书、医师执业证书,其他卫生技术人员名录、有效身份证明、执业资格证件,中医诊所管理规章制度,医疗废物处理方案、诊所周边环境情况说明,消防应急预案。

法人或者其他组织举办中医诊所的,还应当提供法人或者其他组织的资质证明、法定代表人身份证明或者其他组织的代表人身份证明。

(3)备案流程　县级中医药主管部门收到备案材料后,对材料齐全且符合备案要求的予以备案,并当场发放《中医诊所备案证》;材料不全或者不符合备案要求的,应当场或者在收到备案材料之日起5天内一次告知备案人需要补正的全部内容。国家逐步推进中医诊所管理信息化,有条件的地方可实行网上申请备案。

(4)监督管理　县级中医药主管部门应当自中医诊所备案之日起30天内,对备案的中医诊所进行现场核查,对相关材料进行核实,并定期开展现场监督检查,并及时在政府网站公开。

二、中医医疗机构的管理

(一)中医医院

中医医院是以医疗工作为中心,结合医疗搞好教学和科学研究,成为继承和发扬中医药学,培养中医药人才的基地。《中医药法》《全国中医医院工作条例(试行)》《全国示范中医医院建设验收标准》等法规对中医医院的管理做出了明确规定。

1. 医疗业务突出中医特色　中医医院必须保持和发扬中医特色,坚持运用中医药防治疾病。医疗工作要以四诊八纲、理法方药、辨证论治为指导,在诊断、治疗、急救、护理、营养、病房管理等一系列问题中,都必须本着"能中不西、先中后西、中西医结合"的原则,充分发挥中医的优势。同时利用中医诊疗技术为患者服务,将传统疗法与现代疗法有机结合,积极研制和应用特色中药制剂,发挥中医"因病施治""治未病"等功效。

2. 科室设置和编制合理　中医医院是中医综合性医院,其业务科室设置和病床分配比例,可根据中医专科的特色和各自的规模、任务、特长及技术发展情况确定。根据《全国中医医院组织机构及人员编制标准(试行)》的规定,中医医院人员编制按病床与工作人员1:(1.3~1.7)计算。病床数与门诊量的比例按1:3计算,每增减100门诊人次,可增减6~8人,或比同级西医综合医院的编制高15%~18%。医生和药剂人员要高于西医综合医院的比例。在医生和药剂人员中,中医、中药人员要占绝大多数。

3. 教学科研注重传承与创新　中医医院要承担临床教学及进修任务,制定培养中医、药、护和各类技术人员的规划,探索中医药师承教育方法,积极开展各类中医药科研工作和文献的整理研究,增强学术交流,秉承传承与创新相结合,全面提高中医药人员的技术水平。

4. 加强药剂使用管理　根据《中药调剂室工作制度(试行)》和《中药库管理制度(试行)》的规定,要求做到:①中药加工炮制、贮藏保管、调剂煎熬配方必须遵守操作规程和规章制度,保证药品质量;②在坚持使用中药为主的前提下,应以饮片为主,中成药为辅;③重治轻补,严格中成药购销;④创造条件,开展中药剂型改革。

5. 管理工作要符合中医发展需要　中医医院要严格执行医疗技术标准和规范,建立健全各项管理制度,在医疗、教学、科研,以及药品、物资、财务等各项工作中制定体现中医特色、符合中医发展需要的管理办法和评价指标,全面提高中医医院服务质量。

(二)中医专科

综合医院中医临床科室和专科医院的中医科是中医药服务体系中一个重要的组成部分。《中医药法》规定,政府举办的综合医院、妇幼保健机构和有条件的专科医院、社区卫生服务中心、乡镇卫生院,应当设置中医药科室。社会力量举办的医疗机构可根据自身情况决定是否设置中医药科室。原卫生部在《关于切实加强综合医院中医药工作的意见》中指出,综合医院中医临床科室要发展成为带有全科性质的临床科室,根据临床需要提供中药饮片、中成药、针灸、推拿等多种中医药服务。要不断加强中医专科(专病)建设,形成特色和专长,提高中医药服务能力。

(三)中医诊所

县级中医药主管部门应当定期组织中医诊所负责人学习卫生法律法规和医疗机构感染防控、传染病防治等知识;定期组织执业人员参加继续教育,提高其专业技术水平。县级中医药主管部门应当建立中医诊所不良执业行为记录制度,对违规操作、不合理收费、虚假宣传等进行记录,并作为对中医诊所进行监督管理的重要依据。

(四) 中医医疗广告

医疗机构发布中医医疗广告，须经所在地省、自治区、直辖市人民政府中医药主管部门审查批准，未经审查批准，不得发布。医疗机构发布的中医医疗广告，其内容应当与审查批准发布的内容一致。医疗、药品、医疗器械广告不得含有如下内容：①虚假或者引人误解的内容；②表示功效、安全性的断言或者保证；③说明治愈率或者有效率；④与其他药品、医疗器械的功效和安全性或者其他医疗机构比较；⑤利用广告代言人作推荐、证明；⑥法律、行政法规规定禁止的其他内容。广播电台、电视台、报刊音像出版单位、互联网信息服务提供者不得以介绍健康、养生知识等形式变相发布医疗、药品、医疗器械、保健食品广告。

(五) 中医医疗机构仪器设备

仪器设备是发展中医药事业的物质基础和技术条件。提高仪器设备的管理水平，充分发挥其社会效益和经济效益，有利于推动中医药事业的发展和振兴。《全国中医医院医疗设备标准（试行）》《中医机构仪器设备管理暂行办法》等，对中医机构的仪器设备管理做了明确规定。

1. 装备原则　遵循"充分论证、统筹安排、重点装备、综合平衡"的原则，根据中医机构的任务、规模、技术力量、专业特长和财力，首先装备常规需要的基本设备，然后再考虑高、精、尖设备，做到有计划、有步骤地更新。

2. 设备标准　中医机构的一般医疗设备仪器，原则上不低于同级西医机构仪器设备的标准。

3. 管理方法　实行统一领导，归口进行，分级负责；建立管理档案，保证设备完好运转；对大型精密仪器的使用，按照专管专用的原则，充分发挥仪器设备的社会效益和经济效益。对仪器设备定期检查。因任务变动或无安装条件而闲置不用超过半年的仪器，由管理部门进行调配，提高设备使用率。

4. 奖惩措施　对仪器设备管理认真、成绩优秀的科室与个人，应给予表扬和奖励；对管理不善、不负责任、违反操作规程而造成仪器设备损坏，应酌情赔偿；情节严重者应给予行政处分，直至追究法律责任。

(六) 中医从业人员管理

1. 中医从业人员资格　中医从业人员，应当依照有关卫生管理的法律、行政法规、部门规章的规定通过执业中医师资格考试，并经注册取得执业证书后，方可从事中医医疗服务活动。

《中医药法》《中医医术确有专长人员医师资格考核注册管理暂行办法》规定，对于以师承方式学习中医或者经多年实践，医术确有专长的人员，可以通过申请参加中医医术确有专长人员医师资格考核取得中医医师资格。具体条件包括：①以师承方式学习中医的，应跟师学习中医满 5 年，对某些病证的诊疗，方法独特、技术安全、疗效明显，经指导老师评议合格；由至少 2 名中医类别执业医师推荐，推荐医师不包括其指导老师。②经多年中医医术实践的，应具有医术渊源，在中医医师指导下从事中医医术实践活动满 5 年或者《中医药法》施行前已经从事中医医术实践活动满 5 年；对某些病证的诊疗，方法独特、技术安全、疗效明显，并得到患者的认可；由至少 2 名中医类别执业医师推荐。③考核合格者，由省级中医药主管部门颁发《中医（专长）医师资格证书》。取得《中医(专长)医师资格证书》者,应当向其拟执业机构所在地县级以上地方中医药主管部门提出注册申请,经注册后取得《中医(专长)医师执业证书》。④取得《中医(专长)医师执业证书》者,即可在注册的执业范围内,以个人开业的方式或者在医疗机构内从事中医医疗活动。

2. 中医从业人员管理　中医医疗机构对中医从业人员建立技术档案,定期进行考核,保证合理使用。中医医疗机构的人事部门应根据医疗机构的特点,建立健全以岗位责任制为中心的各项规章制度,明确各类人员职责,通过完善技术职称的评聘制度来调动医务人员的工作积极性。医疗机构应教育从业人员要严格遵守国家有关法律、法规、规章和技术操作规范,预防医疗事故,确保医疗安全和服务质量。

《中医药法》规定,中医医疗机构配备医务人员应当以中医药专业技术人员为主,主要提供中医药服务。社区卫生服务中心、乡镇卫生院、社区卫生服务站及有条件的村卫生室应当合理配备中医药专业技术人员,并运用和推广适宜的中医药技术方法。县级以上人民政府应当采取措施,增强社区卫生服务站和村卫生室提供中医药服务的能力。中医医师按照国家有关规定,可以在执业活动中采用与其专业相关的现代科学技术方法,但应当有利于保持和发挥中医药特色和优势;开展中医药服务时,应当以中医药理论为指导,运用中医药技术方法。

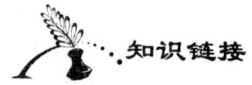

中医药适宜技术方法

中医药适宜技术方法,通常是指安全有效、成本低廉、简便易学的中医药技术方法。例如,根据《乡镇卫生院中医药服务管理基本规范》(国中医药发〔2003〕56号),乡镇卫生院应当提供基本的中医医疗服务,在门诊、病房、出诊、家庭病床等工作中运用中医理论辨证论治处理常见病、多发病、慢性病;运用包括中药、针灸、推拿、火罐、敷贴、刮痧、熏洗、穴位注射、热熨在内的5种以上中医药适宜技术。

3. 中医从业人员的处罚　未按规定擅自举办中医医疗机构的、未获得执业中医师或助理执业中医师资格而行医的、虽已获得执业资格但未按规定注册而行医的、经考核取得医师资格的中医医师超出注册的执业范围从事医疗活动的人员,依照《执业医师法》《中医药法》《中医诊所备案管理暂行办法》的有关规定给予处罚。

三、中医药教育、科研及文化传承

中医药人才的培养是促进中医药事业的基础和保证,也是培养能够熟练掌握中医药理论和技术方法、适应临床需要的中医药人才的必然要求。《中医药发展战略规划纲要(2016—2030年)》明确提出:"建立健全院校教育、毕业后教育、继续教育有机衔接及师承教育贯穿始终的中医药人才培养体系。"这一教育体系,既包括中医药学校教育,也包括师承教育;既包括毕业前或者出师前的教育,也包括毕业后或者出师后的教育;既包括学历教育,也包括非学历的培训。

(一)中医药人才队伍建设

1. 中医药学校教育　中医药院校是培养中医药人才的主要基地。目前,我国的中医药学校教育主要包括中医药高等教育、中医药中等职业教育和中医药方面的其他非学历教育。其中,实施中医药高等教育的既有专门实施中医药教育的本专科院校,也有设置中医药专业的其他高等学校。

近年来,我国中医药学校教育体系不断完善,中医药人才队伍建设不断取得新成绩,中医药队伍的学历水平和综合素质有很大提高。截至2015年年底,我国共有42所高等中医药院校,238所设置中医药专业的其他高等院校;有42所中等中医药学校,以及277所设置中医药专业的其他中等院校。建设了471个中医药重点学科,培养了2 300余名中医药学科(后备)带头人。

但必须看到,现阶段我国的中医药学校教育还存在过分强调综合素质而忽视中医药经典和临床经验的学习,受西医教育模式的影响而忽视中医药教育的特有规律等问题。因此,《中医药法》特别规定,中医药学校教育在培养目标、修业年限、教学形式、教学内容、教学评价及学术水平评价标准等方面,应当注重体现中医药学科特色,遵循中医药学科发展规律。

2. 中医住院医师规范化培训　为贯彻落实《关于建立住院医师规范化培训制度的指导意见》《国务院关于建立全科医生制度的指导意见》《关于开展专科医师规范化培训试点的意见》和《医药卫生中长期人才发展规划(2011—2020年)》,按照《国务院关于扶持和促进中医药事业发展的若干意见》要求,全国各地陆续开展中医住院医师规范化培训工作,中医医师专科规范化培训试点工作也在有序开展。

(1)工作目标　中医住院医师规范化培训属于中医毕业后教育的范畴,是中医临床医师队伍建设的基本环节。分为专科医师和全科医师方向,目标是为各级各类医疗机构培训合格的中医住院医师。通过培训,使其具有良好的职业道德、扎实的中医基础理论、专业知识和临床技能,掌握必要的西医知识与技术,能独立承担全科或专科常见病、多发病及某些疑难及危重病症的中医诊疗工作。

(2)基本原则　中医住院医师规范化培训应遵循中医临床人才培养的基本规律和特点,体现整体性、系统性和实践性。培训应以中医临床实际需要为出发点,立足于中医基础理论、基本知识和基本技能培训,重在培养中医临床思维能力和临床技能。

(3)培训对象　中医住院医师规范化培训对象是拟从事中医临床医疗工作的中医学类(不包括民族医类)、中西医结合类专业本科及以上学历毕业生;或已从事中医临床医疗工作并获得执业医师资格,需要接受培训的人员;民族医药类专业住院医师规范化培训标准由省级中医药(民族医药)管理部门另行制定。

(4)健全组织管理体系　中医药管理部门对中医住院医师规范化培训实行全行业管理、分级负责,充分发挥中医药相关行业协会、专业学会和有关单位的优势和作用。

中医住院医师规范化培训基地是承担住院中医师规范化培训的医疗卫生机构。培训基地由符合条件的专业基地组成,由本专业科室牵头,会同相关科室制订和落实本专业培训对象的具体培训计划,实施轮转培训,并对培训全过程进行严格质量管理。

培训基地实行动态管理,定期向所在地省级中医药管理部门或其指定的行业组织、单位报告培训工作情况,接受检查指导。培训基地实行分工负责制,建立严格的培训管理制度并规范地实施,强化全过程监管与培训效果激励,确保培训质量。

(5)加强招录、培训、考核管理 省级卫健委或其指定的行业组织、单位应当及时将培训基地基本情况、招收计划、报名条件、招收程序、招收结果等信息通过网络或其他适宜形式予以公布,接受社会监督。申请培训人员根据招收信息,选择培训基地及其专业基地,填报培训志愿,并按要求提交申请材料。培训基地对申请培训人员的申请材料进行审核,对审核合格者组织招收考核,依照公开公平、择优录取、双向选择的原则确定培训对象。

培训年限一般为3年。在规定时间内未按照要求完成培训或考核不合格者,培训时间可顺延,顺延时间一般不超过3年。顺延期间费用由个人承担。

中医住院医师规范化培训分为两个阶段实施。采取理论学习、临床轮训和跟师学习相结合的方式。学员进入培训基地后,即确定一名中医临床工作8年以上、主治及以上医师作为其跟师学习的指导老师。学员临床跟师每周不少于半天,并应当及时整理跟师心得和临床医案。中医住院医师规范化培训实行全过程的信息化管理。培训考核包括过程考核、师承考核和结业考核。对通过中医住院医师规范化培训结业考核的培训对象,颁发统一制式的《住院医师规范化培训合格证书》。

3.中医药专业技术人员的继续教育 当今社会科学技术迅猛发展,新理论、新技术、新方法不断渗透和应用到医药学领域,对中医药人员进行以增添知识和完善知识结构为特征的继续教育是非常有必要的。为此,《中医药发展"十三五"规划》提出,要强化以全科医生为重点的基层中医药人才队伍建设,推进中医类别全科医生、助理全科医生培养,实施农村订单定向免费医学生培养和全科医生特设岗位计划等人才培养、聘用工作。加强基层名老中医药专家传承工作室建设,培养基层中医药骨干人才,开展基层在职在岗卫生技术人员中医药知识与技能培训,提升基层中医药服务水平。

《中医药法》规定,县级以上地方人民政府中医药主管部门应当组织开展中医药继续教育,加强对医务人员,特别是城乡基层医务人员中医药基本知识和技能的培训。中医药专业技术人员应当按照规定参加继续教育,所在机构应当为其接受继续教育创造条件。

4.师承教育 师承教育是千百年来中医药人才培养的重要途径,也是传承中医药学术思想、经验和技术专长的有效方式。师承教育方式通过老中医药专家的口传心授,耳闻目染,反复揣摩,方能逐步领会掌握中医药的真谛。由于其符合中医药人才成长规律,直到今天仍然发挥着重要的作用。

《中医药发展战略规划纲要(2016—2030年)》提出:"建立中医药师承教育培养体系,将师承教育全面融入院校教育、毕业后教育和继续教育。鼓励医疗机构发展师承教育,实现师承教育常态化和制度化。"《中医药法》也对师承教育做了明确规定:"国家发展中医药师承教育,鼓励有丰富临床经验和技术专长的中医医师、中药专业技术人员在执业、业务活动中带徒授业,传授中医药理论和技术方法,培养中医药专业技术人员。"

(二)中医药科学研究

中医药的发展离不开科技发展和创新。国家鼓励科研机构、高等学校、医疗机构和药品生产企业等,运用现代科学技术和传统中医药研究方法,开展中医药科学研究。加强中西医结合研究,促进中医药理论和技术方法的继承和创新。

国家采取措施支持对中医药古籍文献、著名中医药专家的学术思想和诊疗经验及民间中医药技术方法的整理、研究和利用。鼓励组织和个人捐献有科学研究和临床应用价值的中医药文献、秘方、验方、诊疗方法和技术。

国家建立和完善符合中医药特点的科学技术创新体系、评价体系和管理体制,推动中医药科学技术进步与创新。加强对中医药基础理论和辨证论治方法,常见病、多发病、慢性病和重大疑难疾病、重大传染病的中医药防治,以及其他对中医药理论和实践发展有重大促进作用的项目的科学研究。

(三)中医药文化的传承与普及

1. 中医药传统知识产权保护　《中医药法》规定,国家建立中医药传统知识保护数据库、保护名录和保护制度。中医药传统知识持有人对其持有的中医药传统知识享有传承使用的权利,对他人获取、利用其持有的中医药传统知识享有知情同意和利益分享等权利。国家对经依法认定属于国家秘密的传统中药处方组成和生产工艺实行特殊保护。

2. 中医药学术传承　对具有重要学术价值的中医药理论和技术方法,省级以上人民政府中医药主管部门应当组织遴选本行政区域内的中医药学术传承项目和传承人,并为传承活动提供必要的条件。传承人应当开展传承活动,培养后继人才,收集整理并妥善保存相关的学术资料。具有重要学术价值的中医药理论和技术方法的学术传承项目同时属于非物质文化遗产代表性项目的,依照《中华人民共和国非物质文化遗产法》的有关规定开展传承活动。

3. 中医药文化的宣传与普及　县级以上人民政府应当依法加强中医药文化宣传,普及中医药知识,鼓励组织和个人创作中医药文化和科普作品。推动中医药与文化产业融合发展,探索将中医药文化纳入文化产业发展规划。

开展中医药文化宣传和知识普及活动,应当遵守国家有关规定。任何组织或者个人不得对中医药做虚假、夸大宣传,不得冒用中医药名义牟取不正当利益。例如,为了规范中医养生保健类宣传活动,国家新闻出版广电总局先后出台了《关于做好养生类节目制作播出工作的通知》《关于进一步加强医疗养生类节目和医药广告播出管理的通知》,国家中医药管理局也发布了《关于进一步加强对中医养生类节目指导的通知》,要求广播、电视、报刊、互联网等媒体开办医疗养生类节目,坚持以宣传普及疾病预防、控制、治疗和养生保健等科学知识为主体内容,坚持真实、科学、权威、实用的原则,并严格医疗养生类节目备案管理。《中医药法》同时规定,广播、电视、报刊、互联网等媒体开展中医药知识宣传,应当聘请中医药专业技术人员进行。由专业的中医药专业技术人员进行中医药知识宣传,以保证宣传的质量和专业性。

四、中西医结合的相关法规

(一)中西医结合的概念

中西医结合是从我国卫生事业和具体情况出发,根据人民群众防病治病的需要,由学习中西医的医务人员,取中西两医二法之长,以达到更好地防病治病效果的一种与中医、西医并立的医疗技术方案。它是中医药学和西医学结合的必然结果,是我国医疗卫生事业的一个独创,为发展中国新医药学开辟了一条新途径。中西医结合未来的临床发展空间很大,也需要更多的理论和实践的创新。

(二) 中西医结合的管理

为了使中西医结合工作沿着健康的方向发展,国务院、国家中医药管理局先后发布了《关于进一步加强中西医结合工作的指导意见》《中西医结合医院工作指南(2011年)》等,对中西医结合工作做了明确规范。

1. 中西医结合医院是设置及科研工作　中西医结合医院应始终坚持中西医结合的办院方向,吸收中医、西医两种医学特长,突出中西医结合特点,发挥中西医结合的特色优势,加强医疗、教学、科研、人才建设,不断提高临床疗效、医疗质量和管理绩效,促进中西医结合医院可持续发展。

中西医结合医院的临床科室设置,应以中西医结合科室为主,同时设立针灸、推拿等中医(民族医)特色科室。体现中西医结合特色的临床科室占医院临床科室总数的比例不低于60%,其床位数占医院总床位数的比例不低于60%。临床科室医师中中医、中西医结合人员的比例不低于60%,并逐步提高中西医结合人员比例;中药专业技术人员占药学专业技术人员总数不低于40%。有条件的医院设置研究所(室)等机构,建立专职或兼职的研究人员队伍,积极开展中西医结合科学研究,促进中医药理论和技术方法的继承和创新。

2. 中西医结合人才的培养　国家发展中西医结合教育,培养高层次的中西医结合人才,努力形成以院校教育为主体,多模式、多层次、多形式的中西医办学格局和人才培养体系,构建独具特色的现代中西医结合教育体系。充分利用中医药教育资源,加强中西医结合继续教育;采取多种形式开展西医学习中医的系统培训工作;鼓励老中西医结合专家通过师承形式培养学术继承人,加速中西医结合临床人才的成长。

3. 大力开展中西医结合工作　强化中西医临床协作,开展重大疑难疾病中西医联合攻关,形成独具特色的中西医结合诊疗方案,促进中西医临床协作机制建设和服务模式创新。鼓励中医西医相互学习,发挥各自优势,支持非中医类别医师学习中医药理论、知识和技能,并在临床实践中应用。加强基层医务人员常见病、多发病中医适宜技术方法培训推广,提升基层运用西医和中医两种手段综合服务能力。

第三节　中药管理法律规定

中药的研制、生产、经营、使用和监督管理依照《药品管理法》《中医药法》执行。另外,《药品管理法实施条例》《国务院关于扶持和促进中医药事业发展的若干意见》《药品经营质量管理规范》《关于加强中药饮片监督管理的通知》《关于进一步加强中药材管理的通知》等法律、法规、部门规章等是加强中药管理,指导中医药产业发展的规范性与纲领性文件。

一、中药的概念

中药是指在中医基础理论指导下,运用传统的独特方法进行加工炮制并用于疾病的预防、诊断和治疗,有明确适应证和用法、用量的植物、动物和矿物及其天然加工品等。中药过去称为"官药"或"官料药",自清末西医药输入我国以来,为了表示区别,人们将我国传统的药物称之为中药,或称传统药。

中药包括中药材、中药饮片、中成药、民族药。

1. 中药材　中药材是指药用植物、动物、矿物的药用部分采收后经产地初加工形成的原料药材。

2. 中药饮片　指经过加工炮制的中药材,可直接用于调配或制剂。就广义而言,凡是供中医临床配方用的全部药材统称"饮片"。狭义则指切制成一定形状的药材,如片、块、丝、段等称为饮片。

3. 中成药　中成药是在中医药理论指导下,以中药饮片为原料,按规定的处方和标准制成具有一定规格的剂型,可直接用于防治疾病的制剂。其剂型有丸剂、散剂、膏剂、丹剂、露剂、酒剂、锭剂、片剂、颗粒冲剂、糖浆剂等。

4. 民族药　指我国少数民族使用的,以本民族传统医药理论和实践为指导的药物,如藏药、蒙药等。

二、中药材管理规定

中药材是中药的源头,其质量的好坏不仅影响中草药制剂的疗效,也关系着患者的身心安全。为了提高中药材的质量,必须制定和完善中药材相关技术规范、标准。目前,国家已经出台了一系列规范中药材种植养殖、采集、加工的技术规范和中药材质量的标准,如《中华人民共和国药典》(2015年版)、《中药材生产质量管理规范(试行)》《中药材仓库技术规范》《中药材仓储管理规范》等。

(一)中药材种植养殖管理规定

1. 道地中药材的生产与保护　道地中药材,是指经过中医临床长期应用优选出来的,产在特定地域,与其他地区所产同种中药材相比,品质和疗效更好,且质量稳定,具有较高知名度的中药材。

由于当前在药材市场上,还存在着非道地药材冒充道地药材的现象,不仅影响了人们的用药安全,也极大地伤害了道地中药材这一珍贵的中医药资源的品牌效应。因此,《中医药法》提出了扶持道地药材的一系列措施,国家建立道地中药材质量评价体系,制定道地药材目录,支持道地中药材品种选育,扶持道地中药材生产基地建设,加强道地中药材生产基地生态环境保护,鼓励采取地理标志产品保护等。

2. 中药材规范化种植、养殖　各地要在全国中药材资源普查的基础上结合本地中药材资源分布、自然环境条件、传统种植养殖历史和道地药材特性,加强中药材种植养殖的科学管理,按品种逐一制定严格实施种植养殖和采集技术规范,统一建立种子种苗繁育基地,合理使用农药和化肥,按年限、季节和药用部位采收中药材,提高中药材种植养殖的科学化、规范化水平。禁止在非适宜区种植中药材。建设中药材良种繁育基地。推广使用优良品种,推动制订中药材种子种苗标准,在适宜产区开展标准化、规模化、产业化的种子种苗繁育,从源头上保证优质中药材生产。

3. 加强中药材质量控制　加快技术、信息和供应保障服务体系建设,完善中药材质量控制标准及农药、重金属等有害物质限量控制标准;加强检验检测,防止不合格的中药材流入市场。鼓励和引导中药饮片、中成药生产企业逐步使用可追溯的中药材为原料,在传统生产区域建立中药材种植养殖和生产基地,保证中药材质量稳定。

4.农业投入品的管理规定　农业投入品是关系农产品质量安全的重要因素,主要包括农药、兽药、饲料、饲料添加剂、肥料等。《农产品质量安全法》《中医药法》《农药管理条例》《兽药管理条例》《饲料和饲料添加剂管理条例》等,对农药、肥料等农业投入品的使用都有明确要求。

《农产品质量安全法》规定,县级以上人民政府农业行政主管部门应当加强对农业投入品使用的管理和指导,建立健全农业投入品的安全使用制度。农产品生产者应当按照有关规定,合理使用农业投入品,严格执行农业投入品使用安全间隔期或者休药期的规定,防止危及农产品质量安全。禁止在农产品生产过程中使用国家明令禁止使用的农业投入品。《中医药法》规定,中药材种植中要严格管理农药、肥料等农业投入品的使用,禁止使用高毒、剧毒农药,严禁滥用农药、抗生素、化肥,特别是动物激素类物质、植物生长调节剂和除草剂。

(二)中药材采集、储存以及初加工的管理规定

1.中药材的采集与储存　中药材采集要根据产品质量及植物单位面积产量或动物养殖数量,并参考传统采收经验等因素确定适宜的采收时间(包括采收期、采收年限)和方法。采收及初加工过程中应尽可能排除非药用部分及异物,特别是杂草及有毒物质,剔除破损、腐烂变质的部分。药用部分采收后,经过拣选、清洗、切制或修整等适宜的加工,需干燥的应采用适宜的方法和技术迅速干燥,并控制温度和湿度,使中药材不受污染,有效成分不被破坏。

药材仓库应通风、干燥、避光,必要时安装空调及除湿设备,并具有防鼠、虫、禽畜的措施。地面应整洁、无缝隙、易清洁。药材应存放在货架上,与墙壁保持足够距离,防止虫蛀、霉变、腐烂、泛油等现象发生,并定期检查。在应用传统储藏方法的同时,应注意选用现代储藏保管新技术、新设备。

2.中药材的自种自采自用　在村医疗机构执业的中医医师、具备中药材知识和识别能力的乡村医生,按照国家有关规定可以自种、自采地产中药材并在其执业活动中使用。乡村中医药技术人员自种自采自用的中草药,只限于其所在的村医疗机构内使用,不得上市流通,不得加工成中药制剂。

3.提高产地初加工水平　产地初加工是指在中药材产地对地产中药材进行洁净、除去非药用部位、干燥等处理,是防止霉变虫蛀、便于储存运输、保障中药材质量的重要手段。

各地要结合地产中药材的特点,加强对中药材产地初加工的管理,逐步实现初加工集中化、规范化、产业化。要对地产中药材逐品种制定产地初加工规范,统一质量控制标准,改进加工工艺,提高中药材产地初加工水平,避免粗制滥造导致中药材有效成分流失、质量下降。

4.禁止性规定　严禁滥用硫黄熏蒸等方法,二氧化硫等物质残留必须符合国家规定。严厉打击产地初级工过程中掺杂使假、染色增重、污染霉变、非法提取等违法违规行为。

(三)中药材专业市场管理规定

1.禁止开办非法中药材市场　除现有17个中药材专业市场外,各地一律不得开

办新的中药材专业市场。

2.明确市场管理责任　中药材专业市场所在地人民政府要按照"谁开办、谁管理"的原则,承担起管理责任,明确市场开办主体及其责任。

3.逐步建立公司化经营模式　中药材专业市场要建立健全交易管理部门和质量管理机构,完善市场交易和质量管理的规章制度,逐步建立起公司化的中药材经营模式。

4.提高市场电子、信息、物流水平　要构建中药材电子交易平台和市场信息平台,配备使用具有药品现代物流水平的仓储设施设备,推动建立中药材现代流通体系,提高中药材包装、仓储、养护等技术水平,建立中药材流通追溯体系,切实保障中药材质量。

药品生产企业购进中药材应当建立进货查验记录制度。中药材经营者应当建立进货查验和购销记录制度,并标明中药材产地。

5.禁止性规定　严禁销售假劣中药材,严禁未经批准以任何名义或方式经营中药饮片、中成药和其他药品,严禁销售国家规定的28种毒性药材,严禁非法销售国家规定的42种濒危药材。

三、中药饮片与制剂管理规定

2007年,原卫生部、国家中医药管理局制定发布了《医院中药饮片管理规范》;2011年,国家市场监督管理总局发布了《关于加强中药饮片监督管理的通知》,对中药饮片生产经营及医疗机构中药饮片监管做出了具体规定。

(一)中药饮片生产、经营管理规定

1.饮片生产企业的资质　中药饮片生产经营必须依法取得许可证照,《药品生产许可证》《药品GMP证书》等,按照法律法规及有关规定组织开展生产经营活动。严禁未取得合法资质的企业和个人从事中药饮片生产、采购、中药提取活动。各地要坚决取缔生产经营中药饮片的非法窝点,严厉打击私切滥制等非法加工、变相生产中药饮片的行为。加强对药品生产经营企业的管理,严厉打击药品生产经营企业出租出借许可证照、将中药饮片生产转包给非法窝点或药农、购买非法中药饮片改换包装出售等违法行为。

2.饮片标准　必须严格执行国家药品标准和地方中药饮片炮制规范、工艺规程。国家保护中药饮片传统炮制技术和工艺,支持应用传统工艺炮制中药饮片,鼓励运用现代科学技术开展中药饮片炮制技术研究。必须以中药材为起始原料,使用符合药用标准的中药材,并应尽量固定药材产地。

《药品管理法实施条例》规定,生产中药饮片,应当选用与药品性质相适应的包装材料和容器;包装不符合规定的中药饮片,不得销售。中药饮片包装必须印有或者贴有标签。

中药饮片的标签必须注明品名、规格、产地、生产企业、产品批号、生产日期,实施批准文号管理的中药饮片还必须注明药品批准文号。

3.生产条件和检验　必须在符合药品GMP条件下组织生产,出厂的中药饮片应检验合格,并随货附纸质或电子版的检验报告书。

4. 饮片批发和零售 批发零售中药饮片必须持有《药品经营许可证》《药品GSP证书》，必须从持有《药品GMP证书》的生产企业或持有《药品GSP证书》的经营企业采购。批发企业销售给医疗机构、药品零售企业和使用单位的中药饮片，应随货附加盖单位公章的生产、经营企业资质证书及检验报告书（复印件）。

5. 禁止性规定 严禁生产企业外购中药饮片半成品或成品进行分包装或改换包装标签等行为。严禁经营企业从事饮片分包装、改换标签等活动；严禁从中药材市场或其他不具备饮片生产经营资质的单位或个人采购中药饮片。

（二）医疗机构的中药饮片管理规定

1. 饮片采购 医疗机构从中药饮片生产企业采购，必须要求企业提供资质证明文件及所购产品的质量检验报告书；从经营企业采购的，除要求提供经营企业资质证明外，还应要求提供所购产品生产企业的《药品GMP证书》及质量检验报告书。医疗机构必须按照《医院中药饮片管理规范》的规定使用中药饮片，保证在储存、运输、调剂过程中的饮片质量。

严禁医疗机构从中药材市场或其他没有资质的单位和个人，违法采购中药饮片调剂使用。医疗机构如加工少量自用特殊规格饮片，应将品种、数量、加工理由和特殊性等情况向所在地市级以上食品药品监管部门备案。

2. 加强医院中药饮片质量的管理 《医院中药饮片管理规范》对各级各类医院中药饮片的采购、验收、保管、调剂、临方炮制、煎煮等管理做了明确规定。为了适应实际发展的需要，《中医药法》规定，对市场上没有供应的中药饮片，医疗机构可以根据本医疗机构医师处方的需要，在本医疗机构内炮制、使用。医疗机构应当遵守中药饮片炮制的有关规定，对其炮制的中药饮片的质量负责，保证药品安全。医疗机构炮制中药饮片，应当向所在地设区的市级人民政府药品监督管理部门备案。

根据临床用药需要，医疗机构可以凭本医疗机构医师的处方对中药饮片进行再加工。但是医院进行临方炮制，应当具备与之相适应的条件和设施，且须严格遵照国家药品标准和省、自治区、直辖市药品监督管理部门制定的炮制规范炮制，并填写"饮片炮制加工及验收记录"，经医院质量检验合格后方可投入临床使用。

3. 加强中药饮片处方的管理 原卫生部2007年制定了《处方管理办法》，国家中医药管理局2009年印发了《关于中药饮片处方用名和调剂给付有关问题的通知》，进一步明确了中药饮片处方书写、调剂给付等规范要求，保证临床疗效。

4. 加强中药饮片调剂质量的管理 中药饮片调剂人员在调配处方时，应当按照《处方管理办法》和中药饮片调剂规程的有关规定进行审方和调剂。中药饮片调配后，必须经复核后方可发出。医院应当定期对中药饮片调剂质量进行抽查并记录检查结果。中药饮片调配每剂重量误差应当在5%以内。

5. 加强中药煎药室的管理 2009年3月，原卫生部、国家中医药管理局印发了《医疗机构中药煎药室管理规范》，对煎药室的设施与设备、人员、煎药操作方法、煎药室管理等方面做了明确规定。

（三）中药新药、中药制剂的管理规定

《中医药法》规定，国家鼓励和支持中药新药的研制和生产，支持以中药制剂为基础研制中药新药。中药新药的研究开发，应当坚持以中医药理论体系为指导，必须与

中药理论密切结合起来,使新开发的中成药保持中医药的特色。

中药制剂是根据《中华人民共和国药典》《医疗机构制剂配制质量管理规范》等规定的处方,将中药加工或提取后制成的具有一定规格,可以直接用于防病治病的制剂。根据《药品管理法》《中成药临床应用指导原则》《中医药法》,医疗机构配制的中药制剂,应当是本单位临床需要而市场尚没有供应的品种,并须经所在地省、自治区、直辖市人民政府的药品监督管理部门的批准,取得制剂批准文号后方可配制。但是,仅应用传统工艺配制的中药制剂品种,向医疗机构所在地省、自治区、直辖市人民政府药品监督管理部门备案后即可配制,不需要取得制剂批准文号。医疗机构也可以委托取得药品生产许可证的药品生产企业、取得医疗机构制剂许可证的其他医疗机构配制中药制剂。委托配制中药制剂,应当向委托方所在地省、自治区、直辖市人民政府药品监督管理部门备案。

医疗机构配制的中药制剂必须按照规定进行质量检验;合格的,凭医师处方在本医疗机构使用。特殊情况下,经国务院或者省、自治区、直辖市人民政府的药品监督管理部门批准,医疗机构配制的制剂可以在指定的医疗机构之间调剂使用。医疗机构配制的制剂,不得在市场销售。

医疗机构生产符合国家规定条件的来源于古代经典名方的中药复方制剂,在申请药品批准文号时,可以仅提供非临床安全性研究资料。具体管理办法由国务院药品监督管理部门会同中医药主管部门制定。这里所说的古代经典名方,是指至今仍广泛应用、疗效确切、具有明显特色与优势的古代中医典籍所记载的方剂。

医疗机构应当加强对备案的中药制剂品种的不良反应监测,并按照国家有关规定进行报告。药品监督管理部门应当加强对备案的中药制剂品种配制、使用的监督检查。

(四) 中药配方颗粒的管理规定

国家市场监督管理总局于2001年7月制定了《中药配方颗粒管理暂行规定》,中药配方颗粒从2001年12月1日起被纳入到中药饮片管理范畴,实行批准文号管理。在未启动实施批准文号管理前仍属科学研究阶段,该阶段采取选择试点企业研究、生产,试点临床医院使用的办法。试点生产企业、品种、临床医院的选择将在全国范围内进行。试点结束后,中药配方颗粒的申报及生产管理将另行规定。

国家市场监督管理总局于2006年在《关于中药配方颗粒在未经批准单位经营使用如何查处的批复》中明确指出:未经国家局批准的试点和生产企业及未经省级药品监督管理部门备案的临床医院不能生产和使用中药配方颗粒,药品经营企业不允许销售中药配方颗粒。对违反规定的药品经营企业和医疗机构应责令其限期整改,逾期未整改的,应依法查处。

目前,国内取得中药配方颗粒生产批文的试点生产企业共有六家,分别是:江阴天江药业有限公司、广东一方制药有限公司、北京康仁堂药业有限公司、深圳市三九现代中药有限公司、四川新绿色药业科技发展股份有限公司、培力(南宁)药业有限公司。其中江阴天江药业有限公司是国家市场监督管理总局批准的首批"中药配方颗粒试点生产企业",是国家中医药管理局批准的"中药饮片改革试点单位",首个通过国家GMP认证的中药配方颗粒生产企业。

四、野生药材资源保护管理

我国地貌复杂，野生药材资源丰厚，但受到生态环境变化、资源利用粗放、保护措施不足等因素的影响，有相当部分野生药用动植物资源已趋于衰退或处于濒危灭绝状态，野生药材资源保护问题突出。1987年10月30日国务院发布了《野生药材资源保护管理条例》，对野生药材资源实行保护、采猎相结合的原则，并创造条件开展人工种养。设置野生药材物种保护等级，建立野生药材资源保护区，制定国家重点保护的野生药材物种名录，规范野生药材资源的采猎、经营、出口等行为。

目前，我国已经建立了野生动植物保护的法律、法规体系，主要有《中华人民共和国野生动物保护条例》(1989年3月1日)、《中华人民共和国野生植物保护条例》(1997年1月1日)。同时国家林业局还设有专门的野生动植物保护管理机构，负责全国野生动植物保护管理工作。现在，全国已建立了14个野生动植物救护繁育中心和400多处珍稀植物种质种源基地。

(一)野生药材资源保护的适用范围及原则

1. 适用范围　在中华人民共和国境内采猎、经营野生药材的任何单位或个人，除国家另有规定外，都必须遵守《野生药材资源保护管理条例》等法律规定。

2. 原则　国家对野生药材资源实行保护、采猎相结合的原则，建立药用野生动植物资源种质基因库，并创造条件开展人工种养，支持依法开展珍贵、濒危药用野生动植物的保护、繁育及其相关研究。

(二)野生药材物种的分级及其品种名录

国家对重点保护的野生药材物种分为三级管理。一级：濒临灭绝状态的稀有正规野生药材物种；二级：分布区域缩小，资源处于衰竭状态的重要野生药材物种；三级：资源严重减少的主要常用野生药材物种。

各地要高度重视中药材资源的保护、利用和可持续发展，加强中药材野生资源的采集和抚育管理，采集使用国家保护品种，要严格按照规定履行审批手续。严禁非法贩卖野生动物和非法采挖野生中药材资源。

国家重点保护的野生药材物种名录共收载了野生药材物种76种，中药材43种。其中一级保护的野生药材物种4种，中药材4种；二级保护的野生药材物种27种，中药材17种；三级保护的野生药材物种45种，中药材22种。具体名录如下：

一级保护药材名称：虎骨、豹骨、羚羊角、鹿茸(梅花鹿)。

二级保护药材名称：鹿茸(马鹿)、麝香、熊胆、穿山甲、蟾酥、蛤蟆油、金钱白花蛇、乌梢蛇、蕲蛇、蛤蚧、甘草、黄连、人参、杜仲、厚朴、黄柏、血竭。

三级保护药材名称：川贝母、伊贝母、刺五加、黄芩、天冬、猪苓、龙胆、防风、远志、胡黄连、肉苁蓉、秦艽、细辛、紫草、五味子、蔓荆子、诃子、山茱萸、石斛、阿魏、连翘、羌活。

(三)野生药材资源的保护措施

为了保护野生药材资源，我国已将169种药用植物列入国家珍稀濒危保护植物名录，162种药用动物列入国家重点保护野生动物名录。涉及这些动植物的药材在药典中将被停止使用或代用。国务院在1993年发出《关于禁止犀牛角和虎骨贸易的通知》,取消了虎骨和犀牛角的药品标准,1995年版药典删除了熊胆、豹骨和玳瑁三种动物类药材,2005年版药典中,取消了野山参,并收入林下参予以代用。

1. 对一级保护野生动物药材的法律规定　禁止采猎一级保护野生药材物种。该药材物种属于自然淘汰的,其药用部分由各级药材公司负责经营管理,但不得出口。非法收购、运输、出售珍贵、濒危野生动物和珍贵、濒危野生植物制品的,依法追究刑事责任。

2. 对二、三级野生药材资源保护的法律规定　实行采药证和狩猎证制度。采猎二、三级保护野生药材物种必须按照批准的计划执行。采猎者必须有采药证,需要进行采伐或者狩猎的,必须申请采伐证或狩猎证。采药证由县以上医药管理部门会同同级野生动物、植物管理部门核发。不得在禁止采猎区、禁止采猎期采猎二、三级保护野生药材物种,并不得使用禁止工具进行采猎。二、三级保护的野生药材物种属于国家计划管理的品种,由中国药材公司统一经营管理,其余品种由产地县药材公司或其委托单位按照计划收购。二、三级保护野生药材物种的药用部分,除国家另有规定外,实行限量出口。《野生药材资源保护管理条例》中明确规定:麝香、蟾蜍、杜仲、冬虫夏草、天麻、六神丸、安宫牛黄丸等中药材、中成药,禁止出口。

第四节　法律责任

(一)行政责任

1. 中医药管理部门的法律责任　县级以上人民政府中医药主管部门及其他有关部门未履行《中医药法》规定的职责的,由本级人民政府或者上级人民政府有关部门责令改正;情节严重的,对直接负责的主管人员和其他直接责任人员,依法给予处分。

2. 中医诊所的法律责任　违反《中医药法》的规定,举办中医诊所应当备案而未备案,或者备案时提供虚假材料的,由中医药主管部门责令改正,没收违法所得,并处3万元以下罚款;拒不改正的,责令停止执业活动,其直接责任人员5年内不得从事中医药相关活动。

中医诊所超出备案范围开展医疗活动的,由所在地县级中医药主管部门责令改正,没收违法所得,并处1万元以上3万元以下罚款;中医诊所非法出卖、转让、出借《中医诊所备案证》的,由县级中医药主管部门责令改正,给予警告,可以并处1万元以上3万元以下罚款。情节严重的,责令停止执业活动,注销《中医诊所备案证》。

3. 中医执业人员的法律责任　经考核取得医师资格的中医医师超出注册的执业范围从事医疗活动的,由县级以上人民政府中医药主管部门责令暂停6个月以上1年以下执业活动,并处1万元以上3万元以下罚款;情节严重的,吊销执业证书。

对于通过参加医师资格考试取得中医医师资格的人员超出注册执业范围执业的,以及有其他违法行为的,按照《中华人民共和国执业医师法》的规定进行处罚。

4. 中药饮片炮制、中药制剂配制的法律责任　违反《中医药法》规定,医疗机构炮制中药饮片、委托配制中药制剂应当备案而未备案,或者备案时提供虚假材料的,由药品监督管理部门责令改正,没收违法所得,并处3万元以下罚款;拒不改正的,责令停止炮制中药饮片、委托配制中药制剂活动,其直接责任人员5年内不得从事中医药相关活动。

医疗机构配制的中药制剂品种,应当依法取得制剂批准文号。未依法取得制剂批准文号,按《中华人民共和国药品管理法》处罚;医疗机构应用传统工艺配制中药制剂未按规定备案,或者未按照备案材料载明的要求配制中药制剂的,按生产假药给予处罚。

5. 农业投入品安全使用的法律责任　在中药材种植过程中不按照国家有关农药安全使用规定使用农药的,由农业行政主管部门根据所造成的危害后果,给予警告,可以并处3万元以下的罚款;情节严重的,可以由公安机关对其直接负责的主管人员和其他直接责任人员处5天以上15天以下拘留。

6. 发布中医医疗广告的法律责任　《中医药法》规定,发布的中医医疗广告内容与经审查批准的内容不相符的,由原审查部门撤销该广告的审查批准文件,1年内不受理该医疗机构的广告审查申请。发布中医医疗广告其他违法行为的,按照《中华人民共和国广告法》的规定给予处罚。

(二)民事责任

中医医疗机构、中医医师及其他中医药专业人员,中药生产经营企业等在从事医药活动中给他人造成人身、财产损害的,应对其非法侵害依法承担民事责任,包括赔偿损失、赔礼道歉等。赔偿数额由侵权行为造成的实际程度和具体情况确定。侵权行为危及他人人身、财产安全的,被侵权人可以请求对方停止侵害、排除妨碍、消除危险等。

(三)刑事责任

中医医疗机构、中医执业人员及其他单位、个人在中医医疗活动和中药经营活动中违反刑法规定,构成的犯罪主要包括:医疗事故罪、非法行医罪、生产销售假药罪、出售、非法提供公民个人信息罪、非法获取公民个人信息罪等。具体情况视犯罪的严重程度依照《刑法》的有关规定予以处罚。

问题分析与能力提升

吉林省吉林市有一位王女士,她从小得到父亲的真传,学会熬制膏药的专长,她熬制的膏药疗效显著,在群众当中很有名望。过去,执业医师资格考试的门槛很高,程序烦琐,导致像她这样确有专长的人才无法实现合法执业的梦想,她期望着有一天能够用祖传膏药给群众治病。

请问:王女士应该通过什么方式获得执业资格,从而圆她的执业梦?

提示:

可以通过参加执业中医师资格考试获得,也可以通过实践技能及效果考核获得中医医师资格。

思考题

1. 哪些医疗机构应当设置中医药科室?
2. 《中医药法》对中医诊所的备案有哪些规定?
3. 设置中医医疗机构需要具备哪些条件?
4. 中医医院管理要注重哪些方面?
5. 中医从业人员管理有哪些法律规定?

(南阳医学高等专科学校　石保山　田　雨)

参考文献

[1] 温茂兴,苏仁意.医学伦理与卫生法规[M].北京:人民卫生出版社,2014.
[2] 杨金运,孙敏.医学伦理与卫生法规[M].郑州:河南科学技术出版社,2014.
[3] 孙慕义.医学伦理学[M].3版.北京:高等教育出版社,2015.
[4] 邱祥兴,孙福川,王明旭,等.医学伦理学[M].4版.北京:人民卫生出版社,2015.
[5] 伍天章.医学伦理学[M].2版.北京:高等教育出版社,2015.
[6] 张元凯.医学伦理学[M].北京:军事医学科学出版社,2013.
[7] 姜小鹰.护理伦理学[M].2版.北京:人民卫生出版社,2013.
[8] 何宪平.护理伦理学[M].3版.北京:高等教育出版社,2014.
[9] 孙富川,王明旭.医学伦理学[M].4版.北京:人民卫生出版社,2013.
[10] 张金钟,王晓燕.医学伦理学[M].3版.北京:北京大学医学出版社,2013.
[11] 郑文清,周宏菊.现代医学伦理学概论[M].武汉:武汉大学出版社,2017.
[12] 崔瑞兰.医学伦理学[M].2版.北京:中国中医药出版社,2017.
[13] 刘东梅.医学伦理学[M].2版.北京:人民卫生出版社,2016.
[14] 王柳行,颜景霞.医学伦理学[M].2版.北京:人民卫生出版社,2014.
[15] 温日锦.医学伦理学与卫生法学[M].北京:科学出版社,2016.
[16] 杨小丽.医学伦理学[M].4版.北京:科学出版社,2017.
[17] 焦雨梅,穆长征,刘自忍.医学伦理学[M].南京:江苏大学出版社,2016.
[18] 袁丽容,张绍翼.护理伦理学[M].2版.北京:科学出版社,2016.
[19] 张琳琳,苏碧芳.卫生法律法规[M].北京:中国中医药出版社,2015.
[20] 周嘉,信彬.卫生法规[M].北京:人民卫生出版社,2015.
[21] 王峰.卫生法律法规[M].北京:科学出版社,2013.
[22] 徐玉芳,赵保海.卫生法学教程[M].北京:中国中医药出版社,2014.
[23] 全国人大常委会办公厅.中华人民共和国中医药法[M].北京:法律出版社,2017.
[24] 宋大涵,王国强,袁曙宏,等.《〈中华人民共和国中医药法〉释义》[M].北京:中国民主法制出版社,2017.

习题资源

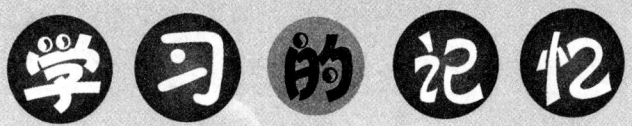

小事拾遗：

学习感想：

学习的过程是知识积累的过程，也是提升能力、稳步成长的阶梯，大家的注释、理解汇集成无限的缘分、友情和牵挂，请简单手记这一过程中的某些"小事"，再回首时定会有所发现、有所感悟！

学习的记忆

姓名：_____

本人于20____年____月至20____年____月参加了本课程的学习

此处粘贴照片

任课老师：_____ _____   班主任：_____

班长或学生干部：_____ _____ _____

我的教室（请手写同学的名字，标记我的座位以及前后左右相邻同学的座位）